实验动物模型制备手册

丁赛丹　主编

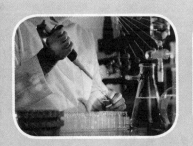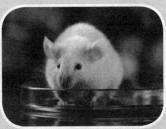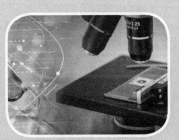

上海交通大学出版社
SHANGHAI JIAO TONG UNIVERSITY PRESS

内容提要

使用动物模型是现代医学研究中必不可少的方法和手段。本书主要介绍了各种病理机制下的常见人类疾病相关的动物模型的多种制备方法。本书共十章，包括肿瘤类动物模型、纤维化类动物模型、炎症类动物模型、精神障碍类动物模型、积水类动物模型、结石类动物模型、循环障碍类动物模型、代谢障碍类动物模型、功能障碍类动物模型以及其他疾病动物模型的制备方法。本书内容详尽、实用，内容简单、易懂，是一本实用的工具书。

图书在版编目（CIP）数据

实验动物模型制备手册 / 丁赛丹主编 . –– 上海：
上海交通大学出版社 , 2018
ISBN 978–7–313–20614–5

Ⅰ . ①实… Ⅱ . ①丁… Ⅲ . ①医用实验动物 – 试验模
型 – 制备 – 手册 Ⅳ . ① R–332

中国版本图书馆 CIP 数据核字 (2018) 第 283466 号

实验动物模型制备手册

主　　编：丁赛丹

出版发行：上海交通大学出版社　　　　　　地　　址：上海市番禺路 951 号

邮政编码：200030　　　　　　　　　　　　电　　话：021-64071208

出 版 人：谈　毅

印　　制：定州启航印刷有限公司　　　　　经　　销：全国新华书店

开　　本：710×1000mm 1/16　　　　　　印　　张：16.25

字　　数：261 千字

版　　次：2018 年 12 月第 1 版　　　　　　印　　次：2018 年 12 月第 1 次印刷

书　　号：ISBN 978-7-313-20614-5/R

定　　价：46.00 元

编　者

主　编　丁赛丹（温州医科大学附属第一医院 副研究员）

副主编（按姓氏笔画为序）　王　剑　温芳芳

参　编（按姓氏笔画为序）　卢小爱　游瑞敏

前　言

人类疾病的动物模型（Animal Model of Human Diseases）是生物医学科学研究中所建立的具有人类疾病模似性表现的动物实验对象和材料。使用动物模型是现代生物医学研究中的一个极为重要的实验方法和手段。人类疾病的发生和发展十分复杂，病因多样，临床实验不仅在时间和空间上都存在局限性，而且在伦理及方法上也受到限制。因此，为进一步了解人类疾病的发生机制，推动医药学的发展，借助于动物模型的间接研究正方兴未艾。动物模型可以尽可能地模拟疾病的发生进程，更方便、更有效、更准确地认识人类疾病的发生和发展规律，并有助于探索防治措施。为此，使用实验动物制备人类疾病模型的生命科学和医学研究者越来越多，编写一本实用又能方便查阅的人类疾病实验动物模型制备手册工具书是十分必要的。

本书分为十章，每章按照疾病发生的不同病理机制分类，将人类疾病分为肿瘤类疾病、纤维化类疾病、炎症类疾病、精神障碍类疾病、积水类疾病、结石类疾病、循环障碍类疾病、代谢障碍类疾病、功能障碍类疾病以及其他疾病。介绍了人类疾病相关的细胞模型和动物模型制备，主要以动物模型为主，大多数为生物医学领域公认的经典疾病动物模型制备方法。本书尽可能全面地收录每种疾病的多种模型制备方法，包括自发性动物模型和诱发性动物模型，还有一些重要疾病的转基因疾病动物模型，供读者根据自身条件进行选择，也便于生命科学领域的基础研究者参考。本书涵盖了每种疾病的概述，针对此疾病的模型动物选择（动物种类品系、年龄体重等），模型制备的详细步骤方法以及模型制备成功与否的评价标准。全书主要来源于公开发表的国内外的学术文献，并且涵盖对有些疾病模型制备方法的客观性评价比较，更具有实用参考意义。

本书适合从事生物学、基础医学、临床医学、药学和军事医学等相关领域研究的本科生、研究生和青年科学家使用。

目 录

第一章 肿瘤类疾病动物模型

第一节 脑部肿瘤类疾病动物模型

一、胶质瘤动物模型

（一）疾病概述

脑胶质瘤（glioma）是一类常见的颅内脑肿瘤，占颅内原发肿瘤的 35% ~ 60%，其中 50% 为胶质母细胞瘤。根据病理又可分为星形细胞瘤、髓母细胞瘤、多形性胶母细胞瘤、室管膜瘤等，其中星形胶质细胞瘤（astrocytome）是最常见的胶质瘤，约占胶质细胞瘤的 65%；髓母细胞瘤（medulloblastoma，MB）是一种恶性、侵袭性高的小脑胚胎性肿瘤，好发于儿童。伴有明显的神经元分化，易通过脑脊液途径（cerebro-spinal fluid，CSF）遗传和散播；多形性胶母细胞瘤（glioblastoma multiforme，GBM）为最常见且致死率极高的脑部肿瘤；常渗入邻近组织，且形状多变而无确定范围，是一种神经胶质瘤，是脑瘤中特别致命的一种。这种脑瘤具有高侵润性，可大范围转移。

（二）模型制备

1. 细胞模型

方法 1： 胶质瘤细胞模型。

神经胶质瘤细胞：大鼠神经胶质瘤细胞 C6 细胞，人神经胶质瘤细胞 LN-18；恶性胶质母细胞瘤细胞系：U87，U251，U118，U138，U373，SHG44；人骨髓神经母细胞瘤: SHSY5Y。细胞于 CO_2 恒温培养箱(温度 37℃, CO_2 体积分数 5%)培养,培养基为含 10% 胎牛血清的 DMEM 培养基。

方法 2: 原代星形胶质瘤细胞模型。

将患者的肿瘤组织于无菌操作台中用磷酸缓冲溶液清洗干净,去除表面血液、脑膜和血管,置于钢丝网研磨粉碎,将得到的组织混悬液经过 400 目尼龙网过滤,得到细胞悬液,将细胞悬液置于离心机中,1 000 r/min 离心 5 min,去上清,用含有 10% 胎牛血清的 DMEM 培养液重悬细胞,以 1.1×10^5 个 / 毫升 的密度将细胞接种到培养瓶中,于 37℃ 5% CO_2, 95% 湿度条件下培养。3 天后更换培养液,待细胞铺满培养瓶底约 95% 时传代。

方法 3: 髓母细胞瘤细胞模型。

自发髓母细胞瘤小鼠 C57BL/6-Tg(Neurod2-Smo*A1),简称 SmoA1 小鼠,SmoA1 小鼠 4 月龄开始陆续出现髓母细胞瘤的临床症状。将病鼠肿瘤组织剥离,在 PBS 中清除肿瘤组织表面的脑膜及血管后于 50% Accutase 中剪切至呈糜状,37℃ 条件下放在前面的混合溶液里静置消化后经 200 目无菌细胞筛过滤收集单细胞悬液。经 1 000 r/min 离心 5 min,去除上清液,细胞团用神经干细胞培养基重悬。细胞计数时,将细胞悬液稀释 10 倍后加入等体积台盼蓝染液混匀。取 10 μl置于细胞计数器中观察计数。统计未被台盼蓝染液染色的活细胞数。按 10 000 个/ 毫升 活细胞数将细胞接种于含有 EGF、bFGF 及 B27 的干细胞培养基(stem cell medium, SCM)中培养。

方法 4: 原代多形性胶质瘤细胞模型。

手术台上无菌取出多形性胶质母细胞瘤病人新鲜胶质瘤标本,RPMI l640 洗涤,用眼科剪将其剪成糊状,胰酶消化、钢网过滤,制备成胶质瘤细胞悬液;离心、洗涤 2 次后,完全 RPMI l640 培养液重悬孵育;待细胞长满瓶底后,传代培养。传至 5 ~ 6 代后形成稳定的人脑多形性胶质母细胞瘤细胞系后,进行下一步实验。

2. 动物模型

方法 1: 胶质瘤移植动物模型——C6 细胞。

(1)细胞悬液制备。C6 细胞通常传至 2 ~ 3 代。细胞呈对数期生长时使用10% 胰酶消化。消化后计数、离心,加入不含血清的培养基,轻柔吹打均匀,制成 $1 \times 10^8 \, ml^{-1}$ 单细胞悬液。

(2)细胞接种。实验用动物为体重 180 ~ 220 g 的雄性 SD 大鼠,大鼠 10%水合氯醛麻醉后,头部固定于脑立体定位仪上,消毒后手术暴露颅骨标记,坐标确定接种靶点后以牙科钻颅骨钻孔，注射位点为冠状缝前 1 mm，中线右旁开 3 mm，深 5 mm。25 μl 微量加样注射器抽取 C6 细胞悬液 10 μl（1×10^8 或 5×10^7 个 C6 细胞）。注射速度为 1 μl /min，注射完毕留针 5 min，再缓慢垂直拔针。最后以骨蜡封闭骨孔后生理盐水冲洗手术范围，4 号线缝合切口后消毒皮肤。

方法 2： 胶质瘤移植动物模型——U87 细胞。

取对数生长期的 U87 细胞，用 0.025% 胰酶消化后离心，弃上清；PBS 重悬沉淀，配成 0 个 / 微升，0.05×10^5 个 / 微升，0.2×10^5 个 / 微升，1×10^5 个 / 微升的细胞悬液。实验动物为 4 ~ 6 周龄雄性 BALB/c-nu 裸鼠，将裸鼠麻醉后固定在小动物脑立体定位仪上，夹好鼻夹，插入耳杆；做头顶部正中切口，剥离骨膜，暴露出前囟；注射针头对准前囟点，将前后坐标（front and back coordinates，AP）和左右坐标（left and right coordinates，ML）调零。调节好 AP 和 ML 坐标后，将针尖移至触碰颅骨，最后将深度坐标（depth coordinates，DV）调零，裸鼠右侧纹状体的注射坐标为 AP-1 mm，ML-1.8 mm，DV-3.5 mm。分别应用微量注射针直接注射 0 个 / 微升，0.05×10^5 个 / 微升，0.2×10^5 个 / 微升，1×10^5 个 / 微升的细胞悬液 5 个 / 微升（细胞数分别为 0 个，0.25×10^5 个，1×10^5 个，5×10^5 个），速度设为 1 μl/min。注射后留针 3 min，缓慢出针，无菌骨蜡封闭骨孔，缝合皮肤，消毒伤口。

方法 3： 胶质瘤移植动物模型——原代星形胶质瘤细胞。

实验动物为 4 ~ 6 周龄雄性 BALB/c-nu 裸鼠。取原代恶性星形胶质细胞瘤细胞第 4 代，收集对数生长期的细胞，调整密度为 5×10^7 个 / 毫升，注射于裸鼠右侧背肋部皮下，100 微升 / 只，每日观察肿瘤生长情况，并记录肿瘤大小，按下列公式计算肿瘤体积：肿瘤体积（mm³） = 长径 × 短径 ^{2} × 0.5。至建模后第 4 周处死裸鼠，取瘤组织进行固定染色。

方法 4： 髓母细胞瘤动物模型。

髓母细胞瘤小鼠模型可直接采用世界卫生组织国际癌症研究所构建的 PARP-1 和 P53 基因双敲除小鼠肿瘤模型。也可直接选择 SmoA1 小鼠。

方法 5： 胶质瘤移植动物模型——SHSY5Y。

（1）细胞混悬液制备。SHSY5Y 细胞在对数生长期达 80% 融合时，用 0.25% 胰蛋白酶消化细胞，显微镜下观察，当大部分细胞变成圆形、突起回缩、间隙增大时，加入培养基终止消化。吸管吹打后收集细胞并计数，台盼蓝染色测定细胞活性，1 500 r/min 离心 10 min，去上清，PBS 洗涤 1 次，10 μl 1640 培养基调整细胞密度 5×10^5 个 / 微升，4℃冰箱中保存备用于注射动物体内。

（2）脑干肿瘤动物模型的制作。雄性 nu/nu 裸鼠，周龄 4 周，体重 16 ~ 19

g。裸鼠用 10% 水合氯醛腹腔注射麻醉，将其头部固定于立体定位仪上，安尔碘消毒后纵行切开顶枕部皮肤，暴露矢状缝和人字缝。注射部位定位坐标：人字缝后 1.50 mm、矢状缝左侧旁开 1.00 mm、深度距骨窗缘 4.75 mm。手术时于定位点用牙科钻，钻一直径约为 0.5 mm 的骨孔，用 10 μl 微量注射器 5 min 内缓慢注射 1×10^6 个细胞（2 μl）。留针 10 min，5 min 内缓慢匀速退针，骨蜡封闭骨孔，缝合皮肤。细胞种植 2.5 周后进行 MRI 扫描，观察肿瘤生长情况，经鼠尾静脉注射钆喷酸葡胺（GdDTPA，0.4 ml/kg）进行增强扫描。

方法 6：　多形性胶质细胞瘤移植动物模型。

（1）准备实验。BALB/C 裸鼠，雄性，25 g 左右。麻醉、头部用立体定向架固定与消毒 BALB/C 裸鼠均放入事先经高压灭菌的备用鼠笼中，放入沾有少量乙醚的无菌纱布块，约 1min 后裸鼠处于麻醉状态，观察裸鼠呼吸均匀，状态稳定；用立体定向架将裸鼠头部固定，两耳针深入外耳道对称固定；碘伏、酒精消毒后铺洞巾。用 10% 的水合氯醛（0.3 ml/100g 剂量）腹腔注射麻醉裸鼠后将裸鼠头部固定在脑立体定向仪上，剪去头顶部毛发，碘酒、乙醇消毒后铺孔巾。

（2）定位。裸鼠内眦连线与头部矢状中线交汇处纵向 0.5 cm 长头皮切口，分离切口两侧表皮，暴露颅骨。根据裸鼠头部立体定向解剖图谱确定对应于右脑尾状核的钻孔位置：冠状缝与矢状中线交点处后 0.40 mm，中线右 3.00 mm。用圆头牙科钻或手术尖刀钻一小孔，孔径约 1.2 mm，钻头钻透颅骨深 1.0 ~ 1.5 mm，深达硬脑膜表面而不伤及脑组织（注意防止刺破硬脑膜），并用无菌生理盐水冲洗。

（3）多形性胶质瘤细胞准备。接种前用胰酶消化细胞，镜下观察细胞变圆后终止消化，离心后倒掉上清液，加入 0.1 ml 完全培养液吹打起细胞，用计数板计算细胞数，约为 5×10^6 个；调整细胞浓度为 1.0×10^5 个 / 毫升，1.0×10^6 个 / 毫升，1.0×10^7 个 / 毫升，置于 37℃ 水浴保存备用。台盼蓝排斥实验检测细胞活力 >95%。

（4）胶质瘤细胞右脑尾状核接种。使用 20 μl 微量注射器吸入 20 μl 4 组细胞悬液，垂直进针，深度约为 5 mm（距硬脑膜），以约 1 μl /min 注射细胞悬液，注射完毕后留针 5 min 再缓慢拔针，使细胞充分沉积，避免细胞悬液返流。骨孔立即用无菌骨蜡封闭，无菌生理盐水冲洗，1 号线逢合切口并用碘伏、酒精涂擦两遍后放回标记好的鼠笼。

（5）交替间隔接种。每次实验接种一组裸鼠。接种前，裸鼠钻孔，同时进行瘤细胞准备，尽量使细胞在完全培养液内放置少于 20 min，以减少细胞活力丧失和细胞死亡。

（三）判断标准

1. 常规状态观察

每周检测实验动物体重 3 次，每日定时检查其接触反应、运动缺陷、颅神经损害、视觉反应、听觉反应及观察有无偏瘫、苍老及有无癫痫发作。

2. 病理解剖学检查

处死实验动物后，多聚甲醛固定后获取全脑标本，取心、肝、脾、肺、肾、脊髓等主要脏器，大体检查有无转移灶。将获取的全脑标本按裸鼠脑表面的接种穿刺点做冠状切口，观察肿瘤生长情况。

3. 组织病理学检查

所有脑标本和主要脏器放入甲醛溶液中固定 48 h，沿肿瘤的最大切面做冠状切片，脱水、浸蜡后包埋后切片，沿最大冠状面以 4μm 的厚度切片。将每张切片脱蜡，苏木精和伊红染色，树胶封片后，光镜下观察肿瘤远位转移情况和胶质细胞瘤的组织病理学特征。

小贴士：

胶质瘤 C6 细胞是由 Benda 等用 N- 亚硝基甲脲诱导的大鼠胶质瘤克隆，并经过一系列的体外培养和动物传代交替后建成的。

二、 颅咽管瘤动物模型

（一）疾病概述

颅咽管瘤（craniopharyngioma，CP）是由外胚叶形成的颅咽管残余的上皮细胞发展起来的一种常见的胚胎残余组织肿瘤，为颅内最常见的先天性肿瘤，好发于儿童，成年人较少见，好发于鞍上。其主要临床特点有下丘脑——垂体功能紊乱、颅内压增高、视力及视野障碍，尿崩症以及神经和精神症状。

（二）模型制备

1. 细胞模型

方法：颅咽管瘤细胞模型。

（1）获取组织。新鲜颅咽管瘤手术切除组织块来源于患者。无菌条件下于术中取下肿瘤组织后，以含 100 U/ml 青霉素的磷酸盐缓冲液（phosphate buffered solution，PBS）浸泡肿瘤组织约 5 min，立即置入高糖 DMEM 培养基，用 PBS 液反复冲洗肿瘤组织去除附着在表面的血细胞。

（2）消化组织。显微镜下将组织修剪去除烧灼及坏死的絮状组织，切成约 1 mm³ 大小碎块，按体积加入 0.25% 胰蛋白酶 /0.05% EDTA，37℃静置用 0.25% 胰蛋白酶溶液消化 25 ~ 30 min 之后，吸管轻轻吹打组织块 2 min 分散细胞，此时消化液变混浊，小部分组织块变成白色，用吸管吸取细胞悬液放入 15 ml 的离心管中，加入 10%FBS 高糖 DMEM 培养基终止消化，1 000 r/min 离心 5 min，去上清液，收获的所有细胞过 200 目铜网。

（3）获得原代 CP 细胞。将其置入内含 10%FBS 高糖 DMEM 培养基的 25 cm 培养瓶，置培养箱中培养，放置 90 min 差速贴壁，最先贴壁为成纤维细胞，将未贴壁的细胞悬液（含有 CP 细胞）收集到 15ml 离心管中，再次离心后弃上清，加入 10%FBS 高糖 DMEM 再次培养，原代培养 3 天后换液，当原代培养集落基本覆盖瓶底后，再次消化并按 1 ：2 比例传代于培养瓶中。

（4）分离纯化 CP 细胞。成纤维细胞分裂增殖能力较强，比 CP 细胞生长迅速且贴壁早，可根据此原理做差速分离。早期成纤维细胞从组织周围向外部生长贴壁，可在显微镜下间断机械刮除去上清后更换培养液纯化 CP 细胞。同时，待细胞生长到培养皿的 50% ~ 60% 时，按体积加入 0.25% 胰蛋白酶 /0.05% EDTA 消化，在显微镜下观察消化程度，严格控制消化时间，一般为 1 ~ 2 min，待细胞形态由长梭形逐渐变成圆形，终止消化，轻轻吹打培养皿底部，使细胞悬浮，1 000 r/min 离心 5 min，去上清液，调整细胞数接种于不同的培养皿、培养板中，显微镜下观察形态，收集原代培养贴壁后的 CP 单细胞悬液。

2. 动物模型

方法：颅咽管瘤组织移植动物模型。

（1）标本准备。人脑颅咽管瘤标本在冰冻证实后，除普通病理检查外，将肿瘤实质部分修剪为 0.5 mm 直径左右碎块，放在含有青霉素、链霉素、两性霉素 B

和 10% 胎牛血清的培养皿中，并尽快种植到裸小鼠的皮下。

（2）组织移植。选用无胸腺 BALB/C-nu/nu 裸小鼠于无菌笼中饲养，在特制的无菌操作台上，用 4% 水合氯醛 0.3 ml 腹腔内注射麻醉后，固定动物，70% 酒精消毒左右腋部，并切开 5 mm 的皮肤切口，用显微镊子将组织块植入到距切口 1 ~ 2 cm 皮下，单层缝合皮肤。每例标本每只左右腋下各 1 个瘤块，其形成 4 个移植瘤。

（三）判断标准

1. 观测

肿瘤最初大小（零体积）用显微镜中的目镜显微尺测量。移植后第 7 天测一次，作为基线，后每周测量 1 次，计算体积 = 长 × 宽 × 高 × $\pi/6$（mm^3）。

2. 移植肿瘤观察及鉴定

接种 12 周后，处死荷瘤裸小鼠，取出皮下移植瘤，洗净血迹，镜下剔除表面的皮下组织和肌肉组织，一部分瘤组织 10% 中性甲醛固定，然后 HE 染色，镜下观察组织细胞结构；一部分福尔马林固定、石蜡包埋，做免疫组化法鉴定肿瘤性质。

三、颅内动脉瘤动物模型

（一）疾病概述

颅内动脉瘤（intracranial aneurysm）多为发生在颅内动脉管壁上的异常膨出，是造成蛛网膜下腔出血的首位病因，在脑血管意外中，仅次于脑血栓和高血压脑出血，位居第三。造成颅内动脉瘤的病因尚不甚清楚，多数学者认为颅内动脉瘤是在颅内动脉管壁局部的先天性缺陷和腔内压力增高的基础上引起的，高血压、脑动脉硬化、血管炎与动脉瘤的发生与发展有关。颅内动脉瘤好发于脑底动脉环（Willis 环）上，其中 80% 发生于脑底动脉环前半部。

（二）模型制备

方法 1： 胰弹性蛋白酶诱导动脉瘤动物模型。

日本大耳白兔，36 月龄，体重 2 ~ 2.5 kg。耳缘静脉注射 10% 乌拉坦麻醉白兔，取颈部正中切口，分离筋膜，暴露气管，在气管两侧游离出右颈总动脉（RCCA），继续向近心端方向游离直至右颈总动脉与右锁骨下动脉（RSCA）分叉处，在距RCCA与RSCA分叉处上方2.5 cm处，结扎RCCA，然后用动脉瘤夹夹闭RCCA与RSCA分叉，在距RCCA与RSCA分叉上方1.5 cm处，用26G静脉留置针（内径0.6 mm，长1.5 cm，流量15 ml/min）穿刺RCCA并注入75 U猪胰弹性蛋白酶，最后松开RCCA远心端结扎，并移除动脉瘤夹。术后每日皮下注射10万U青霉素，连续5天。

方法2：　自发性高血压诱导颅内动脉瘤动物模型。

健康雄性SD大鼠，体重180～220 g。以10%的水合氯醛腹腔注射麻醉SD大鼠（0.4 ml/100 g），仰卧位固定，颈部上段正中线做一长5 mm的切口，分离左侧颈总动脉（LCCA）并用3-0丝线结扎，缝合切口。然后俯卧位固定，先于背部一侧肋缘下5 mm、脊柱中线旁开10 mm处做长约10 mm的纵行切口，于背阔肌边缘处切开，进入后腹膜腔。分离、暴露肾动脉"Y"形分叉，"Y"形分叉后上支即为肾动脉后支，以4-0丝线结扎，间断缝合肌层和皮肤。按同样方法结扎对侧肾动脉后支，术毕消毒切口。术后腹腔内注射20～30 ml生理盐水，将大鼠置于温度适宜、清洁通风的环境中单笼饲养。各组术后1周开始喂养含1%氯化钠和0.12%的β-氨基丙腈饲料，采用经背部入路双侧肾动脉后支结扎和左侧颈总动脉结扎术，建立自发性高血压颅内动脉瘤模型；对照组仅暴露血管，不予结扎。

方法3：　结扎动脉诱导颅内动脉瘤动物模型。

健康雄性SD大鼠，鼠龄为4～8周，体重150～250 g。由速眠新1 ml/kg肌内注射麻醉动物，俯卧位固定大鼠四肢，首先在右侧肋缘下1 cm、旁开脊柱中线1.5 cm处切开大鼠背部皮肤1.5～2 cm，用拇指和食指触摸到肾脏后，小心将其挤出，看到明显搏动的肾动脉后，继续向肾门解剖，肾动脉Y形分叉的后上支即为肾动脉后支。用镊子夹闭肾动脉后支，之后肾脏出现扇形局部缺血改变，待缺血区变暗后，用细线结扎该动脉，按同样方法结扎对侧肾动脉后支。然后行颈部正中切开，在左侧胸锁乳突肌内侧小心向下分离，剪开颈动脉鞘，结扎左侧颈总动脉（注意不要结扎迷走神经，以防心动过缓），结扎完毕后缝合皮肤切口。动物放回笼内饲养，任其自由取食。

（三）判断标准

大鼠颅内动脉瘤共分三类：①颅内动脉瘤前期，仅有内弹性膜断裂而无动脉壁的膨出；②早期颅内动脉瘤，动脉壁向外膨出，但膨出度小于动脉瘤颈远心和近心端之间距离的1/2；③进展期动脉瘤：膨出度大于动脉瘤颈远心和近心端之间距离的1/2。

四、脑膜瘤动物模型

（一）疾病概述

脑膜瘤（meningiomas）是起源于脑膜及脑膜间隙的衍生物，50%位于矢状窦旁，另大脑凸面、大脑镰旁者多见，其次为蝶骨嵴、鞍结节、嗅沟、小脑桥脑角与小脑幕等部位，生长在脑室内者很少，也可见于硬膜外。其他部位偶见。

（二）模型制备

1. 细胞模型

方法：原代人脑膜瘤细胞模型。人脑膜瘤手术标本，加入 0.01% III 型胶原酶和 0.125% 胰蛋白酶混合液消化，收集悬浮液加入等量 10%DMEM 中和，将收集的细胞悬液用 200 目不锈钢纱网过滤，接种到无菌培养瓶中，37℃、5% CO_2 培养箱中培养。

2. 动物模型

方法：脑膜瘤移植动物模型。

（1）制备接种组织。在无菌条件下，将切除的脑膜瘤标本立即放于无菌培养瓶中（培养瓶内置适量 F10 培养液）。在生物安全柜中无菌条件下，将瘤体上的血液冲洗干净，剔除电灼及坏死组织，D-Hanks 液冲洗干净，将瘤组织剪碎成约 1 mm^3 大小，移入离心管，加适量 1640 培养液吹匀，1 000 r/min 离心 5 min，弃上清，做肿瘤接种备用。

（2）肿瘤接种。实验动物为健康 SPF 级 BALB/c 裸小鼠，6 周龄。生物安全柜中消毒裸鼠颈背部皮肤，用 2 ml 注射器吸取脑膜瘤组织约 2 mm × 2 mm × 2 mm 大小，接种于皮下（接种时用针头在皮下形成一隧道，以防止接种细胞从针孔溢出），用游标卡尺测量其初始接种体积。

（三）判断标准

1. 观察

按所接种标本的不同进行标记分组，每日观察各组动物饮食及状态，观察肿瘤生长情况，每 3 天用游标卡尺测量肿瘤三维长度并计算其体积，绘出肿瘤生长曲线。肿瘤体积 $V = a^2 \times b/2$（a 为肿瘤短径，b 为肿瘤长径）。

2. 病理学检查

接种 8 周后，采用过量注射 1% 戊巴比妥钠麻醉法处死裸鼠，观察肿瘤生长、浸润及血管生成情况并进行分级，血管分级标准为：0 级，无可见血管；Ⅰ 级，1 ~ 2 条血管；Ⅱ 级，3 ~ 4 条血管；Ⅲ 级，4 条以上血管。无菌操作迅速取下移植瘤，部分组织石蜡包埋常规切片、染色，光镜观察移植瘤的病例特征并与来源人脑膜瘤予以比较。

五、神经鞘瘤动物模型

（一）疾病概述

神经鞘瘤（schwannoma）又名许旺细胞瘤，是由周围神经的 Schwann 鞘（即神经鞘）所形成的肿瘤，亦有人称之为神经瘤，为良性肿瘤。发生于前庭神经或蜗神经时也称为听神经瘤。常生长于脊神经后根，如肿瘤较大，可有 2 ~ 3 个神经根粘附或埋入肿瘤中。神经根粗大，亦可多发于几个脊神经根。少数患者可伴发多发性神经纤维瘤病，可见患者皮肤上有咖啡色素斑沉着及多发性小结节状肿瘤。脊髓神经鞘瘤的大小通常为 2 ~ 3 cm。

（二）模型制备

1. 细胞模型

方法： 神经鞘瘤细胞模型。

大鼠神经鞘瘤 RT4 细胞株培养用含有 10% 小牛血清的 DMEM 培养基，在 37℃、5%CO_2 培养箱中培养。

2. 动物模型

方法： 神经鞘瘤细胞移植动物模型。

（1）神经鞘瘤细胞处理。当细胞处于对数生长期后，0.25% 胰蛋白酶消化 2 min，加入生理盐水制备成含有 2×10^8 ml^{-1} 细胞悬液约 30μl，收集细胞进行动物模型建立。

（2）暴露坐骨神经。实验用动物为体重 180 ~ 220 g 的雄性 SD 大鼠，用 10% 水合氯醛（0.4 ml/100 g）腹腔注射麻醉 SD 大鼠，右侧背部大腿区域备皮、消毒，取左侧卧位。确定右侧股骨位置后，在股骨尾侧 0.3 ~ 0.5 cm 处，做平行股骨的切口。打开皮肤后可见肌肉间白线，为肌肉间的筋膜。用血管钳沿白线方向钝性分离肌肉，可见两块肌肉之间的坐骨神经。

（3）注射细胞悬液。使用无齿镊挑起坐骨神经，微量注射器针头平行神经进针，向模型组大鼠的坐骨神经内注射含大鼠神经鞘瘤细胞的平衡液 5 μl，浓度为 2×10^8 ml^{-1}；对照组注射相同剂量的生理盐水，注射细胞时间应尽量保持在 15 ~ 20 s。术毕，缝合创口后，向大鼠腹腔内注射抗生素预防感染，保温至苏醒。

（三）判断标准

1. 坐骨神经功能的测试

五趾间距测量：在术后第 7，4，21 及 28 天，将各组大鼠置于平板上，静息状态下使用游标卡尺测量双侧下足在自然状态时五趾间的最大距离，各大鼠左右足轮流测试，每足测试 3 次，取其平均值；后肢肌力测试：在术后第 7，14，21 及 28 天，将各组大鼠放在自制的爬行支架上，使其后肢肌肉处于静止紧张状态，记录 3 次大鼠在支架上的停驻时间，第 3 次跌落时终止测试，时间记录最长为 30 s，取 3 次平均值。

2. 肿瘤观察指标

大体观察：使用过量的水合氯醛腹腔注射处死大鼠，沿原手术切口切开皮肤，分离肌肉后取下大鼠右侧坐骨神经及其周附着的肿瘤组织。观察并对比实验组大鼠双侧坐骨神经的外观，再与对照组大鼠坐骨神经外观对比有无差别；病理形态学观察：将坐骨神经（包括肿瘤组织）的标本放入 10% 多聚甲醛中后固定 24 h，标本经流水洗涤后常规机器脱水，石蜡包埋。平行于肿瘤长轴切面连续切片，蜡片置于 44℃ 蒸馏水中展开，捞片，65℃ 烘干，苏木素 - 伊红染色，光镜观察。

第二节 呼吸系统肿瘤类疾病动物模型

一、鼻咽癌动物模型

（一）疾病概述

鼻咽癌（nasopharyngeal carcinoma，NPC）是指发生于鼻咽腔顶部和侧壁的恶性肿瘤。是我国高发恶性肿瘤之一，发病率为耳鼻咽喉恶性肿瘤之首。常见临床症状为鼻塞、涕中带血、耳闷堵感、听力下降、复视及头痛等。

（二）模型制备

1. 细胞模型

方法： 鼻咽癌细胞模型。

人鼻咽癌细胞株 CNE-2 细胞置于 RPMI-1640 培养液中，并放置在 5% CO_2，37℃培养箱中。

2. 动物模型

方法： 鼻咽癌细胞移植动物模型。

BALB/C 裸小鼠，雌雄兼用，6 周龄，体重为 18 ~ 22 g，待 CNE-2 鼻咽癌细胞生长至对数期时，对 BALB/C 裸鼠左侧腹股沟—左侧腰部皮肤进行消毒，距接种点约 1 ~ 1.5 cm 进针，皮下注射 0.15 ml 细胞悬液（细胞数 1.0×10^7 ml^{-1}）。

方法： 兔鼻咽移植癌动物模型。

（1）细胞悬液制备。VX_2 瘤细胞株荷瘤种兔，经速眠新 II 注射液 0.1 ml/kg 及 2% 盐酸氯胺酮注射液 0.5 ml/kg 混匀肌注麻醉后，将肿瘤从种兔的荷瘤处剥离、剪碎，匀浆器匀浆，生理盐水稀释制成（1 ~ 2）$\times 10^7$ ml^{-1} 的细胞悬液。

（2）细胞移植。移植兔为新西兰白兔，1 ~ 2 kg，月龄 2 ~ 4 个月，雌雄不限，健康。将移植兔麻醉后仰卧，张口固定，暴露软腭，穿刺针穿过软腭进入鼻咽部，CT 扫描观察进针位置，满意后注入细胞悬液 0.4 ml。鼻咽部种植肿瘤后第 1、2、3 和 4 周进行 CT 扫描，观察到肿瘤时，则 1 周后的 48 h 内行 PET-CT，MRI 和增强 CT 扫描后立即予解剖，取标本病理检查。

（三）判断标准

影像学检查及图像分析诊断：PET-CT 图像在西门子 Biograph sensation 16 PET-CT 一体机上获得。鼻咽移植癌兔检查前禁食 >6 h，麻醉后静脉注射 ^{18}F—FDG 22.2 ~ 37.0 Mbq（0.6 ~ 1.0 Mci）。鼻咽移植癌诊断采用目测定性法，鼻咽部出现肿块并 ^{18}F—FDG 吸收明显高于周围组织即诊断为鼻咽部肿瘤区。测量鼻咽肿瘤最大标准摄取值（Standardized uptake value，SUV）。鼻咽靶区在轴位图像上勾画，体积计算在 e.soft 工作站上完成。斜坡受侵的诊断为：在轴位和矢状位观察，当肿物最大 SUV 值 > 50% 区域包括斜坡，且 SUV 值 ≥ 2.5 则诊断斜坡受侵犯。

MRI 扫描采用 1.5T 超导型核磁共振成像系统（symphony, siemens）。依次行 T1 加权轴位、矢状位扫描（TR 500 ms/TE 20 ms）及 T2 加权压脂轴位、冠状位扫描（TR4360/TE 114 ms），扫描范围由鞍上池至锁骨头下缘下 2 cm，层厚 4 mm。在 T2 加权压脂序列的图像上进行体积的勾画。体积的测量在 GE Medical system 的 AW 工作站上进行。斜坡肿瘤侵犯的诊断：在 T1 加权轴位和矢状位观察，当斜坡的高信号降低或消失，取代为肿瘤的中等信号即可诊断。

小贴士：

VX$_2$ 细胞株起源于 Shope 病毒诱发的兔乳头状瘤衍生的鳞癌，故命名为 VX$_2$，它是一种可移植的瘤株，生物学稳定，具有较高转移性，可接种到兔的肾脏、肝脏、肌肉、皮下等组织器官内，制成原位肿瘤动物模型。

二、肺癌动物模型

（一）疾病概述

肺癌（lung carcinoma）发生于支气管黏膜上皮，近 50 年来肺癌的发病率显著增高，主要的病因为吸烟、职业和环境接触以及电离辐射等。肺癌的临床表现比较复杂，症状和体征的有无、轻重以及出现的早晚取决于肿瘤发生部位、病理类型、有无转移及有无并发症，以及患者的反应程度和耐受性的差异。肺癌早期症状常较轻微，甚至可无任何不适。中央型肺癌症状出现早且重，周围型肺癌症状出现晚且较轻，甚至无症状，常在体检时发现。肺癌的症状大致分为：局部症状、全身症状、肺外症状、浸润和转移症状。

（二）模型制备

方法 1： 吸入烹调油烟诱发肺癌动物模型。

断乳 BALB/C 小鼠，体重（15±3）g，雌雄分笼饲养，22℃～25℃，湿度 50%～70%，饲养密度 ≤ 5 只 / 盒。实验组动物置动式染毒柜中，分别吸入（9.09±0.38）、（20.65±0.93）、（38.85±2.38）mg/m³ 的油烟。前 2 个月每天染毒 1 次，以后隔日染毒，每次 30 min，持续 7 个月，共染毒 150 次，染毒柜内温度保持在 22～30℃。对照组吸入加热空气（22～30℃）。

方法 2： 煤焦沥青（Coal tar pitch，CTP）烟气诱发肺癌动物模型。

昆明小鼠，体重约 30 g，检疫 1 周后随机分为 2 组（染毒组及对照组），每组雌雄各半，其中染毒组在密闭的染毒柜中自然吸入 CTP 烟气，每周 6 天，每天 2 h，每次 CTP 用量 2.0 g，共染毒 12 周；对照组与实验组在同等条件下饲养，并同期放入清洁染毒柜中，各组均自由饮食。

方法 3：　口服致癌物诱发肺癌动物模型。

长期经口灌胃给予杂色曲霉素（sterigmatocystin，ST）、黄曲霉毒素 G_1（aflatoxin G_1，AFG1）和脱氧雪腐镰刀菌烯醇（deoxynivalenol，DON）对 NIH 小鼠有致癌作用。近交系 NIH 小鼠，雌雄各半，鼠龄 4 周，分笼喂养。ST 和 DON 用生理盐水稀释成所需浓度为 3.0 μg/kg 和 1.5μg/kg 进行灌喂，AFG1 用 1% 酒精溶解后再用生理盐水稀释成所需浓度为 3.0 μg/kg，酒精终浓度 0.1% 对照组用等量生理盐水代替，每次灌喂容量 0.5 ml 隔日 1 次 共 24 周。所用饲料按常规方法配制，室内温度控制在 18 ~ 24 ℃，相对湿度为 40% ~ 80% 每周称重 1 次，灌喂结束后恢复正常饮食，第 58 周和第 74 周分两批处死动物，全面仔细检查各脏器病理变化。

方法 4：　肺内或支气管黏膜下注射致癌物诱发肺癌动物模型。

3，4- 苯并芘以玉米油配制成 10 g/L 混合溶液备用。实验用体重 180 ~ 220 g 的雌性 SD 大鼠，适应性饲养 1 周，将其随机分为两组：模型组和对照组。以 30mg/kg 剂量戊巴比妥钠腹腔注射麻醉。待大鼠麻醉适度时用细针经右侧胸廓中部穿刺至肺内，准确控制进针深度至针尖穿过胸壁入肺内 2 ~ 3 mm 位置注入备用溶液，模型组注射 3，4- 苯并芘 – 玉米油混合溶液 0.2 ml（含 3，4- 苯并芘 2 mg），对照组注射玉米油 0.2 ml。每 2 周注射 1 次，共 4 次。观察大鼠生存状况，特别注意呼吸情况。出现呼吸困难时处死大鼠，首次染毒处理 1 年后处死全部大鼠。所有存活的大鼠均用戊巴比妥钠腹腔注射麻醉，使大鼠在无痛状态下处死。

方法 5：　原位移植肺癌动物模型。

（1）细胞悬液制备。培养已转染吲哚胺 2，3- 加双氧酶（indoleamine 2，3-dioxy-genase，IDO）基因且表达增强型绿色荧光蛋白（enhanced green fluorescent protein，EGFP）的小鼠肺腺癌 2LL-EGFP-IDO 细胞，取对数生长期的 2LL-EGFP-IDO 细胞，调整细胞密度为 2×10^7 ml^{-1}。取未经稀释的基底膜基质于 4 ℃ 冻融，用预冷的移液枪枪头吸取基底膜基质与细胞悬液按 1∶1 的体积比混合，置于 37 ℃下 5 min。

（2）细胞移植。6 ~ 8 周龄近交系 C57BL/6 小鼠，以戊巴比妥钠溶液注射小鼠腹腔（50 mg/kg）进行麻醉，75% 乙醇溶液对小鼠前胸壁进行消毒，在左腋前线肋弓上约 1.5 cm 处切一约 5 mm 长的小切口，分离皮肤及皮下组织暴露至胸壁，将 25 μl 2LL-EGFP-IDO 细胞与基底膜基质的混悬液在即将凝固之前用胰岛素注射针注射于小鼠左肺（进针深度约 6 mm，注射完后停针 5 s 拔针，并按压针孔 10 s），消毒小鼠局部皮肤并缝合。造模后第 4 天，在小动物活体成像仪中进行活体成像，观察小鼠肺癌原位移植瘤模型是否建模成功。

方法 6： 异位移植肺癌动物模型。

选 6 ~ 8 周龄 615-SCID 小鼠，雌雄兼有，150cGy 的 ^{137}Cs-γ 射线全身照射 12 ~ 72 h 内，每只小鼠经右上肢背部皮下接种（1 ~ 2.5）× 10^7 肺癌细胞 A549 细胞。

（三）判断标准

全部实验动物自接种后第 3 天起，每日对胸部进行层宽、层厚均为 5 mm 的 CT 扫描，观察肿瘤生长、胸腔内转移情况。每日观察动物的一般情况，包括精神状态、食欲和呼吸情况。成瘤观察：接种后观察成瘤时间，每周测量肿瘤体积 1 次。肿瘤体积计算公式为 $V = 1/2a^2b$（a 为短径，b 为长径）。有肿瘤生长的动物待其自然死亡后进行尸检和病理检查，无肿瘤生长的动物观察 3 个月后处死并行尸检和病理检查。

小贴士：

（1）吸入烹调油烟诱发肺癌的方法常用于职业病防治、流行病学以及吸烟与肺癌关系的研究。

（2）多环芳香烃（polycyclic aromatic hydrocarbons, PAH）的致癌作用已众所周知，并且环境中 PAH 与人类肺癌发生有关，煤焦沥青（coal tar pitch, CTP）这一致癌物主要含 PAH。

（3）杂色曲霉素、黄曲霉毒素 G$_1$ 和脱氧雪腐镰刀菌烯醇这 3 种优势污染真菌毒素可诱发 NIH 小鼠发生支气管上皮增生、肺泡上皮增生和肺腺癌。这种方法常用于居民饮食和环境污染与肺癌发生关系的研究，但缺点是肺癌发生时间和部位不确定。

（4）吲哚胺 2, 3- 加双氧酶（indoleamine 2, 3-dioxy-genase, IDO）是色氨酸分解代谢过程的一种催化酶，在 T 细胞活化中具有调节作用，尤其是对于 T 细胞的异基因反应性具有阻断作用，近年研究发现多种肿瘤细胞高表达 IDO 基因，而 IDO 基因在基质细胞中的表达具有免疫调节作用。

（5）移植性肺癌动物模型：移植性肺癌模型可使一群动物同时接种同样量的瘤细胞或组织，生长速率比较一致，个体差异较小，接种成活率高，实验条件易于控制，实验周期较短，对宿主的影响与临床类似，易于客观判断疗效，而且可以在同种或同品系动物中连续移植，长期保留供实验之用。目前临床所用的抗肺癌药中，大多数是经动物移植性肺癌试验筛选而发现的。用于移植性肺癌研究的实验动物主要是免疫缺陷动物，包括裸鼠、严重联合免疫缺陷（severe combined immune deficiency, SCID）小鼠等。按照移植部位不同，模型可分为原位和异位移植肺癌模型。

（6）异位移植肺癌动物模型因其移植方法简便、易于接种和观察等优点而广泛使用。将 A549 细胞接种到 615-SCID 及 SCID 小鼠皮下，两品系小鼠接种后的成瘤率均为 100%，移植瘤形态相似，表面呈灰白色小结节状。或者将人肺巨细胞癌 PLA-801D 裸鼠皮下移植瘤作为瘤源，建立了 PLA-801D-AS 裸鼠腹水瘤模型。移植性肺癌模型肿瘤生长快，成功率高，在潜伏期抗癌药物研究中发挥着重要作用，主要用于抗癌药物的检测实验，常用来评估靶分子药物的疗效，研究前期特异性基因和肿瘤的潜伏，适于用作新的治疗手段的测试，但不适合用于研究肿瘤发生及形成等。

第三节　肝胆胰系统肿瘤类疾病动物模型

一、肝癌动物模型

（一）疾病概述

肝癌（liver cancer）即肝脏恶性肿瘤，可分为原发性和继发性两大类。原发性肝脏恶性肿瘤起源于肝脏的上皮或间叶组织，前者称为原发性肝癌，是我国高发的，危害极大的恶性肿瘤；后者称为肉瘤，与原发性肝癌相比较较为少见。继发性或称转移性肝癌系指全身多个器官起源的恶性肿瘤侵犯至肝脏。一般多见于胃、胆道、胰腺、结直肠、卵巢、子宫、肺、乳腺等器官恶性肿瘤的肝转移。

（二）模型制备

1. 细胞模型

方法：肝癌细胞模型。

肝癌细胞株：HepG2，H22，Bel-7402 细胞，细胞培养在含 15% 血清的

DMEM 培养液，于 5% CO_2 37℃ 的细胞培养箱里培养。

2. 动物模型

方法 1：　肝癌组织移植动物模型。

（1）组织准备。兔肝 VX_2 瘤株用眼科剪剪成小块，大小约 0.5 mm × 0.5 mm × 0.5 mm，放于培养液中备用。接种用针具采用 18G 引导针，针芯改制。选择与引导针内径匹配但长于引导针的针芯，将其前方针尖及部分针杆钳断，其长度以完全放入引导针后，较引导针长 0.5 cm 左右为宜，然后将断端磨平，平头针芯即改制成功。明胶海绵预先剪碎备用，每块大小约 1 mm × 1 mm × 1 mm。

（2）超声引导下肿瘤接种。新西兰大白兔，雌雄不限，体重 2.0 ~ 3.0 kg，兔术前禁食 8 h 以上，待麻醉成功后，将兔固定在兔台上备皮后，超声检查兔肝，选择肝实质较厚且远离血管处为接种部位（每只兔接种两个部位，肝左叶及右叶各一处）。碘伏消毒后铺巾，然后在超声引导下，经皮穿刺接种肿瘤。将剪碎的明胶海绵 1 ~ 2 块用平头针芯推入引导针内 5 mm 左右，然后取剪碎的 2 ~ 4 个瘤块紧随其后放入针芯内，再将明胶海绵 1 ~ 2 块紧塞其后（在塞入瘤块后如针尾内有残存培养液，可用明胶海绵或滤纸吸去，否则最后塞入的明胶海绵变湿后会造成推入困难），用平头针芯将三者推至近针尖处约 1 cm，然后在超声引导下将引导针插入到预定部位，用平头针芯将肝癌瘤块及明胶海绵继续推入到预定部位，当上述瘤块及明胶海绵由针芯进入肝脏时术者会有落空（突破）感，同时超声可以看到在预定部位出现一团状强回声（为瘤块、明胶海绵及空气混合物）。确定接种成功后拔针，局部压迫片刻。术后给予青霉素 40 万 U 肌注，待兔苏醒后送回兔笼观察。接种 20，36 天后无菌条件下剖腹暴露肝脏观察检查。

方法 2：　H22 细胞移植肝癌动物模型。

（1）细胞悬液制备。H22 肝癌细胞在显微镜下细胞计数后，以磷酸盐缓冲溶液制成浓度为 5×10^6 个 /100 微升的细胞悬液，台盼蓝染色检查细胞活性，成活率 95% 以上即可接种。

（2）细胞移植。首先将昆明小鼠麻醉，之后开腹解剖肝脏门静脉，夹闭小鼠的肝左叶门静脉，然后从门静脉主干注射肝癌细胞，最后注射肿瘤细胞完后，松开夹闭的肝左叶门静脉。

方法 3：　黄曲霉素 B_1（aflatoxin B_1，AFB_1）诱导肝癌动物模型。

雌性 SD 大鼠，6 周龄，190 g ± 12 g，腹腔注射 AFB_1 300 μg / kg 体重，每周 6 次，连续 2 周，共 12 剂。于注射 AFB_1 前 10 天饲以实验饲料，至停注 AFB_1 7 天后止，共 30 天。停注 AFB_1 2 周后，进入选择性保癌程序，即饲以含 0.015% 二乙酰氨基芴饲料，于第七天做肝中叶和左外侧叶切除手术，继续饲含 0.015% 二乙酰氨基芴饲料 7 天后，换喂基础饲料 2 天，禁食 24 小时后断颈椎处死，检测肝癌病理学。

（三）判断标准

无菌条件下，一定时间后剖腹暴露肝脏接种部位有无肿瘤出现、肿瘤大小，然后穿刺活检取部分肿瘤组织送病理，以镜下见到浸润性癌巢证明接种成功。同时观察腹腔内有无新生肿瘤、淋巴结转移、腹膜转移及针道转移。于剖腹后 1 ~ 2 天处死动物，再次分离出肝脏每隔 0.5 ~ 1.0 cm 切开肝脏，寻找有无新生肿瘤，同时观察腹腔内有无新生肿瘤及转移情况。

小贴士：

（1）选择性门静脉注射肿瘤细胞方法限定了肿瘤细胞在小鼠特定肝叶的生长，肿瘤细胞没有出现肝外扩散，同时也保留肝功能并使肝组织不受影响，造模成功率为 100%。

（2）超声引导下经皮植入肿瘤细胞建立兔肝肿瘤模型，这种方法大大降低了感染率、腹膜种植率；技术上成功率达 100%，造模成功率达 92%。

（3）肝毒性的 AFB_1 主要是由曲霉属的某些真菌产生，如黄曲霉，产生致癌活性。目前研究发现 AFB_1 致癌机制与染色体畸变的诱导密切相关，通过染色体链断裂，DNA 复合物的生成，微核控制 DNA 的合成一系列的反应后，最终使细胞癌变。

二、肝胆管癌动物模型

（一）疾病概述

胆管癌（cancer of biliary duct）指源于主要肝管和肝外胆管的癌，大体解剖学的传统分类习惯将肝实质与胆管分开，如肝实质内源于肝内的小胆管癌属于胆管细胞性肝癌，而胆管癌则指源于肝外胆管和肝门部 Ⅰ、Ⅱ 级分支的主要肝胆管。通俗地说，胆管癌指源于大胆管的胆管细胞癌。临床上将肝内胆管结石癌变、先天性肝内胆管囊肿癌变等未明确列入在内，但胆结石和先天性胆管疾病与胆管癌有着密切的病因学关系，临床上胆管癌常合并有胆结石或胆管扩张症。胆管癌可分为肝门部胆管癌或上段胆管癌、中段胆管癌和下段胆管癌 3 个类型。其中以肝门部胆管癌最为多见，占同期胆管癌的 40% ~ 67%。

（二）模型制备

方法 1： 肝门部胆管癌 FRH-0201 细胞移植胆管癌动物模型。

取对数生长期的肝门部胆管癌 FRH-0201 细胞制成细胞悬液，浓度 1.5×10^8 个细胞 / 毫升。BALB/C-nu 裸小鼠，4 ~ 6 周龄，体重 10 ~ 20 g，雄性，SPF 条件下饲养。裸鼠左上腹横切口，显露脾脏中下极，从脾下极注入细胞悬液 0.1 ml（含 1.5×10^7 个细胞）。

方法 2： 胆管癌 QBC939 细胞移植胆管癌模型。

（1）细胞培养及显微注射器的制备。胆管癌 QBC939 细胞在含有 10% 胎牛血清的 DMEM 培养基中，于 37℃、5%CO_2、饱和湿度条件下培养，选择贴壁生长良好且处于对数生长期的细胞接种裸鼠。显微注射器针头由直径为 0.6 mm 玻璃管经酒精灯加热后拉丝制成，尖端直径为 40 ~ 50 μm，将显微注射针头与 23G 输液器橡胶管连接，再连接 1 ml 注射器 1 支。

（2）动物模型的建立。BALB/C-nu/nu 裸鼠龄 4 ~ 6 周，体重 17 ~ 20 g，雌雄各半。将培养的胆管癌 QBC939 细胞用不含血清的 DMEM 培养基配成浓度为 1×10^7 个 / 毫升的细胞悬液备用。裸鼠经 0.5% 水合氯醛腹腔注射（350 mg/kg）麻醉后，常规消毒，于剑突下沿腹白线开腹，将吸有肿瘤细胞悬液的显微注射器针头沿肝门部胆管与门静脉间组织间隙刺入紧贴胆管分叉处，注射肿瘤细胞悬液 100 μl，压迫止血，依次关腹，结束手术。种植瘤的组织解剖学和病理学观察于接种 15 天后结束观察。

方法 3： 二异丙醇亚硝胺（diisopropanol nitrosoamine，DIPN）诱发肝内胆管癌动物模型。

金仓鼠，雄性，6 周龄，体重 70 ~ 90 g，手术结扎胆总管。3% 戊巴比妥钠溶液 50 mg/kg 腹腔注射麻醉，上腹正中切口入腹用 6-0 医用肠线结扎胆总管下端造成胆总管不完全性梗阻（1 周后肠线吸收）。术后 1 周去除死亡动物，再将实验组分为胆总管单纯结扎组，喂养方法同正常对照组和 DIPN 处理组，皮下注射 DIPN，剂量 500 mg/kg，每周 1 次，共 15 周。

方法 4： 氨基比林和亚硝酸钠诱发肝内胆管癌动物模型。

6 周龄的雄性叙利亚地鼠（syrian hamster），每日以蒸馏水新鲜配制氨基比林和亚硝酸钠混合溶液，二者浓度均为 800 mg/L，并调整 pH 值至 7.0，作为实验组动物饮用水，每周连续饮用 6 天，第 7 天饮用自来水，连续饮用 24 周。对照组：动物饮用自来水，所有动物均自由饮水，至第 24 周结束。

（三）判断标准

大体观察：每日观察动物的精神、饮食及活动情况，动物自然死亡或处死后，立即做尸检，观察肝脏的大小、色泽、外形及有无肿瘤结节形成。同时观察胆囊及肝外胆道、胰腺、胃、脾、心、肺、肾等重要脏器的情况。组织学检查：取肝脏、胆囊及肝外胆道，12周以后处死/死亡的动物同时取胰腺、肺、胃、肾脏等组织，福尔马林固定 24 ~ 48 h，常规石蜡包埋、切片、苏木素 – 伊红（HE）染色后镜检。

三、胰腺癌动物模型

（一）疾病概述

胰腺癌（pancreatic cancer）是一种恶性程度很高、诊断和治疗都很困难的消化道恶性肿瘤，约90%为起源于腺管上皮的导管腺癌，其发生与吸烟、饮酒、高脂肪和高蛋白饮食、过量饮用咖啡、环境污染及遗传因素有关。

（二）模型制备

1. 细胞模型

方法： 胰腺癌细胞模型。

胰腺癌细胞株：Mia PaCa-2，Capan-2，人胰腺癌细胞株 COLO357，ASPC1，Capan1，细胞在含 10% 胎牛血清和青霉素 5 万 U，链霉素 50 mg DMEM 培养液 20 ml，37℃、5%CO_2 培养箱中常规培养。

2. 动物模型

方法 1： 化学因素诱导胰腺癌动物模型。

金黄地鼠腹腔每周注射 N- 亚硝基二甲胺（dimethylnitrosamine，DMNA）2 mg/100g 体重一次，连续 2 周，可在 6 个月后形成胰腺肿瘤。

方法 2： 细胞移植动物模型。

BALB/c-nu/nu 雄性裸鼠，鼠龄 4 周。将胰腺癌细胞株 ASPC1（来自胰腺癌腹腔转移灶）和 Capan1（来自胰腺癌肝转移灶），用 Hank's 液配成浓度为 5×10^7 个 /100 微升的细胞悬液，取 100 µl 注射至裸鼠脾内，建立胰腺癌肝转移瘤模型。

方法 3： 原位移植胰腺癌动物模型。

（1）裸鼠皮下成瘤。实验用动物为 BALB/c-nu/nu 雄性裸鼠，鼠龄 4 周。将培养瓶中的 Mia PaCa-2 或 Capan-2 胰腺癌细胞用胰蛋白酶消化形成单细胞悬液后，将悬液移至离心管中，800 ~ 1 000 r/min 离心 5 ~ 10 min，弃上清，再加入无菌生理盐水重悬细胞，再次离心，漂洗细胞 1 ~ 2 次，最后加入无菌生理盐水 1 ml，重悬细胞成单细胞悬液备用。裸鼠分两组，分别接种人胰腺癌细胞株 Mia PaCa-2 和 Capan-2。双侧腹股沟皮肤用酒精消毒后，用 1 ml 注射器抽取已备好的单细胞悬液，注射到已消毒的裸鼠双侧腹股沟皮下，待其成瘤。

（2）裸鼠胰腺原位种植。待皮下瘤块长至直径约 1 cm，处死裸鼠，取出皮下瘤块，无菌条件下剪切为约 1 mm³ 瘤块备用。将裸鼠用戊巴比妥钠（40 mg/kg）腹腔内注射麻醉，取左上腹切口，找到脾脏，自胰尾部剪开胰腺包膜，将备用瘤块塞入包膜下，5-0 可吸收线缝合胰腺被膜，制成原位种植模型，逐层关腹（见图1-1），在无菌室内层流架中饲养。于术后 4，6，8 周分批处死裸鼠检查。

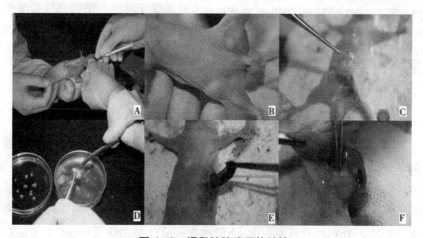

图 1-1　裸鼠胰腺癌原位种植

（三）判断标准

将实验动物腹腔内肿瘤及临近脏器，肝脏、网膜、腹膜后组织一并取下，量取肿瘤长宽高，按体积 $V = 4/3 \times \pi \times r_1 \times r_2 \times r_3$ 计算肿瘤体积。

小贴士：

（1）化学诱导胰腺癌动物模型的优点：① 可以研究胰腺癌的发病机制，观察发病过程；② 评估药物疗效；③ 费用较低。缺点：建模时间一般较长（15 ~ 44 周），成功率低，特异性较差，且动物肿瘤的生物特性和对药物敏感性与人的肿瘤差别较大，也限制了化学诱导动物模型的应用范围。

（2）脾内注射胰腺癌细胞方法模拟同原发肿瘤部位相似的肿瘤微环境，同时也能够在相应部位形成转移灶，可以避免由于移植位点特异所引起的假阳性结果，并且可以模拟临床一些情形。如原发灶已经切除而又发生转移灶的患者，但脾内注射胰腺癌细胞所致的动物模型本质上并非转移，而是移地发育或旁路侵袭。

（3）原位移植胰腺癌方法的缺点是技术要求较高，因为裸鼠本身没有免疫力，耐受力差，另外，移植物的生物学特性发生改变，因此，在涉及胰腺癌动物模型时，要充分考虑到这些相关因素，以保证实验结果的准确性。

四、胰头癌动物模型

（一）疾病概述

胰头癌（carcinoma of head of pancreas）是起源于胰腺头部的恶性程度极高的消化系统肿瘤。胰腺恶性肿瘤中我们通常所说的胰腺癌是指胰腺的外分泌肿瘤，它约占胰腺恶性肿瘤的 90% 以上，占全身恶性肿瘤的 1% ~ 2%。

（二）模型制备

方法： VX_2 瘤移植胰头癌动物模型。

（1） VX_2 瘤块及瘤块悬液制备。将 VX_2 荷瘤兔用 3% 戊巴比妥钠麻醉后，在无菌条件下，将其后大腿肌肉内的肿瘤团块完整分离开来，置于无菌培养皿中，用生理盐水冲洗，剔除周围血管、结缔组织及坏死组织，取灰白色鱼肉样组织块，用生理盐水冲洗，一部分留作病理以确定肿瘤的生物学特性，另一部分取两块约 25 mm^3 组织块，分别用眼科剪剪成 12 份约 2 mm^3 的组织块及约 0.5 ~ 1 mm^3 组织块，用 16G 穿刺针接上 1 ml 注射器抽吸带有肿瘤组织块的生理盐水 0.5 ml 备用，2 mm^3 的小块置于 4 ℃生理盐水培养皿中备用。

（2）兔 VX_2 移植瘤制作。实验动物为新西兰大白兔，雌雄不限，体重 2.3 ~ 3.0 kg，新西兰大白兔术前禁食 24 h，禁水 8 h。采用 3% 戊巴比妥钠全麻，通过耳缘静脉注入，剂量为 50 mg/kg，麻醉成功后，兔取仰卧位，固定四肢于手术台，常规腹部备皮，安尔碘消毒，取上腹正中切口，切开皮肤、皮下组织依次进腹，于十二指肠肠袢后部找到主胰管进入十二指肠乳头部，找到胰头，分别采用。在距其十二指肠乳头部约 2 cm 处用眼科镊刺破胰腺被膜（十二指肠系膜），显露胰腺，取备用肿瘤组织块约 2 mm^3，植入创口内，随后放入明胶海绵封闭切口，缝合胰腺被膜。查无活动性出血，逐层关闭切口。每天左氧氟沙星 40 mg 用生理盐水稀释，浓度 0.8 mg/ml 后静脉注射，连用 3 天。

（三）判断标准

肿瘤大小（体积 $V=$ 长 × 宽 × 高 × 3.14/6）、有无包膜、胰腺内、周围脏器浸润、远处转移情况及转移率；常规石蜡包埋，进行 HE 染色，光镜显微镜行组织学检查。

第四节　消化系统肿瘤类疾病动物模型

一、食管癌动物模型

（一）疾病概述

食管癌是（esophageal carcinoma）人类常见的恶性肿瘤，占食管肿瘤的 90% 以上，在全部恶性肿瘤死亡回顾调查中，仅次于胃癌而居第 2 位。食管癌是常见的消化道肿瘤，典型症状为进行性咽下困难，先是难咽干的食物，继而是半流质食物，最后水和唾液也不能咽下。

1. 细胞模型

方法：　食管癌细胞模型。

食管癌细胞 Eca-109 细胞用含 10% 胎牛血清的 RPMI 1640 培养液、37℃、5% 二氧化碳培养箱中培养，实验取对数生长状态良好的细胞，2 ~ 3 天更换培养液，3 ~ 4 天传代一次。

2. 动物模型

方法：　甲基苄基亚硝胺诱发食管癌动物模型。

SD 大鼠 8 周龄，雌雄各半，体重 160 ~ 210 g，自由取食。将甲基苄基亚硝胺（按 5 mg/kg）加入 2 ml 纯净水中，食管内灌注，1 次 / 周，连续灌注 30 周；对照组大鼠：自由取食，食管灌注 2 ml 纯净水，1 次 / 周，连续灌注 30 周。两组大鼠实验室平均温度为（22 ± 2）℃，相对湿度 60%，均使用普通饲料。

（二）判断标准

实验后 10 周、20 周和 30 周时间点，取实验动物戊巴比妥钠腹腔注射麻醉后处死，将食管纵行剖开，取食管组织，常规行病理学检查，查看两组食管癌发病情况。

二、胃癌动物模型

（一）疾病概述

胃癌（gastric carcinoma）是起源于胃黏膜上皮的恶性肿瘤，由于饮食结构的改变、工作压力增大以及幽门螺杆菌的感染等原因，使得胃癌呈现年轻化倾向。胃癌可发生于胃的任何部位，其中半数以上发生于胃窦部，胃大弯、胃小弯及前后壁均可受累。绝大多数胃癌属于腺癌，早期无明显症状，或出现上腹不适、嗳气等非特异性症状，常与胃炎、胃溃疡等胃慢性疾病症状相似。

（二）模型制备

1. 细胞模型

方法：胃癌细胞模型。

人胃癌 SGC-7901 细胞株用含 10% 胎牛血清的 RPMI 1640 培养液、37℃、5% 二氧化碳培养箱中培养。

2. 动物模型

方法 1： N- 甲基 -N' - 硝基 -N- 亚硝基胍（N-methyl-N′-nitro-N-nitrosoguanidine，MNNG）诱发胃癌动物模型——饮用。

Wistar 雄性大鼠均自由饮用 170 mg/L 的 MNNG 液，造模期间不再给予其他饮水，共 8 周。

方法 2： MNNG 诱发胃癌动物模型——灌胃。

Wistar 大鼠用 400 µg/ml 的 MNNG 短期连续灌胃 10 天后，正常饲养 26 周。

方法 3： MNNG 诱发胃癌动物模型——灌胃联合雷尼替丁进食。

雄性 Wistar 大鼠，给予 120 µg/ml 的 MNNG 溶液灌胃，0.1% 氨水溶液自由饮用及进食含 0.03% 雷尼替丁饲料，造模 28 周。

方法 4： 幽门螺杆菌（helicobacter pylori，Hp）诱导胃癌动物模型。

（1）Hp 菌株培养。从胃癌患者胃内分离的 Hp 菌株。液体培养法增菌：将 70℃冻存菌种在 Columbia 琼脂平板上复苏，转种于添加 15% 马血清和抗生素的布氏肉汤中。微氧条件、37℃下振荡（150 r/min）培养 60 ~ 72 h，取少量培养液涂片，革兰染色后观察细菌形态，并检测尿素酶、过氧化氢酶和氧化酶均为阳性后，将培养液离心，沉淀菌体混悬于灭菌 PBS（pH 7.2）中，细菌浓度调整到 1×10^9

CFU/ml，立即接种动物。

（2）菌株感染。3周龄蒙古沙土鼠（远交封闭群），室温为（23±2）℃，每天光照、黑暗交替各12 h。自由进食、饮水。蒙古沙土鼠，4周龄起给予含氟哌酸 0.5 mg/ml、制霉菌素 0.05万 U/ml和万古霉素 0.1 mg/ml的饮水2周，达6周龄时分为2组：Hp感染组和对照组，每组雌雄各半。所有蒙古沙土鼠在接种前禁食、禁水24 h，两实验组分别经口注入浓度为 1×10^9 CFU/ml的相应菌液1 ml，对照组以1 ml灭菌PBS代替，灌胃后禁食、禁水12 h。每只MG均接种5次，每次间隔1周。分别于全部接种完毕后第8，20，28周每组各处死2只，第84周全部处死。

（3）动物处死和组织标本处理。实验动物处死前禁食、禁水24 h，腹腔注射氯胺酮（0.3～0.5毫升/只）麻醉，打开腹腔取出全胃，沿大弯剖开，肉眼观察胃黏膜改变。取2小块幽门腺黏膜组织分别进行Hp检测，1块做快速尿素酶鉴定，另1块置无菌生理盐水中研磨成浆，涂布于含5%马血清的Columbia琼脂平板上培养。其余胃组织用10%甲醛固定，纵向功成3～5 mm宽条块，石蜡包埋，分别做Giemsa，HE，AB/PAS和HID染色。

（4）Hp感染的判定。采用快速尿素酶、细菌培养和组织学观察，两项以上阳性或组织学阳性判定为Hp感染。

（三）判断标准

胃黏膜病变的观察：肉眼观察胃内病变，记录病灶部位、数目、大小、形态；镜下观察胃黏膜组织学变化，如慢性炎症、萎缩、肠化、异型增生等，以及有无胃癌发生；根据AB/PAS和HID染色，观察实验动物胃黏膜上皮黏液性质的改变。

小贴士：

由于N－甲基－N'－硝基－N－亚硝基胍（MNNG）作用机理特性，MNNG在诱导胃癌大鼠模型具有独特优势，因此MNNG是目前公认的较为理想的造模制剂，但MNNG法普遍存在造模周期长、诱发率低等缺点。

三、肠道癌动物模型

（一）结肠癌动物模型

1.疾病概述

结肠癌（cancer of colon）是常见的发生于结肠部位的消化道恶性肿瘤，好发于直肠与乙状结肠交界处。发病率占胃肠道肿瘤的第 3 位。结肠癌主要为腺癌、黏液腺癌、未分化癌。大体形态呈息肉状、溃疡型等。结肠癌可沿肠壁环行发展，沿肠管纵径上下蔓延或向肠壁深层浸润，除经淋巴管、血流转移和局部侵犯外，还可向腹腔内种植或沿缝线、切口面扩散转移。慢性结肠炎患者、结肠息肉患者、男性肥胖者等为易感人群。

2. 模型制备

方法：细胞移植结肠癌动物模型。

（1）肿瘤细胞悬液的制备。将人结肠癌 SW480 细胞培养于含体积分数为 10% 胎牛血清的 DMES 营养液 L-15 培养液（含青霉素 100×10^3 U/L 和链霉素 100 mg/L）中，置于 37 ℃、含 5% CO_2 的恒温培养箱内。该细胞呈贴壁生长，取指数生长期的细胞，用含 EDTA 的 0.25% 胰蛋白酶消化，以 1：3 ~ 1：5 扩培，细胞长至对数生长期，机械吹打成细胞悬液，1000 r/min 离心 5min，弃上清液，加适量生理盐水调整细胞浓度至 5×10^7 个 / 毫升，以台盼蓝测定细胞活力在 95% 以上。

（2）SW480 细胞脾脏内接种建立模型。BALB /C 雄性，4 ~ 6 周龄，体重 16 ~ 20 g。用 1% 戊巴比妥钠 0.15 ~ 0.20 ml（50 mg/kg）对 BALB/C 雌性裸鼠腹腔注射进行麻醉，麻醉成功后，固定小鼠呈仰卧位，于左腹中部、左侧腋前线与腋中线间，取 5 mm 切口进腹，逐层剥离找到柳叶状脾脏，小心显露脾脏，使脾上极托于切口外，用 0.3 ml 注射器 31G 针头从脾上极进针约 6 mm，进针方向与脾脏长轴平行，将肿瘤细胞悬液注入至脾被膜下，缓慢注入细胞浓度为 5×10^7 个 / 毫升的 SW480 细胞悬液 100 μl，可见注射部位的脾被膜发白、肿胀，待白色肿胀被膜消退后拔出针头，压迫止血约数秒，查无出血，把脾脏回纳入腹腔内。单层、间断缝合腹壁切口，关腹。

（二）直肠癌动物模型

1. 疾病概述

直肠癌（carcinoma of the Rectum）是指从齿状线至直肠乙状结肠交界处之间的癌，是消化道最常见的恶性肿瘤之一。直肠癌位置低，容易被直肠指诊及乙状结肠镜诊断。但因其位置深入盆腔，解剖关系复杂，手术不易彻底，术后复发率高。中下段直肠癌与肛管括约肌接近，手术时很难保留肛门及其功能是手术的一个难题，也是手术方法上争论最多的一种疾病。我国直肠癌发病年龄在 45 岁左右，青年人发病率有升高的趋势。

2. 模型制备

方法： 细胞移植直肠癌动物模型。

BALB /C-nu 裸鼠，雄性，4 ~ 6 周龄，体重 16 ~ 20 g。于无菌环境下，用 2.5% 戊巴比妥钠腹腔注射麻醉裸鼠，左下腹切开约 2.5 cm 切口，暴露盲肠。用微量注射器将 HCT116 细胞 50 μl（2 × 10^6 / 只）注入盲肠浆膜和肌层之间，用 3% 碘酒清洁注射区域，缝合腹壁。接种细胞 15 ~ 20 天后，可见裸鼠腹部有小肿块，表明肿瘤形成并开始转移。

（三）判断标准

术后裸鼠常规喂养，每日观察裸鼠的摄食、进水、活动等情况。每天测量并记录小鼠体重、腹围（腹围测量标准为仰卧位两侧髂骨上缘连线绕腹部一周）。所有死亡小鼠均经剖腹收集腹腔积液，检测腹腔积液中红细胞计数，观察腹腔内肿瘤生长情况，剥离腹膜组织，用于腹膜转移瘤组织病理学观察。

第五节　泌尿系统肿瘤类疾病动物模型

一、膀胱癌动物模型

（一）疾病概述

膀胱癌（bladder cancer）是泌尿系统最常见的恶性肿瘤，发病率居泌尿系统恶性肿瘤的首位。其发病原因还不清楚，一般认为与经常接触致癌物如萘胺、联苯胺等有关，日常生活中常见的染料、橡胶、塑料制品、油漆、洗涤剂等也有潜在的致癌危险，吸烟不仅对呼吸系统有害，还会引起膀胱癌。另外，某些疾病如膀胱白斑、腺性膀胱炎、尿道结石、尿潴留等也可能会诱发膀胱癌。

（二）模型制备

方法 1： 细胞移植膀胱癌动物模型。

（1）细胞悬液制备。将膀胱癌 MB49 细胞培养至对数生长期，用 0.25% 胰蛋白酶消化后 PBS 洗 3 次，用含 1% 胎牛血清的 RPMI 1640 培养液调整细胞浓度为 $1 \times 10^7 \, ml^{-1}$ 备用。

（2）尿道插管。雄性 C57BL/6 小鼠，4～6 周，按 60 mg/kg 体重腹腔注射 0.6% 戊巴比妥钠麻醉后，在无菌操作下，用静脉留置针进行尿道插管，小鼠尿道口及周围用碘伏棉球消毒。将静脉留置针侧边的软管剪去夹闭，将针芯往外退出 3 mm 左右。针管涂抹无菌石蜡油后对准小鼠尿道口缓慢插入。如遇阻力则调整方向或稍旋转针管再进，如无阻力推进约 1.2 cm 即可进入膀胱腔内（一般推进约 1.5 cm 即可感觉已经顶到膀胱底壁）。

（3）膀胱灌注。小鼠插管成功后，固定针管，拔出针芯，接上 1 ml 注射器即可进行小鼠的膀胱灌注操作。所有小鼠先用 0.1 ml PBS 灌洗 1 遍，将尿液冲洗掉。随后对模型小鼠进行膀胱黏膜预处理：灌注 0.1 ml 0.1 mol/L HCl。作用 20 s 后抽出，再向膀胱内灌注 0.1 ml 0.1 mol/L NaOH，约 5 s 后抽出全部液体。所有小鼠分别用 PBS 膀胱灌洗 3 遍，再将 0.1 ml（10^6）MB49 细胞灌注入膀胱，进行肿瘤细胞种植，留置静脉留置针 2 h 左右（若小鼠提前醒来，可适当补加麻醉药）。

方法 2： N- 丁基 -（4- 羟丁基）亚硝基胺（N–butyl–N–（4–hydroxybutyl）–nitrosamine，BBN）诱导膀胱癌动物模型。

6～8 周 SD 大鼠，雌雄各半，体重 100～160 g，全部动物饲喂标准颗粒饲料，饮用自来水，自然光线，空调室温 20～25℃。将实验动物按雌雄平分的原则随机分组，每组均以 10% BBN 行咽管灌胃，3 次 / 周，共 20 周后停药。乙醚麻醉处死动物，完整切取膀胱，纵行切开膀胱观察黏膜形态，记录肿瘤数目，测量肿瘤直径。

方法 3： N- 甲基 -N- 亚硝基脲诱导膀胱癌动物模型。

6～8 周 SD 大鼠，雌雄各半，体重 100～160 g。N- 甲基 -N- 亚硝基脲溶液（20 mg/ml）膀胱灌注，灌注前需将大鼠用 2% 戊巴比妥钠（50 mg/kg）腹腔麻醉，每两周 1 次，每次 0.1 毫升 / 只，共 4 次；8 周诱导结束后继续常规饲养 6 周。

（三）判断标准

尿 HE（苏木素伊红）染色 +AO 染色（吖啶橙荧光染色），收集大鼠 24 h 尿以 1 500～2 000 r/min 离心 15 min（沉渣少可再次离心），沉渣涂片晾干，用等量乙醚 –95% 乙醇固定 10 min，分别进行尿 HE 染色 +AO 染色。尿 HE 染色：将已固定涂片用蒸馏水冲洗后浸入苏木素染液 4～5 min，蒸馏水清洗，再浸入 0.5% 盐酸乙醇数秒。蒸馏水冲洗后再置入稀碳酸锂溶液 1～2 min，取出后放入 1.25 g/L 乙醇伊红染液内 30 s。浸入 95% 乙醇及无水乙醇内脱水各 5 min，晾干后即制成尿 HE 染色涂片。在普通光镜下观察，肿瘤细胞具有核大、畸形、深染等特点。尿 AO 染色：用 0.1 mol/L 磷酸盐（pH 6.0）缓冲液滴洗，0.1 g/L 吖啶橙磷酸盐缓冲液染 3 min，0.10 mol/L 氯化钙滴片分色 30 s ~ 1 min，再用 0.15 mol/L 磷酸盐缓冲液滴洗、晾干，即制成尿 AO 染色涂片。

二、肾母细胞瘤动物模型

（一）疾病概述

肾母细胞瘤（nephroblastoma）是婴幼儿最多见的恶性实体瘤之一。1814 年 Rance 最先描述该类肿瘤，Max Wilms 于 1899 年进一步描述其特点，故称 Wilms 瘤。肾母细胞瘤的确切病因尚不清楚，可能与 11 号染色体上的（位于 11p13 的）WT-1 基因的丢失或突变有关，也可能是由于间叶的胚基细胞向后肾组织分化障碍，并且持续增殖造成的。该病也有一定的家族性发生倾向，因此，有人认为该病也具有遗传性。

（二）模型制备

方法 1： 1, 2- 二甲基肼（1, 2-Dimethyl hydrazine，DMH）诱导肾母细胞瘤动物模型。

Wistar 雄性大鼠，200 g 左右。将 DMH 350 g 溶解于含 0.5 % EDTA 的 100 ml 生理盐水中，5 mol/l 的 NaOH 调节 pH 至 6.5，终浓度为 0.35%。将该溶液以 200 mg/kg 的剂量于左肋区一次性皮下注射大鼠制备模型。

方法 2： 细胞移植肾母细胞瘤动物模型。

在无菌条件下，在超净工作台上切取患儿肾母肿瘤组织，将肿瘤组织切成 2mm³ 小块，生理盐水冲洗。BALB/C 雄性裸小鼠龄 6 周，体重 18 ~ 20 g，用套管针植入鼠右前肢皮下，接种工作在标本离体后 30 min 内完成。定期观察移植部位，待肿瘤长至直径 1 ~ 2 cm 时，脊椎脱臼法处死裸鼠，用同样方法进行下一轮接种，连续传代。

（三）判断标准

1. 肿瘤生长测量

定期观察肿瘤生长情况，记录肿瘤生长的潜伏期和肿瘤生长速度，当肿瘤直径达 3 mm 时，每隔 1 周应用游标卡尺测量肿瘤的最大直径 a 及横径 b，按公式 $V = \pi/6 \times a \times b^2$ 计算肿瘤体积。用指数函数先计算其生长速率，$T_d = (\ln V_t - \ln V_0)/t$，再计算其生长曲线及倍增时间 $T_d = \ln 2/K$。

2. 病理组织学观察

处死及自然死亡的实验鼠，解剖并切取肿瘤以观察肿瘤镜下结构及浸润、各脏器转移情况，标本经体积分数为 10% 福尔马林固定，石蜡包埋切片，进行 HE 染色，光镜下观察。

三、肾上腺神经母细胞瘤动物模型

（一）疾病概述

神经母细胞瘤（neuroblastoma）是一种儿童常见的实质性恶性肿瘤，来源于未分化的交感神经节细胞，主要发生于肾上腺（其髓质起源于神经外胚层）及腹部、胸部、盆腔、颈部的交感神经节，腹部占 75% ~ 80%，其中以肾上腺最多，占腹部的 1/2 ~ 2/3。

（二）模型制备

方法： 细胞移植肾上腺神经母细胞瘤动物模型。

（1）细胞悬液制备。常规培养人肾上腺神经母细胞瘤 KP-N-NS 细胞至指数生长期，镜下可见小梭形、胞浆一端或两端有浆突起的细胞，周围有细长梭形的成纤维样细胞。用 0.25% 胰蛋白酶消化，制备单细胞悬液，通过 Typlan 细胞计数法，调整细胞悬液浓度为 $2.5 \times 10^7 \ \mathrm{ml^{-1}}$，装入无菌离心管中离心，浓缩，制备成 5 ml 浓缩细胞悬液，备用。

（2）细胞移植。用无菌注射器抽取 0.5 ml 浓缩细胞悬液，将之接种于 4 ~ 6 周 BALB/C-nu/nu 裸鼠后肢前下方皮下疏松组织处，接种量均为 0.25 ml，接种后自由进食，饲养于 SPF 级饲养室，观察体重、瘤体积变化，及时处理濒死鼠以采集瘤体标本。

（三）判断标准

细胞种植 2.5 周后行 MRI 扫描，观察肿瘤生长情况，经鼠尾静脉注射钆喷酸葡胺（GdDTPA，0.4 ml/kg）进行增强扫描。MRI 扫描后处死裸鼠，将其大脑置于 4% 甲醛 4 ℃固定，常规石蜡包埋切片后，进行苏木精 – 伊红染色病理学检查。

第六节　女性生殖系统肿瘤类疾病动物模型

一、宫颈癌动物模型

（一）疾病概述

子宫颈癌（cervical cancer）是人体最常见的癌瘤之一，不但在女性生殖器官癌瘤中占首位，而且是女性各种恶性肿瘤中最多见的癌瘤。宫颈癌动物模型通常分为4类：自发性肿瘤模型、诱发性肿瘤模型、转基因肿瘤模型及移植性肿瘤模型。

（二）模型制备

方法1：　甲基胆蒽（20-Methylcholanthrene）诱导原位宫颈癌动物模型。

用瑞士白化雌鼠，体重18～24 g，实验前全部做阴道涂片，均未发现自发性小鼠子宫颈癌，然后选用甲基胆蒽70 mg，按1：3比例混以210 mg国产蜂蜡，用闭腹宫颈拉线的方法进行手术，在不麻醉状态下，小鼠借助阴道扩张器及小号弯针，将浸药棉线穿入宫颈，经宫颈口由穹隆部穿出，线结固定于宫颈口。

方法2：　己烯雌酚诱发原位宫颈癌动物模型。

己烯雌酚溶解于芝麻油后，每日皮下注射于怀孕13～18天雌性BALB/C小鼠，剂量为67 μg/kg，未注射组为阴性对照。其雌性小鼠后代在48～54天时处死，收集生殖道并进行HE染色，光镜下诊断为宫颈上皮内瘤变。

方法3：　细胞移植宫颈癌动物模型。

宫颈癌细胞系（CaS-ki，ME-180或SiHa）用含有增强型绿色荧光蛋白或者红色荧光蛋白2的质粒转染后，当处于指数生长时移植到8～12周的雌性联合免疫缺陷鼠（severe combined immune deficiency，SCID），每只在左侧腓肠肌上注射含2.5×10^5个细胞的液体50 μl，当肿瘤生长至0.6～0.8 g时在无菌条件下切除，并在α-MEM培养基中切成2～3 mm³片段，雌性SCID鼠用异氟烷吸入麻醉后，腹部正中切口下暴露子宫，将2～3 mm³的肿瘤碎片植入宫颈。

方法4：　组织移植宫颈癌动物模型。

在无菌条件下，将宫颈癌新鲜肿瘤标本浸泡于RPMI-1640细胞培养液中，清除血块和坏死组织，将肿瘤组织剪成2 mm³左右的组织块，在超净生物层流室内经乙醚吸入麻醉BALB/C裸小鼠，待小鼠麻醉后固定于操作板上，腹部乙醇消毒，并做一 0.5 cm 长切口，将已备标本种植于腹部皮下，无菌可吸收缝线缝合。

（三）判断标准

实验鼠一般特征观察：每天观察实验鼠的精神状态、活动力、反应、饮食、体重及腹部皮下组织生长情况。形态学和组织学检查：荷瘤第 80 天处死裸鼠，观察移植瘤的形态、直径、质地、活动度及肝、脾、肾、大网膜、子宫附件等脏器转移情况。小鼠移植瘤及肝、脾、肾、大网膜、子宫附件等标本用 10% 甲醛固定、石蜡包埋、常规切片和 HE 染色，镜检结果。

小贴士：

（1）皮下接种将宫颈癌组织或细胞悬液移植于腋部或背部皮下（以近头侧的成功率为高），由于皮下植入环境瘤床中有包膜形成血供条件和淋巴引流较差，造成浸润和转移率低，但其操作简单，肿瘤表浅，便于观察，潜伏期短，肿瘤生长速度较快。

（2）原位移植行腹部切开术将宫颈癌组织或细胞移植到动物子宫内，位置深，不易操作、观察和测定，但可出现一定比例的浸润、转移原位移植肿瘤的生物学行为更接近于人体原发瘤，较适合做局部治疗，但移植成功率不如皮下移植高。

二、乳腺癌动物模型

（一）疾病概述

乳腺癌（breast cancer）是女性最常见的恶性肿瘤之一，通常发生在乳房腺上皮组织的恶性肿瘤。是一种严重影响妇女身心健康甚至危及生命的最常见的恶性肿瘤之一，乳腺癌男性罕见。

（二）模型制备

方法 1：自发性乳腺癌动物模型。

C_3H 小鼠自发性乳腺癌的发病率较高，选择清洁 C_3H 小鼠在出生后的 10 ~ 12 月乳腺癌的发生率达 85% ~ 100%。

方法 2： 细胞移植乳腺癌动物模型。

（1）细胞悬液制备。4T1 细胞为 BALB/c 鼠源性乳腺癌细胞系，4T1 培养于含 10% 小牛血清，1 000 μ/ml 青霉素，100 μg/ml 链霉素及 2 mmol 谷氨酰胺的 RPMI

1640 细胞培养基中，37℃，5%CO_2，收集对数生长期的细胞。

（2）细胞移植。BALB/C 小鼠，4 ~ 6 周龄，雌性，BALB/c 小鼠皮下接种（2×10^5 个细胞 / 只）。当肿瘤大小 2 mm × 2 mm 时，判断为模型建立成功。

方法 3： 组织移植乳腺癌动物模型。

C_3H 雌性小鼠在饲养 10 月后，小鼠前肢腋下出现肿块并逐渐增大，病理学检查证实为自发性乳腺癌后，将该肿瘤作为瘤源进行同种属 C_3H 小鼠移植接种。取荷瘤小鼠，在无菌条件下切取瘤块，用无菌的 PBS 液清洗 3 ~ 4 遍，去除坏死及液化组织，剪成 0.5 mm³、1 mm³ 和 2 mm³ 三种不同体积大小瘤块，分别接种于小鼠前肢腋窝皮下。

方法 4： 二甲基苯蒽诱发乳腺癌动物模型。

（1）致癌剂准备。致癌剂二甲基苯蒽（Dimethylbenzanthracene，DMBA）。取二甲基苯蒽 2 g 加入 10 ml 吐温 80 中，置于 60℃水浴箱使之溶解，加入注射用水，经超声振荡助溶，二甲基苯蒽终浓度为 10 mg/ml。

（2）药物注射。健康 Wistar 大鼠，雌雄各半，出生 40 ~ 60 天，体重 80 ~ 120 g，模型组大鼠以二甲基苯蒽 10 mg /100g 体重，右侧臀部皮下一次性注射，雌、雄对照组均在相应部位注射等量生理盐水。

（三）判断标准

实验动物用 8 % 硫酸钠去胸腹部毛，观察记录乳腺数量、外观、发育情况及有无乳房下结节。将每个乳腺连同周围皮肤、皮下组织解剖，自乳头部对半切开乳腺大体观察、计数肿块数量、形态及大小，分别置于 10% 甲醛液中固定，石蜡包埋切片。组织学观察：标本切片经 HE 染色光镜观察。乳腺不典型增生参照人体乳腺增生、不典型增生诊断标准评定。乳腺癌参照 Dunn 提出的实验性大鼠乳腺癌的诊断标准分级、分类。

三、绒毛膜癌动物模型

（一）疾病概述

绒毛膜癌（choriocarcinoma）是一种高度恶性的肿瘤，继发于葡萄胎、流产或足月分娩以后。少数可发生于异位妊娠后，多为生育年龄妇女。偶尔发生于未婚妇女的卵巢，称为原发性绒毛膜癌。应用化学药物治疗，使绒毛膜癌的预后有了显著的改观。

（二）模型制备

方法： 细胞移植绒毛膜癌动物模型。

取对数生长期的人绒毛膜癌 JAR/VPl6 细胞，0.25% 胰酶消化制备单细胞悬液，收集后 1 000 r/min 离心 5 min，洗涤，重悬于无血清 RPMI 1640 培养液，计数并调整细胞密度为 2.5×10^7 个 / 毫升。1 ml 注射器吸取悬液，无菌条件下接种于 BALB/C-nu/ nu 裸鼠左侧腋窝皮下，每只鼠注射 0.2 ml。

（三）判断标准

观察瘤体，直径达 1.0 cm 以上者认定裸鼠移植瘤模型构建成功，命名为 JAR/ VPl6/nude。

第七节　男性生殖系统肿瘤动物模型

一、前列腺癌动物模型

（一）疾病概述

前列腺癌（prostate cancer）是指发生在前列腺的上皮性恶性肿瘤。2004 年 WHO《泌尿系统及男性生殖器官肿瘤病理学和遗传学》中前列腺癌病理类型上包括腺癌（腺泡腺癌）、导管腺癌、尿路上皮癌、鳞状细胞癌、腺鳞癌。其中前列腺腺癌占 95% 以上，因此，通常我们所说的前列腺癌就是指前列腺腺癌。

（二）模型制备

1. 细胞模型

方法： 前列腺癌细胞模型。

前列腺癌细胞：小鼠前列腺癌细胞 RM-1、人前列腺癌细胞 PC-3m。用含 10% 特级胎牛血清的 RPMI 1640 培养液在 5% CO_2、37℃ 培养箱中培养。

2. 动物模型

方法 1： 细胞移植前列腺癌动物模型——PC-3m 细胞。

4 ~ 7 周龄 BALB/c 裸鼠，体重 16 ~ 20 g，无菌隔离器内饲养。于臀部皮下接种人前列腺癌细胞 PC-3m 悬液 0.1 ml（1×10^7 细胞），至瘤体大约 0.5 cm³ 结束。

方法 2： 细胞移植前列腺癌动物模型——RM-1 细胞。

（1）细胞悬液制备。取对数生长期 RM-1 细胞，0.25% 的胰蛋白酶消化后，加入新鲜培养液，离心 1 000 r/min　5 min，去上清，然后用 0.01 mmol/L 的磷酸盐缓冲液洗涤并离心（1 000 r/min、5 min）3 次，细胞计数后配制成密度为 1.0×10^5 个 / 毫升 RM-1 细胞悬液。用锥虫蓝染色法检验活细胞率 ≥ 95%。

（2）细胞接种。10 周龄 C57BL/6 小鼠，雄性，平均体重为 26 g，屏障环境饲养，室温 22℃，光照每 12 h 循环 1 次，进食和饮水自由进行。小鼠称重，10% 水合氯醛合剂按 300 mg/kg 剂量腹腔注射麻醉。取下腹部正中切口长 1.5 cm，显露前列腺和膀胱。在台式动物手术显微镜下，暴露前列腺背侧叶，用 25 μl 微量注射器分别向左、右前列腺背侧叶包膜下注射 RM-1 细胞悬液各 5 μl，细胞总数为 1.0×10^6 个，注射处包膜向上鼓起、形成隆起小泡作为满意标准。恢复前列腺和膀胱正常的解剖位置，1-0 丝线间断、双层缝合关闭切口。

方法 3： 3, 2'- 二甲基 - 4- 氨基联苯诱发前列腺癌动物模型。

6 周龄雄性 F344 大鼠隔周皮下注射一次 3, 2'- 二甲基 - 4- 氨基联苯 50 mg /kg，共 20 周。同时皮下包埋含有 40 mg 丙酸睾酮的硅胶管，共 60 周，每 6 周换管一次。

方法 4： 转基因前列腺癌动物模型。

利用前列腺特异性蛋白 94（prostate specific protein 94，PSP94）启动因子建立了转基因小鼠前列腺癌模型（transgenic mouse adenocarcinoma prostate model，TGMAP）和基因敲入小鼠前列腺癌模型（knock-inmouse adenocarcinoma prostate model，KIMAP）。TGMAP 小鼠模型和 KIMAP 小鼠模型，均由 3 842 bp 的小鼠 PSP94 启动因子 / 增强子区域特异性介导 SV40 Tag 基因在前列腺组织中表达产生的。通过在 PSP94 部位定向插入 SV40 Tag 建立的 KIMAP 小鼠模型，肿瘤生长缓慢，在 52 周时肿瘤直径为 3 mm，体重 0.3 g，在晚期 KIMAP 小鼠中 1 年后出现多组织转移。TGMAP 小鼠前列腺癌模型在 20 周时发生了巨大的可视肿瘤（约 12 mm，5 g），并且有淋巴结转移。

（三）判断标准

每周测量裸鼠皮下种植肿瘤大小一次，瘤生长至 1 ~ 2 cm 时，乙醚麻醉下，处死有肿瘤的动物，切除肿瘤。肿瘤组织、裸鼠肝和肺组织用 10% 福尔马林固定。HE 染色进行组织学检测。

二、睾丸肿瘤动物模型

（一）疾病概述

睾丸肿瘤（testicular neoplasms）是泌尿外科中常见的肿瘤之一。睾丸肿瘤分原发性和继发性两类，绝大多数是原发的，继发性极为罕见。睾丸肿瘤大都是恶性的，其中生殖细胞肿瘤占 90% ~ 95%，非生殖细胞肿瘤占 5% ~ 10%。生殖细胞肿瘤中以精原细胞瘤最常见，约占睾丸原发性肿瘤的 40% ~ 50%，胚胎性癌次之，约为 20% ~ 30%，再次为畸胎瘤，约为 10% 左右，其他细胞类型睾丸肿瘤少见。发病年龄有 3 个高峰：婴儿期以卵黄囊瘤（婴儿型胚胎性瘤）为多；20 ~ 40 岁间可见各类型睾丸肿瘤，但仍以精原细胞瘤为多；70 岁以后主要为精原细胞瘤。

（二）模型制备

方法 1： 组织移植睾丸肿瘤动物模型。

雄性 BALB/C 小鼠，其染色体隐性基因在纯合子（nu/nu）中，衰老 4 周。将手术后的人体肿瘤标本立即清洗，在无菌条件下，将其切成近 1 mm³ 的肿块。每个肿瘤块在小鼠的单侧腹股沟区植入皮下。肿瘤的生长是周期性的，直到肿瘤的直径增加到 2 ~ 3 cm。将肿瘤外化并同样方法植入新的小鼠中，然后通过从原发性肿瘤连续传代来使其在小鼠中延续。

方法 2： 细胞移植睾丸肿瘤动物模型。

雄性 SD 大鼠（体重 200 ~ 250 g），大鼠均自由进食、饮水，术前 6 h 禁食。SD 大鼠采用 10% 水合氯醛 0.3 ml/100g 腹腔麻醉后，取截石卧位，固定，常规手术区消毒、放置无菌洞巾后，可移植性睾丸肿瘤细胞株 Walker-256 制备成细胞悬液，Walker-256 细胞 0.1 ml（1×10^5 个）种植在睾丸内。

（三）判断标准

1. 成瘤观察

处死实验组动物，解剖后肉眼观察实验动物睾丸内均出现肉眼可见的肿瘤结节。

2. 实验动物的一般情况

触诊睾丸可及质地较硬，睾丸增大。观察 21 天后实验动物逐渐出现体重下降，食量减小，行动减少，精神不佳，毛色无光泽，体重轻度减轻，部分模型鼠出现腹水，35 天后大鼠开始出现死亡。

3. 超声影像学检测

肿瘤组织移植 14 天后，于大鼠睾丸区探及低回声团块，边界欠清；移植 21 天后彩超显示睾丸内肿块体积有所增大，并形成一混合回声肿块，内见多个强回声光斑，周边见环状血流。

4. 瘤体的大体结构及病理学观察

解剖模型动物，肉眼观察发现，14 天后全部大鼠睾丸内均出现肉眼可见的肿瘤结节，随着时间的延长，瘤体体积逐渐增大，至 28 天肿瘤逐渐侵犯精索以及腹腔内。HE 病理学检查睾丸组织内见不规则的肿瘤病灶，肿瘤细胞排列紧密，体积较大，异型性明显，形态不规则，核大浓染、浆少、核分裂相多见、肿瘤内可见部分坏死，炎症细胞浸润；同时曲精小管出现坏死，结构破坏。

第八节　内分泌系统肿瘤类疾病动物模型

一、甲状腺癌动物模型

（一）疾病概述

甲状腺癌（thyroid carcinoma）是最常见的甲状腺恶性肿瘤，来源于甲状腺上皮细胞，绝大部分甲状腺癌起源于滤泡上皮细胞，按病理类型可分为乳头状癌（60%）、滤泡状腺癌(20%)，但预后较好；滤泡状腺癌肿瘤生长较快，属中度恶性，易经血运转移；未分化癌预后很差，平均存活时间 3～6 个月。甲状腺癌中以乳头状癌在临床上较为多见。甲状腺癌大致可分甲状腺乳头状癌（papillarythyroid carcinoma，PTC）、甲状腺滤泡状癌（follictalarthyroid carcinoma，FTC）、甲状腺髓样癌（medullarythyroid carcinoma，MTC）和甲状腺未分化癌（anaplastic thyroid carcinoma，ATC）。

（二）模型制备

1. 细胞模型

方法：甲状腺癌细胞模型。

甲状腺癌细胞：人甲状腺未分化癌细胞系 TA-K 细胞、未分化甲状腺癌细胞系 ARO，ARO 是研究最常用的细胞株，ARO 细胞培养于含 10% 小牛血清高糖 DMEM 培养基中，37 ℃、5% CO_2 条件下培养。

2. 动物模型

方法 1： 细胞移植甲状腺癌动物模型。

BALB/C-nu/nu 裸小鼠 4 ~ 6 周，移植过程在解剖显微镜下完成。用 4% 水合氯醛将裸鼠麻醉后，做颈正中切口，将下颌下腺牵拉至两旁，使整个颈部空间充分暴露。继续将颈前肌群牵拉至两旁，可以看见气管旁在半透明包膜下的甲状腺。将气管微转向右侧，暴露甲状腺左叶。用 25 μl 注射器和 30 号皮下针头，将 ARO 癌细胞直接注入甲状腺右叶，注射量 5 μl（包含 1×10^5 ~ 5×10^5ARO 细胞的 RPMI 1640）。最后，将下颌下腺复位，逐层缝合关闭。

方法 2： 组织移植甲状腺癌动物模型。

（1）细胞注射。TA-K 细胞接种于 25 ml 培养瓶内，培养液为含 10% 胎牛血清的 WE 培养液，置 37 ℃、5%CO_2 孵箱内培养 6 ~ 7 天，待细胞长满瓶底时，消化（0.25% 胰酶），离心，用 PBS 液制成单细胞悬液，调整细胞浓度为 2×10^7 个 / 毫升。BALB/C-nu/nu 裸小鼠 4 ~ 6 周，体重 18 ~ 23 g，雌雄各半，每只裸鼠于颈背部皮下注射细胞悬液 100 μl。

（2）组织移植。将注射 TA-K 细胞形成的皮下肿瘤切除，取出瘤体置无菌、无血清 WE 培养液中，在超净工作台上将肿瘤切成 2 mm 直径，组织学完整的瘤块接种于裸鼠颈背部皮下。

（三）判断标准

每 2 天称量裸鼠体重，观察并用精密卡尺测量肿瘤大小，按公式（体积 = π/6 × 长径 × 短径²）计算肿瘤体积，绘制肿瘤生长曲线。

二、垂体瘤动物模型

（一）疾病概述

垂体瘤（hypophysoma）是一组从垂体前叶和后叶及颅咽管上皮残余细胞发生的肿瘤。垂体瘤约占颅内肿瘤的 10%，此组肿瘤以前叶的腺瘤占大多数，来自后叶者少见，多种颅内转移癌可累及垂体，须与原发性垂体瘤鉴别。

方法 1 ： 雌激素诱发垂体瘤动物模型。

摘除雌性 SD 大鼠双侧卵巢 2 周后开始诱导。给药途径为腹腔注射，实验组用苯甲酸雌二醇，每次 0.5 ml，隔日 1 次。动物饲养环境室温 22 ℃，光照时间 12 h/d，水和食物可以随意获取，诱导时间 12 周。

方法 2 ： 细胞移植垂体瘤动物模型。

裸鼠选自 4 到 6 周裸小鼠。裸鼠培养于温度 26 ℃ ~ 28 ℃，相对湿度 60% ~ 80%，取对数期生长的大鼠泌乳素垂体瘤 MMQ 细胞，用 PBS 清洗两次并调整细胞浓度至 1×10^6 个 / 毫升。将细胞置入 EP 管并置于冰上。将含有 1×10^6 个细胞 PBS 液用注射器于裸鼠后侧大腿外侧皮下注射形成皮球。一般注射后一周即形成皮下移植瘤。

方法 3 ： 乙烯雌酚（Diethylstilbestrol，DES）诱导垂体瘤动物模型。

Wistar-Furth 大鼠体重 60 ~ 80 g，雌雄对半，注射前分别称重，将 DSE 溶于灭菌的花生油中，大鼠腹腔注射 DES 溶液 5 mg/kg，对照组注射花生油，均为 2 次 / 周，12 周完成造模。

（二）判断标准

按照设定时点分别对实验大鼠腹腔注射水合氯醛麻醉（300 mg/kg），心脏穿刺取血约 2 ml 备用。等速灌注 4% 多聚甲醛 PBS 液后，紧贴枕骨大孔处离断大鼠头颅衰用血管钳自枕骨大孔逐块咬除枕骨、顶骨和额骨，剪断颅底血管、神经，将鼠脑翻向腹侧，手术显微镜下观察垂体组织与周围结构的关系，观察垂体有无卒中。垂体称重后于 4% 多聚甲醛内固定。血清催乳素浓度测定：鼠血经 3 000 r/min 离心 15 min，分离血清，按免测定试剂盒提供的标准程序测定血清浓度。病理与免疫组织化学检查：常规石蜡包埋组织，切片。HE 染色后高倍镜下观察腺垂体组织的形态学改变情况，以确定垂体瘤发生与否。垂体瘤诱发率 =（诱发数 / 实验数）× 100%。

三、肾上腺瘤动物模型

（一）疾病概述

肾上腺肿瘤（adrenal tumor）的分类可按其性质分为良性肿瘤和恶性肿瘤；按有无内分泌功能（如分泌某种激素引起高血压）分为非功能性肿瘤和功能性肿瘤；按发生部位分为皮质肿瘤、髓质肿瘤、间质瘤或转移瘤等。

（二）模型制备

方法： 组织移植肾上腺瘤动物模型。

1. 组织准备

兔 VX_2 瘤株组织块，用生理盐水冲洗后剪碎成约 1 mm³ 大小。平均离心半径 6.4 cm，1 000 r/min 离心 5 min；弃上清液，加 4 ml 生理盐水稀释成肿瘤细胞悬液，用 18G 针头 10 ml 注射器抽吸瘤种备用。

2. 组织移植

将 VX_2 肿瘤细胞悬液注入新西兰兔左侧肾上腺，建立肾上腺肿瘤模型。14 天模型是肿瘤研究的最佳模型。

第九节 骨骼肌系统肿瘤类疾病动物模型

一、横纹肌肉瘤模型

（一）疾病概述

横纹肌肉瘤（rhabdomyosarcoma，RMS）又称葡萄状肉瘤，是一种由不同分化阶段的骨骼肌细胞组成的恶性肿瘤，好发于头颈部，其次是膀胱。起源于泌尿生殖系统的横纹肌肉瘤占 20% ~ 25%，其主要累及前列腺、膀胱、阴道及睾丸、附睾区域。易于播散，常见的转移部位包括肺、骨、骨髓和淋巴结等。

（二）模型制备

方法： 细胞移植横纹肌肉瘤动物模型。

（1）细胞悬液制备。取对数生长期横纹肌肉瘤 RD 细胞，用 0.25% 胰酶将细胞消化、1000 r/min 离心 3 min、去上清、PBS 洗脱后再离心，反复三次，然后加入无血清 DMEM，用细胞记数板进行细胞计数，制成细胞浓度为 1×10^7 个 / 毫升细胞悬液。

（2）细胞接种。向 BALB/C-nu 裸小鼠胁部注射细胞悬液 0.3 ml，75% 酒精棉球消毒注射部位；或者可以在每只小鼠右腋窝处注射制备好的细胞悬液 0.3 ml，

75% 酒精棉球按压注射部位一分钟。

（三）判断标准

肿瘤组织呈边界清楚的团块状，形状不甚规则，偶有结节及分叶。切面鱼肉样，部分区域呈黏液样，偶有出血、坏死。镜下观察：大部分瘤细胞排列疏松，呈星形、圆形及短梭形，胞核深染，胞浆少。细胞核大，核分裂相多见，呈双核、多核、异形核。可见一双核镜影样瘤巨细胞。可初步判定符合人横纹肌肉瘤组织结构。

二、骨网织细胞肉瘤动物模型

（一）疾病概述

骨网织细胞肉瘤（reticulosarcoma of bone）属于骨髓恶性肿瘤，多发生于30 ～ 40 岁成人，病程长，全身情况尚好，临床症状不重。X 线表现：为不规则的溶骨性破坏，有时呈溶冰状，无骨膜反应。病理检查：胞核多不规则，具有多形性网织纤维比较丰富包绕着瘤细胞，组织化学检查包浆内无糖原。

（二）模型制备

方法 1： 细胞移植网织细胞肉瘤动物模型——皮下移植。

近交系 615 小鼠，雄性，6 ～ 8 周龄，体重 18 ～ 20 g，移植细胞为原远交小鼠网织细胞肉瘤昆明小鼠传代的 L_{II} 实体瘤，取生长到中期的 L_{II} 实体瘤，在近交系 615 小鼠的右侧背部皮下接种 0.2 ml 瘤细胞悬液（含 1×10^7 活的 L_{II} 瘤细胞）。

方法 2： 细胞移植网织细胞肉瘤动物模型——腹腔移植。

近交系 615 小鼠，每只小鼠腹腔内接种 1×10^7 活 L_{II} 实体瘤细胞。在接种瘤细胞后第 4 天开始每天测量小鼠腹围周径变化。

（三）判断标准

待移植瘤在皮下可触摸后，每周在瘤体表面用游标卡尺测量一次瘤体的最长径（a）和最短径（b）按 $V = 0.4 \times (ab^2)$ 的公式，计算肿瘤的近似体积。

三、骨肿瘤动物模型

（一）疾病概述

骨肿瘤（bone neoplasms）是发生于骨骼或其附属组织的肿瘤，是常见病。同身体其他组织一样，其确切病因不明；骨肿瘤有良性、恶性之分，良性骨肿瘤易根治，预后良好，恶性骨肿瘤发展迅速，预后不佳，死亡率高。其中骨肉瘤也叫成骨肿瘤，是较常见的发生在 20 岁以下的青少年或儿童的一种恶性骨肿瘤。

（二）模型制备

1. 细胞模型

方法：　骨肉瘤细胞模型。

人骨肉瘤 OS-732 细胞于常规 5% CO_2、37℃环境中培养，培养条件为：RPMI 1640 培养液含 10% 胎牛血清。以 0.25% 胰酶 0.5 mmol/L EDTA 消化细胞，3 ~ 4 天传代 1 次。

2. 动物模型

方法 1：　病毒诱导骨肉瘤动物模型。

可诱导骨肉瘤的病毒 SV40 病毒，病毒株注入新生 SD 大鼠的胫骨近端骨髓腔后，在 14 天内注射部位出现明显肿块，其组织学形态酷似人类骨肉瘤。大多数动物在 13 ~ 21 天内死亡。肺转移通常在注射后 4 周内发生。

方法 2：　组织移植骨肿瘤动物模型。

（1）荷瘤兔的制作。将 VX_2 肿瘤冰冻细胞悬液按一般细胞培养技术复苏，离心 5 min（800 r/min）后，除去上清液，加入 PBS 液再离心 5 min。弃上清液后加入 PBS 液并用玻璃棒搅匀，取悬液台盼蓝染色，对活细胞和死细胞进行计数，将悬液调制成 10^6 个 / 毫升活细胞浓度。纯种新西兰白兔，月龄 3 ~ 4 个月，体重 25 ~ 30 kg，雌雄不限。2% 戊巴比妥钠按 20 ~ 30 mg/kg 耳缘静脉麻醉。取制好的肿瘤细胞悬液 0.5 ml 接种于兔后肢股外侧肌内。2 周后接种部位扪及一直径约 15 mm 大小的实质性包块，即制成荷瘤种兔。

（2）组织移植。手术剥离荷瘤兔肿瘤，用双面刀片切取肿块边缘生长旺盛的粉红色鱼肉样组织，制成 1 mm³ 大小的肿瘤组织块，置于 RPMI 1640 培养液中备用。切开实验动物胫骨内侧上段的皮肤，在胫骨的干骺端用 12 号针头钻洞直至干骺端松质骨内，洞深常为 0.4 ~ 0.5 mm，将肿瘤组织置入洞的底部，用骨蜡封闭洞口，缝合皮肤切口。1 周后在移植部位能扪及直径 0.5 ~ 10 mm 大小的肿块，即制成动物模型。

方法 3：　细胞移植骨肉瘤动物模型。

（1）细胞制备。收集对数生长期的人骨肉瘤 OS-732 细胞，PBS 洗涤 1 次，调整细胞浓度，制备成 5×10^7 个 / 毫升细胞悬液。

（2）细胞移植。BALB/c-nu/nu 裸鼠，鼠龄 4 ~ 5 周，雌性。无菌条件下于裸鼠右前肢腋后皮下接种 0.2 ml 细胞悬液，每只小鼠皮下接种约 1×10^7 个瘤细胞。

方法 4： 组织移植骨肉瘤动物模型。

（1）细胞移植。按照骨肉瘤细胞 OS-732 1×10^7/ 只注入 BALB/c-nu/nu 裸鼠右前肢腋后皮下，5 周后瘤组织块形成，无菌条件下取出肿瘤组织，剪成碎块，用套管针将瘤组织接种于裸鼠右前肢腋后皮下，每只接种约 3 mm×3 mm×3 mm。连续传代 2 次，肿瘤生长稳定后，将瘤组织块接种于实验组裸鼠。

（2）组织移植。皮肤消毒，眼科剪于右侧前后肢中点靠背侧剪开约 0.5 cm 皮肤，小镊子轻扩皮下隧道约 2 mm，将装入肿瘤组织块穿刺针沿皮下隧道钻入达右肩胛部，针芯置入推注瘤体组织块，旋转并退出穿刺针，无菌小伤口贴拉拢皮肤切口，术后饲养并观察。

（三）判断标准

接种后每日观察裸鼠一般情况及局部伤口情况，术后 8 天开始每 4 天电子天平称量裸鼠体重，游标卡尺测量肿瘤短径（a）和长径（b），根据公式 $V = 0.5 \times a^2 \times b$ 计算相对肿瘤体积并绘制生长曲线，按公式 $RTVn = Vn/V_8$ 计算肿瘤相对增长率。

第十节　免疫系统肿瘤类疾病动物模型

一、脾恶性肿瘤动物模型

（一）疾病概述

脾恶性肿瘤（spleen malignant tumor）包括原发性脾恶性肿瘤和转移性恶性肿瘤。脾原发性恶性肿瘤较良性者多见，均为肉瘤，如淋巴肉瘤、霍奇金病、网织细胞肉瘤、血管肉瘤、纤维肉瘤等。主要表现脾迅速肿大，表面有时呈硬结状，可有压痛、左上腹闷胀或疼痛、胃肠受压等症状，体重减轻、消瘦、贫血也常见。治疗方法是脾切除合并化疗，因病情发展快，转移早，预后恶劣。脾转移性恶性肿瘤极少见，发生率占脾恶性肿瘤 2% ~ 4%，原发灶多为肺、肾、胰腺，其次为绒癌、乳癌、恶性黑色素瘤等。

方法 1： 组织移植原发性脾恶性肿瘤动物模型——皮下移植。

（1）瘤组织制备。无菌切取的活体瘤组织、置入 RPMl 1640 培养液中，清除非瘤组织，将其剪切成 1 mm³ 组织小块，供移植用。

（2）皮下移植。BALB/c-nu/nu 裸鼠，3 ~ 5 周，体重 17 ~ 20 g。用 2.5% 碘酊和 75% 的酒精消毒裸鼠背部皮肤，用无菌套管针抽吸已剪碎的瘤绢织小块行四肢发下种植。

方法 2： 组织移植原发性脾恶性肿瘤动物模型——原位移植。

BALB/C-nu/nu 裸鼠，3 ~ 5 周，体重 17 ~ 20 g。0.5% 巴比妥钠（30 mg/kg）腹腔注射麻醉裸鼠，取侧腹脚口、暴露脾脏，在脾脏上极被膜处做 2 mm 长切口，经切口将 2 粒 1 mm³ 瘤块植入脾实质内，75% 酒精浸透纱布压迫止血，10-0 无损伤缝线缝合脾被膜。将脾放回原处，7-0 丝线缝合腹膜，5-0 丝线缝皮。术后逐日观察肿瘤生长情况。

（二）判断标准

1. 皮下移植瘤大体形态

潜伏期过后，移植瘤周围开始长毛细血管，逐渐向腹腔呈侵袭性生长。被膜完整，血运丰富，呈网形或椭圆形，质软，易液化，有融合成团之趋势。模型鼠可见腹卡动脉淋巴结转移及腹嗅、胸骨擘转移。

2. 原位移植瘤生长大体形态

脾内播散，潜伏期过后，移植瘤在脾内自主侵袭性生长，呈椭圆形，被膜完整。见多发性圆形或椭圆形大小小等结节，切面散布着无数灰白色痛结节，曲径大者 0.3 cm × 0.2 cm，小者 0.2 cm × 0.1 cm，瘤结节间融合，残留部分脾组织。有的荷瘤裸鼠脾脏由实体性瘤块占据，严重时脾组织由瘤结节代替。

二、淋巴肉瘤动物模型

（一）疾病概述

淋巴肉瘤（Lymphosarcoma），占脑瘤的 0.8% ~ 1.5%，成年男性发生率较高。有恶性淋巴瘤、网状细胞肉瘤、恶性网状细胞增殖症、网状组织细胞性脑炎、不典型肉芽肿性脑炎、淋巴增生性疾病等各种命名。

（二）模型制备

方法： 细胞移植淋巴肉瘤动物模型。

在无菌条件下，抽取第 7 天生长良好的淋巴肉瘤 S_{180} 肿瘤细胞，用台盼兰染色计数，采用肿瘤细胞数 >95% 的移植液，并用无菌生理盐水稀释成 1×10^7 个 / 毫升浓度的肿瘤细胞悬浮液。清洁级昆明种小鼠 18 ~ 22 g，雌雄各半，细胞悬液无菌接种（0.2 毫升 / 只）于小鼠右腋下。

三、淋巴瘤动物模型

（一）疾病概述

淋巴瘤（lymphoma）是起源于淋巴造血系统的恶性肿瘤，主要表现为无痛性淋巴结肿大，肝脾肿大，全身各组织器官均可受累，伴发热、盗汗、消瘦、瘙痒等全身症状。根据瘤细胞分为霍奇金淋巴瘤（hodgkin's lymphoma，HL）和非霍奇金淋巴瘤（non-hodgkin lymphoma，NHL）两类。病理学特征：霍奇金淋巴瘤为瘤组织内含有淋巴细胞、嗜酸性粒细胞、浆细胞和特异性的里 – 斯（Reed-Steinberg）细胞，HL 按照病理类型分为结节性富含淋巴细胞型和经典型，后者包括淋巴细胞为主型、结节硬化型、混合细胞型和淋巴细胞消减型。NHL 发病率远高于 HL，是具有很强异质性的一组独立疾病的总和，病理上主要是分化程度不同的淋巴细胞、组织细胞或网状细胞，根据 NHL 的自然病程，可以归为三大临床类型，即高度侵袭性、侵袭性和惰性淋巴瘤。根据不同的淋巴细胞起源，可以分为 B 细胞、T 细胞和 NK 细胞淋巴瘤。其中胃恶性淋巴瘤系指原发于胃而起源于黏膜下层淋巴组织的恶性肿瘤，也可为全身恶性淋巴瘤的一部分，主要为原发性胃非霍奇金 B 细胞恶性淋巴瘤。

（二）模型制备

1. 霍奇金淋巴瘤动物模型

方法 1： 细胞移植淋巴瘤动物模型——皮下移植。

（1）组织制备。小鼠 B 淋巴瘤细胞系 A20 细胞预先接种裸鼠，成瘤后用 75% 乙醇消毒成瘤部位及周围，无菌切取的新鲜活体瘤组织，选取无坏死、无出血的肿瘤组织，置入无菌生理盐水瓶中用灭菌的 PBS 洗涤 2 次，将组织剪切小块。

（2）组织移植。BALB/C-nu/nu 裸鼠，3 ~ 5 周，体重 17 ~ 20 g。组织接种

于 BALB/c 小鼠的皮下，形成直径约 0.5 ~ 0.8 cm 的皮丘，按压切口片刻，并以缝合线缝合以防瘤块组织外移。

方法 2： 细胞移植淋巴瘤动物模型——尾静脉注射。

（1）组织制备。小鼠 B 淋巴瘤细胞系 A20 细胞预先接种裸鼠，成瘤后用 75% 乙醇消毒成瘤部位及周围，无菌切取的新鲜活体瘤组织，选取无坏死、无出血的肿瘤组织，置入无菌生理盐水瓶中用灭菌的 PBS 洗涤 2 次，将组织剪切小块。

（2）组织移植。BALB/C-nu/nu 裸鼠，3 ~ 5 周，体重 17 ~ 20 g。约 50℃水浸泡鼠尾 3 ~ 5 min，压住 BALB/C-nu/nu 裸鼠尾根部，酒精擦拭扩张血管并消毒，1 ml 注射器吸取细胞悬液，距尾尖 1/3 处进针。

方法 3： 细胞移植淋巴瘤动物模型——脾脏注射。

（1）组织制备。小鼠 B 淋巴瘤细胞系 A20 细胞预先接种裸鼠，成瘤后用 75% 乙醇消毒成瘤部位及周围，无菌切取的新鲜活体瘤组织，选取无坏死、无出血的肿瘤组织，置入无菌生理盐水瓶中用灭菌的 PBS 洗涤 2 次，将组织剪切小块。

（2）组织移植。BALB/C-nu/nu 裸鼠，3 ~ 5 周，体重 17 ~ 20 g。用 2% 戊巴比妥钠腹腔注射进行麻醉小鼠，取仰卧位固定，75% 乙醇消毒皮肤，于左上腹肋缘下 1 cm 做皮肤切口，剪开腹膜，显露脾脏，水平拉出切口外，用 23 G 针头于脾脏下极进针直达脾脏上极，边退边缓慢注入肿瘤细胞悬液 0.2 ml（细胞含量约 2×10^7），注射的过程中可见脾脏缓慢肿胀，拔出针头。查看无出血，将脾脏放回原位，逐层缝合、关腹。

方法 4： 细胞移植淋巴瘤动物模型——腹腔注射。

（1）组织制备。小鼠 B 淋巴瘤细胞系 A20 细胞预先接种裸鼠，成瘤后用 75% 乙醇消毒成瘤部位及周围，无菌切取的新鲜活体瘤组织，选取无坏死、无出血的肿瘤组织，置入无菌生理盐水瓶中用灭菌的 PBS 洗涤 2 次，将组织剪切小块。

（2）组织移植。BALB/C-nu/nu 裸鼠，3 ~ 5 周，体重 17 ~ 20 g。小鼠腹部局部 75% 乙醇消毒后 1 ml 注射器吸取肿瘤细胞悬液 $2 \times 10^7/$（0.2 ml）接种于 BALB/C-nu/nu 裸鼠腹部近中线处。

2. 非霍奇金淋巴瘤动物模型

方法 1： 细胞移植非霍奇金淋巴瘤动物模型。

通过对安乐死后携带 Eμ-myc 转基因雄性小鼠进行无菌切除肿瘤。将肿瘤切碎，在无菌磷酸缓冲盐水中匀浆、过滤、沉淀并在 PBS 中洗涤两次。将细胞悬浮液调整至不含台盼蓝染料的 2×10^7 个细胞 / 毫升，使得每次注射 0.1 ml 含有 2×10^6 个肿瘤细胞。受体小鼠为 4 ~ 6 周龄（C57BL / 6J × SJL / J）F1 雄性。

方法 2： 细胞移植非霍奇金淋巴瘤动物模型——SU-DHL-4 细胞。

（1）细胞悬液制备。添加 10% FBS 的 RPMI 1640 培养液培养人弥漫大 B 淋巴瘤细胞株 SU-DHL-4 细胞，在含 5% CO_2 和 37℃培养箱中传代培养。将 SU-DJL-4 细胞培养至对数生长期，离心收集细胞并应用无血清 RPMI 1640 培养液重悬。

（2）细胞移植。6 ~ 8 周龄体重均一的雄性重症联合免疫缺陷（severe combined immunodeficiency，SCID）小鼠，每只 SCID 小鼠经尾静脉注入 5×10^6 或 10×10^6 细胞，在 37 ~ 42 天开始发病。

方法 3： 细胞移植非霍奇金淋巴瘤动物模型——Daudi 细胞。

添加 10%FBS 的 RPMI-1640 培养液培养 Burkitt 淋巴瘤细胞株 Daudi 细胞，在含 5% CO_2 和 37 ℃培养箱中传代培养。将 Daudi 细胞培养至对数生长期，离心收集细胞并应用无血清 RPMI 1640 培养液重悬。6 ~ 8 周龄体重均一的雄性 SCID 小鼠，每只 SCID 小鼠经尾静脉注入 5×10^6 或 10×10^6 细胞。建立 Duadi 细胞注射建立淋巴瘤模型，在 29 ~ 32 天开始发病。

方法 4： 细胞移植非霍奇金淋巴瘤动物模型——Namalwa 细胞。

用含 15% 小牛血清（灭活补体）的 RPMI-1640 培养液重悬 Namalwa 细胞，置 37 ℃、5% CO_2 培养箱中培养，用生理盐水悬浮细胞。SCID 小鼠，雄雄各半，4 ~ 5 周龄，体重 16 ~ 20 g，每只 SCID 小鼠经腹腔接种 7.5×10^6 个细胞（0.5 ml）。

方法 5： 组织移植原发性胃非霍奇金淋巴瘤动物模型。

（1）组织制备。人胃恶性淋巴瘤新鲜标本，无菌切取的活体瘤组织置入 RPMI1640 培养液中，清除非瘤组织，剪成 1 mm × 1 mm × 1 mm 组织小块，供移植用。

（2）组织移植。BALB/c-nu/nu 裸小鼠，鼠龄 3 ~ 5 周，体重 17 ~ 20 g，雌雄不限，裸鼠用 0.5 % 戊巴比妥钠（30 mg/kg）腹腔注射麻醉，手术显微镜放大 10 倍下操作，取上腹正中切口在胃窦部沿小弯侧向胃壁内做 2 mm 长切口，深达黏膜下层，用 11-0 无损伤缝合线将 2 粒瘤小块固定于胃壁黏膜下层，然后缝合手术切口，术后继续饲养，自由进食，每周观察 2 次。

方法 6： N- 甲基亚硝基脲诱导胸腺 T 细胞淋巴瘤动物模型。

选用 6 ~ 8 周龄 SPF 级 C57BL/6 小鼠，雌雄各半，体重（20±5）g。根据体重于第 1 周腹腔内注射 N- 甲基亚硝基脲诱导液，剂量为 50 mg/kg；对照组经腹腔内注射等量生理盐水（50 mg/kg 体重）。第 4 周，实验组第 2 次经腹腔内注射 N- 甲基亚硝基脲诱导液，剂量为 70 mg/kg 体重，对照组经腹腔内注射等量生理盐水（70 mg/kg 体重）。

（三）判断标准

通过触诊检测肿瘤，并通过两次垂直测量估计肿瘤体积（长度 × 宽度 ^{2}/2 ± 平均值的标准误差 SEM）。

小贴士：

Eμ-myc 转基因小鼠是一种高发生率的自发性淋巴瘤和早期 B 细胞白血病模型。

第十一节　血液系统肿瘤类疾病动物模型

一、血管肉瘤动物模型

（一）疾病概述

恶性血管内皮细胞瘤（malignant angioendothelioma）又称血管肉瘤。血管肉瘤为一罕见的恶性内皮细胞瘤，发生于皮肤、软组织、乳腺、骨、肝和其他内脏。皮肤血管肉瘤为最常见血管肉瘤。

（二）模型制备

方法 1：　细胞移植血管肉瘤动物模型——ISOS-l 细胞。

6 周龄的 BALB/C 雄性小鼠，体重（20.7±0.9）g，取生长状态良好的对数生长期血管肉瘤细胞系 ISOS-l 细胞，以 3×10^6 细胞数接种于 BALB/C 小鼠的右侧腹部皮下，5 天即可形成长径约 10 mm 的鼠血管肉瘤 ISOS-1 模型。

方法 2：　细胞移植肉瘤血管动物模型——S180 细胞。

昆明小鼠雌雄各半，6 ~ 8 周龄，体重（20±2）g，小鼠肉瘤 S180 细胞株经昆明种小鼠腹腔移植传代，取传代 7 天的小鼠，无菌操作，从腹腔抽取腹水瘤细胞液，用生理盐水调至 1×10^7 ml^{-1}，每只小鼠于右前腋下接种 0.2 ml。

二、白血病动物模型

（一）疾病概述

白血病（leukemia），亦称作血癌，是一类造血干细胞异常的克隆性恶性疾病。其克隆中的白血病细胞失去进一步分化成熟的能力而停滞在细胞发育的不同阶段。在骨髓和其他造血组织中白血病细胞大量增生积聚并浸润其他器官和组织，同时使正常造血受抑制，临床表现为贫血、出血、感染及各器官浸润症状。

（二）模型制备

方法1： 细胞移植白血病动物模型——HL-60细胞。

实验用SCID小鼠雄性，3～4周龄，SCID小鼠适应实验室环境1周，腹腔连续2天注射环磷酰胺2毫克/只。第3天经尾静脉注射人早幼粒白血病细胞（HL-60）5×10^6个/只。接种前HL-60细胞用$1 \times$磷酸盐缓冲液洗2次，重新悬浮于生理盐水中，调整细胞浓度5×10^6个/毫升，每只小鼠尾静脉注射0.1 ml。

方法2： 转基因白血病动物模型。

（1）包装病毒。来源人胚胎肾细胞的293T细胞培养在含有10% FBS的高糖DMEM中，细胞长满后，按常规方法传代，细胞传代两次后，进行病毒包装。病毒包装前一天，细胞消化传代，按8×10^6～1×10^7接种于10 cm皿中，接种17～19 h后，细胞汇合度达到90%以上进行病毒包装，步骤按Lipofectamine 2000的说明书进行。加入包装载体和目的载体6～8 h后换新鲜培养基。分别在包装48 h及72 h后，收集病毒上清，用0.45 μm滤器过滤，放于4 ℃用于后续实验。

（2）胚胎干细胞（embryonic stem cell，ES）的培养与感染。将经丝裂霉素C（10 μg/ml）处理后的胚胎成纤维细胞，即feeder细胞，用含10% FBS的高糖DMEM复苏于预先包被有0.1%明胶的培养皿中。复苏feeder细胞至少6 h，用含15% FBS、1% NEAA、1% NU、1% β–巯基乙醇、1%谷氨酰胺、1%青链霉素、10^2 U/ml LIF的DMEM（ESM）复苏小鼠ES细胞R1，等细胞长满并且呈未分化状态时，用0.25%的胰酶-EDTA消化，按1：3或1：5传代。复苏的小鼠ES细胞传代两次，细胞状态稳定、克隆较好时，将ES细胞常规传代。消化离心，加入小鼠ESM重悬后，接种于预先包被明胶的培养皿中，放入培养箱1 h以去除feeder。吸取上清，计数后按5×10^4/孔的密度接种于24孔板中。接种3 h后，将收集的48

h 病毒、小鼠 ESM 以及 polybrene 共同加入细胞中（病毒与培养基的比例为 4 : 1），每孔培养体系为 2 ml，1 800 r/min，37 ℃离心 90 min。感染 8 ~ 12 h 后换入小鼠 ESM。次日进行二次感染，方法同上。将二次感染 12 h 后的 ES 细胞，传到预先铺有 feeder 的培养皿中，细胞长满后，按常规消化，经流式分选出 GFP+ 细胞。

（3）细胞核型分析。向感染后的 ESM 中加入 0.2 ~ 0.25 g/ml 秋水仙素，作用 3.5 h 之后，常规消化离心收集细胞。用低渗液重悬混匀细胞（0.4% 枸橼酸钠：0.4% KCl = 1 : 1），37℃处理 6 min，加入新鲜配制的固定液（冰醋酸：甲醇 = 3 : 1）进行预固定后，离心去上清，加入新鲜固定液，固定 40 min，离心去上清，再加入固定液，进行第二次固定，时间为 20 min，离心去上清。加入固定液重悬，即可进行滴片。玻片晾干后用 Giemsa 染液（1 份 Giemsa 原液 +9 份磷酸缓冲液）进行染色，染色时间为室温 10 min，然后用流水轻轻清洗，室温晾干后进行核型分析。随机选择若干含有 20 个以上的细胞中期分裂相的波片进行观察并进行核型正确率的统计。

（4）RT-PCR 体外鉴定 hPML-RARα 基因的表达。复苏转染后的 GFP+ES 细胞，培养基中加入 Dox（500 ng/ml），分别作用 24，48，72，96 h 后按常规传代消化收集细胞。将收集的细胞提取 RNA，测定浓度，将提取的 RNA 反转成 cDNA，并进行 PCR 检测不同时间点细胞中 hPML-RARα 基因的表达。反应条件：95 ℃变性 5 min；94℃变性 30 s，62 ℃退火 30 s，72℃延伸 30 s，35 个循环；72℃延伸 10 min。取反应产物进行 1.5% 琼脂糖凝胶电泳。

（5）嵌合体小鼠的形成和鉴定。感染后的 ES 细胞核型鉴定正确后，选择细胞状态最好时，消化贴壁离心，去除 feeder 后制成单细胞。用少量 DMEM 重悬，置于冰上备用。将 10 ~ 15 个感染后的 ES 细胞注射到扩张后的囊胚，体外恢复 5 min 后，放入 37 ℃、5%CO$_2$ 培养箱中继续培养 2 ~ 3 h，移植到假孕见栓 2.5 天的 ICR 小鼠子宫内，每侧子宫移植 15 个左右的胚胎。在移植后的第 19.5 天时，假孕小鼠会生下嵌合体小鼠。将所生的嵌合小鼠与 C57BL/6 雌性小鼠交配，对产生的后代进行基因组的鉴定。

小贴士：

急性早幼粒细胞白血病（acute promyelocytic leukemia, APL）是急性髓系白血病的一种亚型，发病率约占急性髓系白血病的 10%。约 60% ~ 70% 的 APL 患者携带典型的 t（15；17）染色体易位，并形成早幼粒细胞白血病 / 维甲酸受体融合基因，即 PML-RARα 融合基因。PML-RARα 融合蛋白影响了 RARα 的功能，通过阻碍粒细胞的正常分化而使得粒细胞异常增多。尽管染色体易位对 RARα 的影响被认为是起始因素，但是白血病的发生仍需要其他的诱导因素。

第十二节　皮肤系统肿瘤类疾病动物模型

一、黑色素瘤动物模型

（一）疾病概述

黑色素瘤（melanoma），又称恶性黑色素瘤，是来源于黑色素细胞的一类恶性肿瘤，常见于皮肤，亦见于黏膜、眼脉络膜等部位。黑色素瘤是皮肤肿瘤中恶性程度最高的瘤种，容易出现远处转移。早期诊断和治疗因而显得尤为重要。欧美白种人中过度的紫外线照射是明确病因之一。紫外线可致使皮肤灼伤，并诱导DNA突变，进而诱导黑色素瘤发生。此外，光敏型皮肤、存在大量普通痣或发育异常痣以及皮肤癌家族史者均为高危人群。多发于亚洲和非洲地区的肢端型黑色素瘤所受紫外线照射极少，病因仍不明确。不恰当的处理有可能诱发色素痣恶变和迅速生长，如刀割、绳勒、盐腌、激光和冷冻等局部刺激。内分泌、化学、物理因素对黑色素瘤的发生是否有影响还不得而知。

（二）模型制备

方法：细胞移植黑色素瘤动物模型。

B16黑色素瘤细胞置于胎牛血清的1640培养液中，于37 ℃、5% CO_2 培养，消化细胞，用无氨苄1640培养液稀释成 $1 \times 10^6/100\ \mu l$。8周龄C57/BL6雄性小鼠，背部皮下注射B16细胞悬液0.2 ml。

（三）判断标准

每隔2天用游标卡尺测量肿瘤长、宽径，根据公式（体积 $V = $ 宽$^2 \times$ 长 $\times 0.5$）计算肿瘤体积。

二、皮肤癌动物模型

（一）疾病概述

皮肤癌（Skin cancer）即皮肤恶性肿瘤，根据肿瘤细胞的来源不同而有不同的命名，包括表皮、皮肤附属器、皮肤软组织、周围神经、黑素细胞、皮肤淋巴网状组织和造血组织等。还有一部分是发生在其他组织转移到皮肤的转移性肿瘤。本病病因尚不明确，其发生可能与以下因素有关：①日常曝晒与紫外线照射。②化学致癌物质，如沥青、焦油衍化物、苯并芘等长期刺激。③放射线、电离辐射。④慢性刺激与炎症，如慢性溃疡、经久不愈的瘘管、盘状红斑狼疮、射线皮炎等。⑤其他：如免疫抑制阶段，病毒致癌物质等。

（二）模型制备

方法：组织移植皮肤癌动物模型。

（1）细胞悬液制备。用 20% 乌拉坦（5 ml/kg）腹腔麻醉后，将 VX$_2$ 荷瘤种兔固定于自制手术台上，同上脱毛，常规手术取下鳞癌组织，分离坏死和结缔组织。取靠近边缘的灰白色鱼肉样瘤组织。将种兔伤口常规缝合，消毒。匀浆，将鳞癌组织置于烧杯中，加入少量细胞培养液，用眼科手术剪小心剪成 1 mm^3 大小的组织块，倒入匀浆器中匀浆，取少量匀浆液于细胞计数板上，加 0.5% 台盼蓝液染色，计数未染色的活细胞，加细胞培养液调整浓度为 1× 10^6 个细胞。

（2）细胞移植。实验动物为新西兰大白兔雌雄不限，体质量 2.3 ~ 3.0 kg，将待种植新西兰白兔固定于手术台上，自制脱毛剂（8% 硫化钠溶液），用棉球沾脱毛剂涂在兔背部两侧，直径为 3 cm 的圆形，注意脱毛剂要与兔毛充分接触，几分钟后用清水洗去。24 小时后，用 20% 乌拉坦（5 ml/kg）腹腔麻醉，碘酒、酒精消毒备用。取 1 ml 注射器吸取制备好的细胞悬液，注入待种植兔背部两侧皮内处。

（三）判断标准

每天观察小鼠皮肤的改变及肿瘤生长情况；每周测量并记录小鼠体重及背部肿瘤的数量和瘤体直径，在鼠体平面示意图上标明部位，并拍照记录。肿瘤直径大于 1 mm 视为阳性。

第十三节　五官科肿瘤类疾病动物模型

一、舌癌动物模型

（一）疾病概述

舌癌（tongue cancer）早期可表现为溃疡、外生与浸润 3 种类型。有的病例的第一症状仅为舌痛，有时可反射至颞部或耳部。外生型可来自乳头状瘤恶变。浸润型表面可无突起或溃疡。溃疡型及浸润型癌常伴有自发性疼痛和程度不同的舌运动受限；外生型一般舌运动障碍不明显，较少自发痛。

（二）模型制备

方法1：4-硝基喹啉-1-氧化物（4-nitroquinoline-l-oxide，4NQO）诱发舌癌动物模型。

SD大鼠雌雄各半，体重180～200 g，将配好的4NQO用自来水稀释成20×10^{-3} g/L浓度置避光瓶内喂养，每天更换饮水，平均饮水量每只20 ml/d至32周。

方法2：二甲基苯并蒽（7，12-dimenthylbenzanthrancene，DMBA）诱发舌癌动物模型。

DMBA溶解于分析纯的丙酮中，浓度为0.5%（w/v），闭光保存。金黄地鼠体重90～120 g，雌雄各半，6～8周龄。在干燥环境，空气流通，12 h光暗交替的条件下自由进食水。对照组只涂布丙酮液。将金黄地鼠固定与自制的鼠架上，拉开上下牙，牵开鼠舌向左，暴露右侧舌缘中后1/3交界处，用棉签拭干涂布部位舌粘膜，普通毛笔蘸药后分别涂布右舌黏膜，吹干后再涂，然后吹干。实验过程中，所有动物涂擦后禁食禁水2 h，每周涂药二次，共20周，18周开始在肿瘤四周进行切割，观察至25周。

（三）判断标准

1. 肉眼观察

各组动物肉眼观察并记录各时间段舌黏膜的变化，包括黏膜糜烂、水肿、充血、增厚、粗糙度、白斑、溃疡、新生物、舌活动度、邻近组织反应、颌下淋巴结是否肿大及全身情况。

2. 光镜观察

分别切取局部组织，颌下淋巴结，胃肠道、肝、肺组织固定于福尔马林，常规包埋，切片，染色，显微镜下观察。

小贴士：

化学致癌剂诱发模型是诱发性动物模型中最常用的造模方法。用于诱发舌癌的化学致癌剂主要为 4- 硝基喹啉 -1- 氧化物（4-nitroquinoline-l-oxide，4NQO）。4NQO 是一种人工合成的水溶性致癌物，其本身不具有致癌性，在动物体内通过 4NQO 还原酶的作用代谢为致癌物 4- 乙酰氨基喹 -1- 氧化物，这种代谢产物可与靶细胞 DNA 亲核结构结合，形成 DNA 合成物，损伤染色体，导致癌发生。

二、鼻咽癌动物模型

（一）疾病概述

鼻咽癌（nasopharyngeal carcinoma）是指发生于鼻咽腔顶部和侧壁的恶性肿瘤。是我国高发恶性肿瘤之一，发病率为耳鼻咽喉恶性肿瘤之首。常见临床症状为鼻塞、涕中带血、耳闷堵感、听力下降、复视及头痛等。

（二）模型制备

方法 1： 二亚硝基哌嗪诱发鼻咽癌动物模型。

成年健康 SD 大鼠，均为雄性，均为 8 周龄，体重（200±20）g，所有大鼠用药前均接受 10 h 禁食水。正常对照组正常饲养，模型组大鼠给予诱癌剂二亚硝基哌嗪 15 mg/kg 腋部皮下注射，每 3 天注射 1 次，连续注射 28 次，同时给予促癌剂佛波醇酯 100 mg/kg，每周测量大鼠体质量以调整药物用量。正常对照组不涂抹，给予各组大鼠正常颗粒食物以及充足自来水进行喂养。大鼠出现抓鼻不止、流涕满面以及打喷嚏超多 10 次以上等动作证实鼻咽癌动物模型建立成功。

方法 2： 细胞移植动物鼻咽癌模型。

（1）细胞移植。鼻咽癌细胞株 CNE-2 用 10% 小牛血清 PRMI l640 完全培养基于 37℃、5%CO_2 孵箱培养，隔日换液。当瘤细胞生长旺盛时，胰蛋白酶消化收集对数生长期瘤细胞，Hank'S 液清洗后，以生理盐水调整瘤细胞数，分别为 $5×10^5$ 个 / 毫升，$1×10^6$ 个 / 毫升，$2×10^6$ 个 / 毫升，$4×10^6$ 个 / 毫升。实验动物为 BALB/c 裸小鼠，6～10 周龄，雄性，体重 14～18 g，以上细胞悬液接种于裸小鼠右侧前肢肩背部皮下。

（2）组织移植。当肿瘤长至 1.5cm×1.8 cm 大小时，手术切下肿瘤，切肿瘤组织为 0.2 cm×0.3 cm 大小，无菌条件下包埋瘤块，移植于 BALB/c 裸小鼠左侧前肢肩背部皮下。

（三）判断标准

肿瘤移植后观察：隔日观察肿瘤生长情况及裸鼠生活习性。包括肿瘤外观、大小等，肿瘤生长后用精密游尺每周一次测量肿瘤体积，肿瘤体积计算公式：$V = ab^2/2$，V 为体积，a 为长径，b 为横径。当肿瘤长至直径约 0.5 cm，1.0 cm，2.0 cm 时分别处死小鼠，取肿瘤行常规病理切片检查肿瘤在局部的生长特性和侵袭程度。

三、喉癌动物模型

（一）疾病概述

喉癌（laryngeal carcinoma）分原发性和继发性两种。原发性喉癌指原发部位在喉部的肿瘤，以鳞状细胞癌最为常见。继发性喉癌指来自其他部位的恶性肿瘤转移至喉部，较为少见。喉癌症状主要为声嘶、呼吸困难、咳嗽、吞咽困难、颈部淋巴结转移等。

（二）模型制备

1. 细胞模型

方法：喉癌细胞模型。

喉鳞状细胞癌 Hep-2 细胞株培养在 37℃、5%CO_2 孵育箱中，用含有 10% 胎牛血清的 RPMI-1640 培养液培养。

2. 动物模型

方法 1：细胞移植喉癌动物模型——右耳后皮下移植。

BALB/c-nu 裸鼠，5~6 周龄，雌雄各半，体重 20~22 g。平取对数生长期 Hep-2 细胞，胰酶消化成单个细胞，RPMI-1640 液洗涤，吹打成悬液，用磷酸盐缓冲溶液调细胞数至 $1 \times 10^9 L^{-1}$，每只裸鼠于右耳后下皮下种植 $1 \times 10^9 L^{-1}$ 喉癌 Hep-2 细胞悬液 0.2 ml 使之生长，建立喉癌裸鼠动物模型。

方法 2：细胞移植喉癌动物模型——腋窝皮下移植。

BALB/c-nu 裸鼠，5~6 周龄，雌雄各半，体重 19.28~22.67 g。取对数生长期 Hep-2 细胞，胰酶消化成单个细胞，RPMI-1640 液洗涤，吹打成悬液，用磷酸盐缓冲溶液调细胞数至 $1 \times 10^9 L^{-1}$，在 BALB/c-nu 裸鼠右肩胛近腋窝处皮下接种喉癌 Hep-2 细胞悬液 0.2 ml。观察接种部位液体吸收、肿瘤生长过程及裸鼠状况。

方法 3：组织移植喉癌动物模型。

（1）组织制备。无菌条件下切取传种 VX_2 荷瘤兔后腿实体瘤，生理盐水冲洗后，放置于盛有 20 ml RPMI 1640 液的玻璃皿中，取瘤体边缘生长旺盛组织，利用眼科剪尽量剪碎，细碎组织先过 20 目筛，取筛下部分，再过 30 目筛，取筛上部分，以除去过小和过大组织块，筛出组织加 30 ml RPMI 1640 培养液配制成组织块悬液。

（2）组织移植。健康新西兰大白兔，雌雄各半，体重（2.1±0.3）kg，从耳缘静脉以 30 mg/kg 注射 3% 戊巴比妥钠麻醉，小儿支撑喉镜暴露会厌，利用 1 ml 针筒 +9 号长针尖于杓会厌襞接种 0.3 ml 组织块悬液，每次吸取前利用空针管反复抽吸将组织块悬液混匀。接种后第 22 天处死动物，剥离喉部肿瘤。

（三）判断标准

剥离喉部肿瘤，测量长短径并称重。计算肿瘤体积 = $ab^2/2$（a：肿瘤长径，b：肿瘤短径）。

四、颌下纤维肉瘤动物模型

（一）疾病概述

颌下纤维肉瘤（fibrosarcoma）在口腔颌面部肉瘤中较为多见，是来源于口腔面部纤维母细胞的恶性肿瘤，可发生自颌骨骨膜、牙周膜及口腔软组织内的结缔组织，如唇、颊、舌等部，偶亦发生于颌骨内，多见于下颌骨前联合，下颌角及髁状突等处，此外，上颌后部及上颌窦亦有发生，颌骨内的纤维肉瘤多见于儿童及青年人；口腔软组织的纤维肉瘤多见于中壮年，其恶性程度取决于细胞分化情况及生长速度。

（二）模型制备

方法：组织移植颌下纤维肉瘤动物模型。

（1）小鼠给药诱发颌下纤维肉瘤。选用生后两个月，体重 25 ~ 30 g 的 dd 系雄性小鼠，以颌下腺作为诱发部位，诱发剂为 20- 甲基胆蒽。全身麻醉下于颌下切口，显露颌下腺，将含 10% 20- 甲基胆蒽的橄榄油混合液以 1.0 mg/100 mg 体重的用量注入腺体内，缝合创口。

（2）纤维肉瘤瘤株的建立。取诱发的小鼠颌下肿瘤 1mm³ 组织块，移入培养瓶中，再置于 CO_2 孵箱内以组织块培养法进行初代培养。培养液为含 10% 小牛血清的 Dulbecco Modiffed Eage's。待肿瘤增殖布满培养瓶底时，用 0.25% 胰酶加 0.01% EDTA 液消化，传代行继代培养。

（3）肿瘤移植与传代。选用生后 8 周和生后 8 个月的 BALB/C nu /nu 雄性裸鼠，生后 3 个月的雄性 BALB/C 小鼠。将第 73 代纤维肉瘤培养细胞制成瘤细胞悬液，以 $1×10^5$ 的细胞数接种到裸鼠，以 $2×10^6$ 的细胞数接种到 BA LB / C 小鼠腰背部皮下。接种成功后再用移植瘤传代建立瘤株，在同种鼠体内连续传代。

参考文献

[1] 檀艳丽，方川，王雷鸣，等 . 人脑胶质瘤原代细胞培养及形态学观察 [J]. 中国神经精神疾病杂志，2010, 36（8）：501-503.

[2] 刘晓智，康春生，张志勇，等 . U251 胶质瘤荷瘤鼠皮下模型的建立及其表皮生长因子受体通路成员异常表达 [J]. 中国现代神经疾病杂志，2007（1）：71-75.

[3] TONG W.M. OHGAKI H. HUANG H. et al. Null mutation of DNA strand break-binding molecule poly(adp-ribose) polymerase causes medulloblastomas in p53(-/-) mice[J]. The American Journal of Pathology, 2003（162）：343-352.

[4] PETERSON DL, SHERIDAN PJ, BROWN WE. Animal models for brain tumors: Historical perspectives and future directions[J]. Journal of Neurosurgery, 1994（80）：865-876.

[5] KRINGS T, BUSCH C, SELLHAUS B, et al. Long-term histological and scanning electron microscopy results of endovascular and operative treatments of experimentally induced aneurysms in the rabbit[J]. Neurosurgery, 2006（59）：911.

[6] GEHLHAUSEN JR, PARK SJ, HICKOX AE, et al. A murine model of neurofibromatosis type 2 that accurately phenocopies human schwannoma formation[J]. Human Molecular Genetics, 2015（24）：1-8.

[7] ZHI-WEI LI, WANG ZM, XIAO-PENG WU, et al. Establishment of human hilar cholangiocarcinoma orthotopic tumor model in nude mice[J]. Chinese Journal of Current Advances in General Surgery, 2004（04）：209-211.

[8] 孔祥茹，杨岩，李慧臻，等 . Mnng 不同给药剂量及途径对大鼠胃黏膜组织病理学的影响 [J]. 中国中西医结合消化杂志，2015（6）：381-384.

[9] 梁中锟，张琳，胡志明，等 . 新方法简便高效建立小鼠原位膀胱癌模型 [J]. 南方医科大学学报，2009（29）：627-630.

[10] 杨慎敏，温端改，侯建全，等 l. 原位膀胱癌动物模型的建立及应用 [J]. 癌症，

2007（26）：341–345.

[11] MUNOZ E, WRIGHT HK, KRICKER M. Decrease in colon absorptive capacity preceding development of tumors in a dmh tumor model[J]. Surgical Forum, 1979, 30: 112–113.

[12] 李凯，高解春，陈莲，等 . 维生素 a 缺乏对 1,2- 二甲基肼诱导大鼠肾母细胞瘤发生的影响 [J]. 中华泌尿外科杂志 , 2006（27）: 80–82.

[13] HE W, WU Y, TANG X, et al. Hdac inhibitors suppress c-jun/fra-1-mediated proliferation through transcriptionally downregulating mkk7 and raf1 in neuroblastoma cells[J]. Oncotarget, 2016（7）: 6727–6747.

[14] 王家祥，孟庆磊，张大，等 . 裸鼠皮下移植人神经母细胞瘤模型的建立和 hif-1α 仅及其相关蛋白的表达 [J]. 中华小儿外科杂志 , 2011（32）: 604–609.

[15] SADÉE W, YU VC, RICHARDS ML, et al. Expression of neurotransmitter receptors and myc protooncogenes in subclones of a human neuroblastoma cell line[J]. Cancer Research, 1987（47）: 5207.

[16] HANADA M, KRAJEWSKI S, TANAKA S, et al. Regulation of bcl-2 oncoprotein levels with differentiation of human neuroblastoma cells[J]. Cancer Research, 1993（53）: 4978–4986.

[17] 许恬怡，凌斌，王群华，等 . Scid 鼠人宫颈癌组织模型的建立及其生物学特性初探 [J]. 安徽医科大学学报 , 2005（40）: 541–543.

[18] 张艳丽，吴素慧 . 宫颈癌裸鼠模型的建立和应用进展 [J]. 国际妇产科学杂志 , 2007（34）: 412–415.

[19] 高进 . 肿瘤学基础及实验 [M]. 北京： 北京医科大学出版社 , 1992.

[20] ZHI-CHUN WU, XU-MING JI, HUA-YUN YU, et al. Establishment of multidrug resistant model of human lung adenocarcinoma in nude mice and studies on its biological characteristics[J]. Chinese Journal of Cancer Prevention & Treatment, 2011, 18（21）: 1661–1664+1668.

[21] ZHAO J, CHEN C, ZHANG H, et al. Evaluation of cloned cells, animal model, and atra sensitivity of human testicular yolk sac tumor[J]. Journal of Translational Medicine, 2012（10）: 46.

[22] KIM S, SCHIFF BA, YIGITBASI OG, et al. Targeted molecular therapy of anaplastic thyroid carcinoma with aee788[J]. Molecular Cancer Therapeutics, 2005（4）: 632.

[23] SCHIFF BA, MCMURPHY AB, JASSER SA, et al. Epidermal growth factor receptor (egfr) is overexpressed in anaplastic thyroid cancer, and the egfr inhibitor gefitinib inhibits the growth of anaplastic thyroid cancer[J]. Clinical Cancer Research An Official Journal of the American Association for Cancer Research, 2004（10）: 8594–8602.

[24] FLIERS E, UNMEHOPA UA, MANNIESING S, et al. Decreased neuropeptide y (npy) expression in the infundibular nucleus of patients with nonthyroidal illness[J]. Peptides, 2001（22）: 459–465.

[25] 王树根. 人横纹肌肉瘤动物模型中受体 balb/c–nu 小鼠与 scid 小鼠应用的比较 [D]. 徐州：徐州医科大学, 2010.

[26] CARBONE M, RIZZO P, PROCOPIO A, et al. Sv40–like sequences in human bone tumors[J]. Oncogene, 1996（13）: 527–535.

[27] 陈文直，王智彪，白晋，等. Vx2 兔恶性骨肿瘤模型的建立及其生物学特性观察 [J]. 重庆医科大学学报, 2002（27）: 286–288.

[28] 刘芳，张弓，陈小艳，等. 不同方式构建 a20 鼠 b 细胞淋巴瘤动物模型 [J]. 中国比较医学杂志, 2009（19）: 28–33.

[29] 高岩. 不同给药方式下三氧化二砷对裸鼠 t 细胞淋巴瘤模型体内及体外作用实验研究 [D]. 广州：中山大学, 2007.

[30] SMITH JB, WICKSTROM E. Antisense c–myc and immunostimulatory oligonucleotide inhibition of tumorigenesis in a murine b–cell lymphoma transplant model[J]. Journal of the National Cancer Institute, 1998（90）: 1146–1154.

[31] YAN JS, CHEN XY, LI WP, et al. Establishing scid mouse models of b–cell non–hodgkin's lymphoma[J]. Chinese Journal of Cancer, 2009（28）: 181.

[32] BERTOLINI F, FUSETTI L, MANCUSO P, et al. Endostatin, an antiangiogenic drug, induces tumor stabilization after chemotherapy or anti–cd20 therapy in a nod/scid mouse model of human high–grade non–hodgkin lymphoma[J]. Blood, 2000（96）: 282.

[33] 脱朝伟，刘秋珍，张宁，等. 体内连续筛选法建立人原发性小肠恶性淋巴瘤裸鼠原位移植肝转移模型 [J]. 解放军医学杂志, 2007（32）: 926–929.

[34] MASUZAWA M, FUJIMURA T, TSUBOKAWA M, et al. Establishment of a new murine–phenotypic angiosarcoma cell line (isos–1)[J]. Journal of Dermatological

第一章　肿瘤类疾病动物模型

Science, 1998（16）: 91.

[35] SUN Y, WAN B, JIN G, et al. Experimental study of huanglianjiedu decoction on inhibiting s_(180) sarcoma angiogenesis mice[J]. Journal of Northeast Agricultural University, 2014（45）: 31–31.

[36] 付林林, 陈日玲, 赵桂娟, 等. Scid 小鼠—人白血病模型中关键因素的分析 [J]. 中国实验血液学杂志, 2015（23）: 55–60.

[37] 王淑瑞, 齐浩, 刘建强, 等. B16黑色素瘤移植模型的建立[J]. 西安文理学院学报: 自然科学版, 2006（9）: 18–20.

[38] 张黎峰. 电离子导入 5- 氨基酮戊酸光动力疗法治疗皮肤癌的实验研究 [D]. 武汉: 武汉大学, 2004.

[39] CAO Z, JI W. [elemene in the treatment of the transplantable model of human laryngeal squamous carcinoma in nude mice][J]. Lin chuang er bi yan hou tou jing wai ke za zhi = Journal of clinical otorhinolaryngology, head, and neck surgery, 2007（21）: 417.

[40] YAO HC, JIN DJ, SUN YN, et al. [endostatin in the treatment of the transplantable model of human laryngeal squamous carcinoma in nude mice][J]. Zhonghua Er Bi Yan Hou Ke Za Zhi, 2004（39）: 394.

[41] MA Q, ZHAO J, ZHANG Y, et al. Biodistribution of ~ (99m)tc labelling anti tag 72 chimeric mcab ccm_4 in nude mice and preliminary clinical study[J]. Nuclear Techniques, 1995（11）: 693–696.

[42] ZHAO WJ, ZHAO ZA, WANG QY, et al. The effects of β –elemene on rabbit vx2 laryngeal carcinoma and factors associated with tumor growth and metastasis[J]. Chinese journal of otorhinolaryngology head and neck surgery, 2016（51）: 606.

第二章 纤维化类疾病动物模型

第一节 呼吸系统纤维化疾病动物模型

本节介绍肺纤维化动物模型。

一、疾病概述

肺纤维化（pulmonary fibrosis）是以成纤维细胞增殖及大量细胞外基质聚集并伴炎症损伤、组织结构破坏为特征的一大类肺疾病的终末期改变，也就是正常的肺泡组织被损坏后经过异常修复导致结构异常（疤痕形成）。绝大部分肺纤维化病人病因不明（特发性），这组疾病称为特发性间质性肺炎，是间质性肺病中的一大类。而特发性间质性肺炎中最常见的以肺纤维化病变为主要表现形式的疾病类型为特发性肺纤维化，是一种能导致肺功能进行性丧失的严重的间质性肺疾病。肺纤维化严重影响人体呼吸功能，表现为干咳、进行性呼吸困难（自觉气不够用），且随着病情和肺部损伤的加重，患者呼吸功能不断恶化。

二、模型制备

方法 1： 百草枯诱导肺纤维化动物模型。

健康昆明种小鼠，雌雄不限，体重（20±2）g，禁食 16 h 后，一次性灌胃百草枯液 100 mg/kg 后正常进食饮水。于第 21 天结束造模。

方法 2： 盐酸博莱霉素诱发肺纤维化动物模型。

雄性 SD 大鼠，体重（200±6）g。用 1.5% 戊巴比妥钠腹腔注射麻醉后将大鼠固定，颈部消毒，切开颈部皮肤，逐层剥离，暴露气管，然后向气管内注入 0.3 ml 盐酸博莱霉素生理盐水溶液（5 mg/kg，实验组）。对照组 SD 大鼠肺部注入等量生理盐水，正常饲养 28 天后，取右肺，行组织切片，HE 及 Masson 染色检测病理。

三、判断标准

实验动物取双肺，称质量后计算肺系数，肺系数 = 实验鼠肺质量（mg）/ 小鼠体质量（g）；左肺组织按常规方法进行苏木素 – 伊红（hematoxylin and eosin，HE）染色，通过肺组织病理变化判定造模是否成功。

第二节　肝胆胰系统纤维化疾病动物模型

本节介绍肝动物模型硬化

一、疾病概述

肝硬化（liver cirrhosis）是临床常见的慢性进行性肝病，是由一种或多种病因长期或反复作用形成的弥漫性肝损害。在我国大多数为肝炎后肝硬化，少部分为酒精性肝硬化和血吸虫性肝硬化。病理组织学上有广泛的肝细胞坏死、残存肝细胞结节性再生、结缔组织增生与纤维隔形成，导致肝小叶结构破坏和假小叶形成，肝脏逐渐变形、变硬而发展为肝硬化。早期由于肝脏代偿功能较强可无明显症状，后期则以肝功能损害和门脉高压为主要表现，并有多系统受累，晚期常出现上消化道出血、肝性脑病、继发感染、脾功能亢进、腹水、癌变等并发症。

二、模型制备

方法 1：　四氯化碳（CCl_4）诱导肝硬化动物模型。

SD 大鼠或 Wistar 大鼠，雄性，体重 180 ~ 220 g。对照组按 3 μl/g 体质量给予橄榄油溶液腹腔注射，3 次 / 周，普通饲料加清水喂养；模型组大鼠按 3 μl/g 体质量给予 600 ml/L CCl_4 橄榄油溶液经腹腔注射，3 次 / 周给药，共 12 周。监测实验期间大鼠体质量变化、活动及对外界的反应情况。

方法 2：　硫代乙酰胺（thioacetamide，TAA）诱导肝硬化模型。

SD 大鼠或 Wistar 大鼠，雄性，体重 180 ~ 220 g。TAA 腹腔注射组每周 2 次腹腔注射 200 mg/kg 的 4% TAA 溶液诱导制模，共 8 周，结束后处死大鼠取肝组织。

方法 3：　酒精诱导肝硬化动物模型。

SD 大鼠或 Wistar 大鼠，雄性，体重 180 ~ 220 g。利用逐渐增加乙醇量灌胃法，1 ~ 4 周：5 g/kg d^{-1}；5 ~ 8 周：7 g/kg d^{-1}；9 ~ 12 周：9 g/kg d^{-1}；13 ~ 24 周：9.5 g/ kg d^{-1}，在第 24 周末成功制造肝纤维化模型。

方法 4： 二甲基亚硝胺（dimethylnitrosamine，DMN）诱导肝硬化动物模型。

Wistar 大鼠，雄性，体重 180 ~ 220 g。以 DMN 10μg/kg 剂量做腹腔内注射，每天 1 次，每周连续 3 天、共 4 周。正常对照大鼠给予等剂量生理盐水腹腔注射。

方法 5： 胆总管结扎诱导肝硬化动物模型。

SD 大鼠或 Wistar 大鼠，雄性，体重 180 ~ 220 g。大鼠予以 1.5% 戊巴比妥钠腹腔注射麻醉后，在腹中部做小切口，游离胆总管后将其结扎，手术后皮下注射 0.9% 生理盐水 l ml，2 ~ 6 天 / 次，可提高生存率，6 周后形成肝硬化模型。

三、判断标准

（一）确定肝硬化腹水模型建立标准的指征

主要包括 3 个方面：腹水穿刺阳性、清蛋白 < 34.1 g/L，且血浆胶体渗透压 < 17.4 mmHg，处死大鼠取肝组织 HE 染色。

（二）肝组织病理学检查

胶原纤维增生程度半定量标准：0 级，正常肝脏，尤明显胶原纤维增生；1 级，胶原纤维增生，中央静脉和门脉区有少量星状胶原纤维束放散，但无间隔形成；2 级，胶原纤维增生，中央静脉和门脉区结缔组织变厚，由此向四周伸出纤维索，形成不完全间隔；3 级，胶原纤维大量增生，有个别菲薄的完全间隔形成，或较厚的不完全间隔即将形成假小叶；4 级，完全间隔较厚，假小叶大量形成。

小贴士：

（1）肝硬化模型 CCl$_4$ 诱导过程中需注意大鼠摄入量要均衡，避免部分大鼠摄入 CCl$_4$ 过多或过少；防止皮下注射过深或过浅，注射过浅时，易引起皮肤溃烂，CCl$_4$ 吸收减少，肝硬化不易形成，注射过深，到肌肉或腹腔时，极易引起大鼠死亡。

（2）硫代乙酰胺诱导肝硬化模型成功率高且稳定，造模时间短，药物中断后肝纤维化不易恢复，但硫代乙酰胺是一种弱致癌物，毒性大，易挥发。

（3）酒精诱导造模比较困难，因为酒精的摄入量比较难控制，管导入技术比较难掌握，同时实验动物昂贵，耗时比较长。目前没有一种酒精性肝硬化造模方法能够精确复制与人类酒精性肝硬化病理特点相一致的模型。

（4）二甲基亚硝胺诱导肝硬化，价格昂贵，有高度的致癌性，易挥发，且造模剂量不容易掌握。由于二甲基亚硝胺对机体有很强的致癌性，故该模型很少用于研究门静脉高压症病理生理学改变，但该造模方法时间短，小鼠死亡率低。

（5）胆总管结扎诱导肝硬化模型存在胆管结扎后再通，使组织学逆转的可能性。将胆总管游离后切断，再结扎两侧胆管可避免。这种模型适于胆汁性肝硬化的研究，大多数动物在数周内存活良好。

第三节　泌尿系统硬化疾病动物模型

一、小动脉性肾硬化症动物模型

（一）疾病概述

小动脉性肾硬化症（arterial renal sclerosis）主要侵犯肾小球前小动脉，导致入球小动脉玻璃样变，小叶间动脉及弓状脉肌内膜增厚。如此即造成动脉管腔狭窄，供血减少，进而继发缺血性肾实质损害，致成肾小球硬化、肾小管萎缩及肾间质纤维化。

（二）模型制备

方法：手术诱导小动脉性肾硬化症动物模型。

C57BL/6 小鼠，雄性，体重 20 ~ 25 g，用氯胺酮 – 甲苯噻嗪混合物（100 mg / kg ip 氯胺酮，10 mg/kg ip 甲苯噻嗪）麻醉小鼠。剃去后部皮肤并用外用防腐剂和酒精擦拭干净，右肾通过 2 cm 长的小侧腹切口暴露并外化。分离肾动脉，并切下一小段无肾静脉的部分。对小鼠进行手术，纵向切开 0.5 mm 长的 0.36 mm（外径）× 0.20 mm（内径）聚四氟乙烯管，并将其与主动脉近似等距地放在右主肾动脉周围和肾分叉，然后关闭袖带并用两根 10-0 尼龙圆周缝合线固定。使用 Vevo 770 通过脉冲波多普勒超声监测肾动脉血流的减少。

二、局灶节段性肾小球硬化动物模型

（一）疾病概述

局灶节段性肾小球硬化（focal segmental glomurular sclerosis，FSGS）是病理

形态学诊断名词，FSGS 表现为部分（局灶）肾小球和（或）肾小球部分毛细血管祥（节段）发生病变。FSGS 病变局灶化的特征，使其诊断受组织取材的影响较大。病变首先累及肾皮质深层的髓旁肾小球；早期就可以出现明显的肾小管—间质病变。蛋白尿、肾病综合征是其突出的临床表现。

（二）模型制备

方法： 阿霉素诱导局灶节段性肾小球硬化动物模型。

雄性 BALB/C 小鼠，体重（20±2）g，4～6 周龄。小鼠尾静脉一次性注入阿霉素 10 mg/kg（阿霉素按 1 mg/ml 溶于生理盐水中，即 10 ml/kg）；对照组：鼠尾静脉一次注射生理盐水 10 ml/kg。两组均以标准饲料饲养，自由摄食及饮水。

（三）判断标准

第 5 周后开始检测是否造模成功，检测指标：尿蛋白定量血、清白蛋白、胆固醇、三酰甘油及尿素氮、肌酐；肾组织光镜及电镜检测。采用柳氮磺酸比浊法检测尿蛋白定量。

第四节　皮肤纤维化疾病动物模型

一、系统性硬化动物模型

系统性硬化症（systemic scleroderma，SSc）又称为硬皮病，是一种以皮肤和内脏器官纤维化、免疫异常及血管病变为特征的结缔组织病，临床上以局限或弥漫性皮肤增厚和纤维化为特征，可影响心、肺、肾和消化道等器官的结缔组织疾病。如果病变既累及皮肤，又侵及内脏的，称为系统性硬皮病；若病变只局限于皮肤而无内脏损害，则称为局限性硬皮病。

二、模型制备

方法： 盐酸博来霉素诱导系统性硬化动物模型。

雄性 BALB/C 小鼠，6～8 周，体重 25 g。用 1.28 mol/L 硫化钠溶液脱去小鼠背部中央 2.0 cm×2.0 cm 的毛，对照组以 4.5 号无菌注射针头于小鼠背部中央区皮下注射磷酸盐缓冲液 0.1 ml，每天 1 次，连续 4 周；模型组以无菌注射针头于小鼠背部中央区皮下注射 1 g/L 盐酸博来霉素溶液 0.1 ml，每天 1 次，连续 4 周，检测组织病理学，建立 SSc 动物模型。

三、判断标准

（一）皮肤和肺部炎症、纤维化的观察及测定

皮肤及肺组织切片行 HE 染色和 Masson 染色，用病理图像分析仪系统软件测量皮肤的厚度。

（二）皮肤和肺部炎症

0，无；1，少许；2，轻度；3，中度；4，重度。肺组织从左中叶随机选择切片区域，放大 200 倍，按照 Ashcroft 半定量进行纤维化程度评分：0（正常肺）至 8（全部区域纤维性闭塞）。

参考文献

[1] LIU Y, MEYER C, XU C, et al. Animal models of chronic liver diseases[J]. American Journal of Physiology Gastrointestinal & Liver Physiology, 2013（304）：449-468.

[2] WANG D, WARNER GM, YIN P, et al. Inhibition of p38 mapk attenuates renal atrophy and fibrosis in a murine renal artery stenosis model[J]. American Journal of Physiology Renal Physiology, 2013（304）：F938.

[3] YOSHIZAKI A, YANABA K, YOSHIZAKI A, et al. Treatment with rapamycin prevents fibrosis in tight-skin and bleomycin-induced mouse models of systemic sclerosis[J]. Arthritis & Rheumatism, 2010（62）：2476.

[4] YAMAMOTO T, TAKAGAWA S, KATAYAMA I, et al. Effect of superoxide dismutase on bleomycin-induced dermal sclerosis: Implications for the treatment of systemic sclerosis[J]. Journal of Investigative Dermatology, 1999（113）：843-847.

[5] ASHCROFTt T, SIMPSON JM, TIMBRELL V. Simple method of estimating severity of pulmonary fibrosis on a numerical scale[J]. Journal of Clinical Pathology, 1988（41）：467-470.

第三章　炎症类疾病动物模型

第一节　脑系统炎症类疾病动物模型

一、脑膜炎动物模型

（一）疾病概述

脑膜炎（meningitis）系指软脑膜的弥漫性炎症性改变。由细菌、病毒、真菌、螺旋体、原虫、立克次体、肿瘤与白血病等各种生物性致病因子侵犯软脑膜和脊髓膜引起。脑膜炎可累及硬脑膜、蛛网膜和软脑膜。硬脑膜炎多继发于颅骨感染。软脑膜炎则颇为常见，包括蛛网膜和软脑膜炎症。因此，目前脑膜炎实际上是指软脑膜炎而言。脑膜炎绝大部分由病原体引起，由脑膜炎双球菌引起的流行性脑膜炎是其中最主要的类型；少数由刺激性化学药品（如普鲁卡因、氨甲蝶呤）引起。脑膜炎有 3 种基本类型：化脓性脑膜炎、淋巴细胞性脑膜炎（多由病毒引起）和慢性脑膜炎（可由结核杆菌、梅毒螺旋体、布氏杆菌及真菌引起）。细菌性脑膜炎是儿科中常见的危急重病，病死率和致残率极高；化脓性脑膜炎是由各种化脓性细菌感染引起的脑膜炎症；结核性脑膜炎在结核菌感染疾病中表现形式最严重，是结核病死亡主要原因，并且有高致残率。

（二）模型制备

方法 1：　肺炎链球菌诱发细菌性脑膜炎动物模型。

（1）肺炎链球菌悬液的制备。菌株接种于血琼脂糖培养基，在 37℃、5% CO_2 环境中生长过夜，再接种于 VITAL AER 肉汤里，生长至对数生长期收菌，离心，用生理盐水冲洗，再离心，用盐水稀释 $10^5 \sim 10^8$ CFU/ml。

（2）脑膜炎的诱导。3 周龄 SD 大鼠，雌雄不限。用 10% 水合氯醛液 2 ml/kg 腹腔注射麻醉后固定于立体定向仪，小脑延髓池穿刺，移去 50 μl 脑脊液并培养，试验组注入 50 μl $10^6 \sim 10^8$ CFU/ml 肺炎链球菌悬液，对照组注射 50 μl 生理盐水，置笼中喂养，每日记录大鼠体温、体重，观察临床表现。观察终点为动物自然死亡或造模 5 天，深麻醉后再从脑池取脑脊液 50 μl 做培养，断头处死大鼠。

方法 2：链球菌 Ⅲ 脑膜炎诱发细菌性脑膜炎动物模型。

（1）致病菌制备。致病菌 GBS Ⅲ，干燥菌种在血清肉汤培养基中 37℃ 培养 24 h 后，划线接种于血平皿，培养 18 ~ 24 h 后，挑取单个菌落至血清肉汤培养基中，至对数生长期收菌。通过 DU-70 紫外分光光度仪检测菌液的浊度，调整菌液浓度对应的 OD 值与 0.5 标准比浊管（浓度 1×10^8 CFU/ml）相同，得出菌液浓度为 10^8 CFU/ml。用生理盐水将细菌稀释成所需浓度。

（2）脑膜炎制备。同窝出生的 11 日龄 SD 新生大鼠，雌雄不分，体重（17.9 ± 2.30）g。实验组 SD 新生大鼠用 1.0% 戊巴比妥钠（15.25 mg/kg）腹腔注射麻醉。持 10 μl 穿刺针于新生大鼠两耳尖连线中点后 2 ~ 4 mm 凹陷处（小脑延髓池）垂直进针，有明显突破感后，回抽见清亮脑脊液（cerebro-spinal Fluid, CSF）流出，抽出 10 μl CSF 弃去。实验组缓慢注入 GBS Ⅲ 菌悬液 10 μl。生理盐水组注入 10 μl 无菌生理盐水。整个手术过程在 1 ~ 2 min 内完成，术后平卧，置室温 25℃，待复苏后，放回鼠笼由母鼠继续喂养。

方法 3：化脓性脑膜炎动物模型。

健康成年新西兰兔，雌雄各半，体重为（2452 ± 625）g，选用埃希氏大肠杆菌作为感染病原菌。将菌种复活、接种于培养基、繁殖、鉴定，制定标准浓度曲线，按曲线配成 4×10^7 CFU/ml 备用菌液。采用将细菌直接接种于兔小脑延髓池的方法，复制脑膜炎模型。家兔经麻醉后，用 4 号半无菌静脉输液针进行小脑延髓池穿刺，取 1 ml 脑脊液留作标本，正常对照组向小脑延髓池注入 0.9% 生理盐水 1 ml，造模组接种 4×10^7 CFU/ml 埃希氏大肠杆菌细菌混悬液 0.5 ml + 生理盐水 0.5 ml，并进行临床观察。内容包括：体温、呼吸、心率、神经行为（指标有精神差、拒食、运动差、抽搐、角弓反张、瞳孔不等大、对光反射迟钝、眼球震颤、肌张力改变等）变化。

方法 4：结核性脑膜炎动物模型。

（1）结核菌悬液制备。H_{37} RV 标准毒力株接种于罗氏鸡蛋培养基上，37℃ 斜面常规培养，3 ~ 4 周后长出菌落。用接种环挑取生长良好、干湿适当的菌落，称重 70 mg，加生理盐水 10 ml，充分研磨后，混匀，制成结核菌悬液，浓度为

0.35 mg / 0.05 ml（11×10^6 CFU/ml）。

（2）动物模型建立。C57BL 系雄性健康小鼠，4 ~ 6 周龄，体重 18 ~ 22 g。小鼠用乙醚麻醉完全后，经双侧眼球后静脉丛，分别缓慢注入上述结核菌悬液共 0.05 ml，对照小鼠用同样方法注入等量的生理盐水。

（三）判断标准

1. 实验鼠 Loeffler 的神经行为学评分

按 5 分制评分方法进行评估。5 分：抓住背部时能正常运动，5 s 内翻身；4 分：自主运动减少，5 s 内能翻身；3 分：>5 s 翻身；2 分：不能翻身；1 分：不能运动。

2. HE 染色切片观察

断头后肉眼观察脑组织，取左侧大脑 4% 多聚甲醛固定过夜，脱水、冠状切片石蜡包埋，切片，做 HE 染色切片。显微镜下观察组织细胞学形态。

小贴士：

菌落形成单位（colony-forming units，CFU）指单位体积中的细菌、霉菌、酵母等微生物的群落总数。

二、吉兰－巴雷综合征

（一）疾病概述

吉兰－巴雷综合征（guillain-barre syndrome，GBS）又称格林巴利综合征，是以周围神经和神经根的脱髓鞘病变及小血管炎性细胞浸润为病理特点的自身免疫性周围神经病，经典型的 GBS 称为急性炎症性脱髓鞘性多发性神经病，临床表现为急性对称性弛缓性肢体瘫痪。

（二）模型制备

方法：$PO_{180-199}$（SSKRGRQTPVLYAMLDHSRS）多肽诱导吉兰－巴雷综合征动物模型。

健康纯系 Lewis 雌性大鼠，体重 150 g 左右，随机分为 $PO_{180-199}$ 给药组、对照组（生理盐水）。将 200 μg $PO_{180-199}$、1 mg 结核分枝杆菌（H37Ra）、100 μl 生理

盐水、100 μl 不完全弗氏佐剂（incomplete freund's adjuvant，IFA）混合液充分乳化，作为一只大鼠的注射用量，老鼠腹腔注射 10% 水合氯醛麻醉，然后在两侧脚掌部位用 1 ml 注射器分别打入 100 μl 以上混合好的造模试剂和对照组等量的生理盐水。造模成功的标准主要看大鼠形态学上的变化，发红肿胀，严重时出现溃疡，尾巴下垂甚至拖地，后肢对于外界刺激反应迟缓等因素结合考虑。

（三）判断标准

1. 评分标准

免疫当天即第 0 天开始每天对两组大鼠进行称重、行为学评分记录，一直到免疫第 42 天时结束。评分标准，正常：0 分；尾巴拖地或尾尖上翘：1 分；翻正反射受损：2 分；中度瘫痪：3 分；重度瘫痪：4 分；四肢瘫痪或死亡：5 分。症状介于中间时评分值 ±0.5 分。

2. 神经电生理

免疫第 18 天时，每组大鼠称重，腹腔注射 1% 戊巴比妥钠，按照 3 mg/100 g 进行麻醉，放置刺激电极、无关电极及记录电极。采用电生理仪检测并记录神经-肌肉动作电位（compound muscle action potentials，CMAPs）。将检测数据代入公式：CCV（m/s）= 刺激电极与记录电极间的距离 / 传导时间，计算测定部位的 MNCV。

小贴士：

实验性自身免疫性神经炎（experimental autoimmune neuritis，EAN）是国际上公认的 GBS 的经典动物模型，该动物模型的建立对 GBS 自身免疫性机制的假说起到了很大的支持作用。最为广泛应用的是通过外周神经匀浆、髓鞘蛋白或合成多肽诱导的 Lewis 大鼠 GBS 模型，如采用 $PO_{180-199}$ 配以不完全弗氏佐剂免疫。

三、实验性变态反应性脑脊髓炎动物模型

（一）疾病概述

实验性变态反应性脑脊髓炎（experiment allergy encephalomyelitis，EAE）用于研究脱髓鞘性疾病的实验模型，多发性硬化（multiple sclerosis，MS）是研究 MS 经典且公认的动物模型，与 MS 在发病机理及病理过程上具有相似性。

（二）模型制备

方法：　弗氏完全佐剂诱导实验性变态反应性脑脊髓炎模型。

采用 1 月龄 SD 大鼠注射弗氏完全佐剂（complete freund adjuvant，CFA）。麻醉 SD 大鼠，用冰浴的生理盐水灌注后于 75% 酒精中浸泡消毒灭菌；无菌条件下剥离全脊髓，去除硬脊膜和血管后称重；加入适量生理盐水（重量体积比为 50%）并在玻璃匀浆器中制备成匀浆，然后与等体积的 CFA 混合后，用注射器反复抽打制成油包水样为抗原乳剂；在大鼠 2 只后足掌皮下，分别注入制备好的抗原乳化剂 0.2 ml，1 周后再次注射 0.1 ml 加强免疫一次；阴性对照组用等体积的 CFA 进行免疫。

（三）判断标准

将第一次注射日期规定为第 0 天。每日观察动物 2 次，按照 Weiner 等的修正标准进行 EAE 临床评分。0 分：表现正常无明显症状；1 分：尾部远端肌肉张力丧失；2 分：轻微的后肢麻痹；3 分：双后肢严重麻痹；4 分：后肢瘫痪；5 分：濒死状态。

第二节　呼吸系统炎症疾病动物模型

一、慢性阻塞性肺疾病动物模型

（一）疾病概述

慢性阻塞性肺疾病简称慢阻肺（chronic obstructive pulmonary disease，COPD），是一种破坏性的肺部疾病，是以不完全可逆的气流受限为特征的疾病，气流受限通常呈进行性发展并与肺对有害颗粒或气体的异常炎症反应有关。

（二）模型制备

方法 1：　单纯被动吸烟诱导慢性阻塞性肺疾病动物模型。

SD 大鼠，雄性，体重 200 g 左右。正常对照组大鼠呼吸清洁空气；被动吸烟组被动吸入香烟烟雾，每日将大鼠置于烟雾染毒箱中被动吸入过滤嘴香烟，焦油量每支 11 mg、烟气烟碱量每支 0.8 mg、烟气一氧化碳每支 13 mg 烟雾，每次点燃香烟的量随着大鼠体重的增长而逐渐增加，以被动吸烟后严重呼吸困难时点燃的香烟量为上限，每次持续 30 min，每日 2 次（上午和下午各 1 次，2 次被动吸烟之间间隔至少 4 h），连续 12 周。大鼠被动吸烟后会出现慢性支气管炎、肺气肿的病理改变，气道阻力增加，动态呼吸系统总顺应性下降，呈现 COPD 的主要特征，提示大鼠 COPD 模型造模成功。

方法 2： 熏烟加气管内注入猪胰蛋白酶诱导慢性阻塞性肺疾病动物模型。

SD 大鼠，雄性，体重 200 g 左右，大鼠在实验第 1 天、第 14 天经气管内注入猪胰蛋白酶（0.5 mg/kg），次日将 SD 大鼠置于 80 cm×60 cm×50 cm 大小的有机玻璃熏箱内被动吸烟，每日熏烟 1 次，每次 25 支香烟，时间持续 1 h。对照组采用气管内注入生理盐水，二级动物房内正常饲养。第 10 周处死动物前，用实验动物肺功能仪测定肺功能，测定分钟通气量、吸气阻力、呼气阻力、肺顺应性。

方法 3： 熏香烟加脂多糖诱导慢性阻塞性肺疾病模型。

SD 大鼠，雄性，体重 200 g 左右，在造模第 1 天、第 14 天，所有动物均经气管注入溶于生理盐水的脂多糖 200 μl（1g/L）；除第 14 天外，第 2～30 天将大鼠置入熏箱内，熏香烟烟雾染毒 2 次 / 天，香烟 8 支 / 次，30 分钟 / 次。

（三）判断标准

典型的 COPD 气道病理表现如下：在中央气道有黏液分泌腺增大及炎症细胞浸润，黏液分泌增加；在外周气道有气道壁损伤和修复过程反复发生；纤毛功能失调，出现倒伏、变短、粘连，部分脱落；再生的上皮杯状细胞增生，并发生鳞状上皮化生，在终末细支气管黏膜上皮也可见到杯状细胞；黏膜下腺体增生肥大和浆液性上皮发生黏液腺化生，导致周围大量炎细胞浸润，肺内源性蛋白酶和抗蛋白酶失衡，气道平滑肌增厚；肺泡出现扩张，肺泡壁变薄，并逐步断裂融合成肺大疱，肺泡数目显著减少。

二、哮喘疾病动物模型

（一）疾病概述

哮喘（asthma）又名支气管哮喘。支气管哮喘是由多种细胞及细胞组分参与的慢性气道炎症，此种炎症常伴随引起气道反应性增高，导致反复发作的喘息、气促、胸闷和（或）咳嗽等症状，多在夜间和（或）凌晨发生，此类症状常伴有广泛而多变的气流阻塞，可以自行或通过治疗而逆转。

（二）模型制备

方法1： 卵清蛋白（ovalbumin，OVA）诱发的支气管哮喘动物模型。

BALB/c 小鼠，体重 15～20 g，小鼠在第 1 天腹腔注射含 OVA 100 μg 与氢氧化铝凝胶混合液 300 μl，第 8 天、第 15 天加强致敏 2 次。第 22 天、第 28 天给予含 2.5% OVA 的生理盐水溶液 20 μl 滴鼻激发，通过间隔致敏 3 次，激发 2 次，激发后立即取材。

方法2： 有机粉尘诱导哮喘动物模型。

C57BL/6J 小鼠，体重 20 g 左右，使用 2% 氢氧化铝屋尘螨分别在第 1 天、第 8 天、第 15 天使 C57BL/6J 小鼠致敏，自第 17 天开始每周一、周三、周五使用屋尘螨缓慢滴鼻激发，最后 3 天，每日 1 次激发。

（三）判断标准

模型小鼠病理表现为：肺组织水肿、腺体分泌增多、基底膜增厚、气管变形、气道上皮脱落、肺组织切片 HE 染色后可见大量炎症细胞浸润，尤其是嗜酸性粒细胞增多等表现，符合哮喘的病理学特征。

小贴士：

（1）卵清蛋白是目前使用最广泛的致敏原，具有价格便宜、获得方便、抗原性强等优势，常与非免疫原性佐剂联合使用。

（2）有机粉尘种类众多，最常用的是屋尘螨和蟑螂。有文献报道，用尘螨制作的小鼠慢性哮喘模型比 OVA 诱导的表现出更持久的气道高反应性。

三、支气管炎动物模型

（一）疾病概述

支气管炎（bronchitis）是指气管、支气管黏膜及其周围组织的慢性非特异性炎症。支气管炎主要原因为病毒和细菌的反复感染形成了支气管的慢性非特异性炎症。当气温下降、呼吸道小血管痉挛缺血、防御功能下降等利于致病；烟雾粉尘、污染大气等慢性刺激也可发病；吸烟使支气管痉挛、黏膜变异、纤毛运动降低、黏液分泌增多有利感染；过敏因素也有一定关系。

（二）模型制备

方法 1： 烟熏法诱导慢支炎型动物模型。

SD 大鼠，雄性，体重 200 g 左右，模型 SD 大鼠置于 60 cm×60 cm×60 cm 的烟室中，烟室上方开孔 4 个，直径 3 cm，下方每侧各开孔 2 个，直径 1 cm，用于通气及放置香烟；点燃天下秀香烟放入下方孔中，烟熏 30 min，每次共点燃香烟 10 支，每日烟熏 2 次，连续烟熏 30 天。

方法 2： PM2.5 诱导支气管炎动物模型。

（1）PM2.5 悬液的制备。采用 Thermo Anderson 采样器采集大气 PM2.5，玻璃纤维过滤器过滤的干燥颗粒，配制在磷酸盐缓冲盐水（pH7.4）中，并储存在 4 ℃ 环境下，将采有 PM2.5 的滤膜裁剪成合适大小，浸入三蒸水中超声震荡洗脱颗粒物，纱布过滤，将滤液经真空干燥机干燥、蒸发，用浓度为 0.9% 的生理盐水配制成 4 mg/μl 的 PM2.5 悬液，高压灭菌后存放于 4℃条件下备用，使用前超声处理。

（2）鼻腔滴注。C57BL/6J 小鼠，体重 20 g 左右，取 PM2.5 悬液，小鼠每日 1 次通过鼻腔滴注，剂量为 40 mg/kg，持续 60 天；大鼠出现咳嗽、气喘、毛发枯槁、活动减少，则造模成功。

（三）判断标准

模型鼠的气管、支气管黏膜上皮部分细胞脱落，纤毛粘连、倒伏、脱落，可见局灶性上皮细胞出芽状增生，黏膜下充血，淋巴细胞等炎性细胞浸润，腺体分泌亢进，局灶性平滑肌细胞增生，细支气管和肺泡未见明显病变。结果提示已形成慢性支气管炎模型。

四、支气管扩张动物模型

（一）疾病概述

支气管扩张（简称支扩）（bronchiectasis）是指支气管持久性扩张并伴有支气管壁的破坏，是胸外科现在处理的最常见呼吸道慢性化脓性疾病。病理上支气管壁毁损，呈持久不可逆的扩张变形，同时伴有周围肺组织的慢性炎症。

（二）模型制备

方法： 绿脓杆菌诱导支气管扩张动物模型。

（1）暴露气管。SD 大鼠，雄性，体重 250 g 左右，以 2% 戊巴比妥钠 30 mg/kg

腹腔注射麻醉所有大鼠，仰卧位固定。选择颈部距唇下 3 cm 处，常规消毒后，做纵向 1 cm 切口，暴露颈部肌群，纵向分离出气管。

（2）注入菌液。选择环状软骨下端较宽的气管软骨间隙做 2 mm 的横向切口，进行气管插管，将自制气管插管缓慢伸至胸骨柄下约 3 cm 处，出现抵触感，即是右侧肺底叶。此时以微量进样器，从插管中快速注入 0.02 ml 绿脓杆菌液和 2 ml 气体，迅速拔出插管并竖起固定板，保持大鼠垂直体位，以缓解呼吸障碍。待大鼠呼吸平稳后，纵向缝合气管切口及横向缝合颈部肌群及皮肤。每天青霉素 G 1 万 U/200 g 腹腔注射，连续 3 天，以防伤口感染。

（三）判断方法

支扩模型鼠肺组织病理学特征：叶支气管管壁有不同程度破坏。与同级支气管比较显著扩张，腔内大量脓细胞及脱落上皮细胞。大量炎细胞浸润黏膜下层、平滑肌层、支气管周围肺组织，形成支气管炎、支气管周围炎、肺炎等斑片状病灶，黏膜下层受扩张管腔压迫而萎缩。肺泡结构轻度破坏，肺泡间隔有不同程度的充血、水肿。

五、肺结核疾病动物模型

（一）疾病概述

结核病（tuberculosis）是由结核分枝杆菌感染引起的慢性传染病。可侵及许多脏器，以肺部结核感染最为常见。排菌者为其重要的传染源。人体感染结核菌后不一定发病，当抵抗力降低或细胞介导的变态反应增高时，才可能引起临床发病。若能及时诊断，并予合理治疗，大多可获临床痊愈。

（二）模型制备

方法：结核分枝杆菌诱导肺结核疾病动物模型。

2 月龄，雄性 BALB/c 小鼠，体重 18 ~ 20 g。结核分枝杆菌 H37Rv 用磷酸盐缓冲液 PBS 稀释成 1×10^5 CFU/ml，以 0.1 毫升 / 只的量，进行尾静脉注射感染。

（三）判断标准

小鼠肺组织切片中均可见散在或呈簇状分布的结核分枝杆菌。

小贴士：

集落形成单位（colony forming units, CFU）指单位体积中的细菌、霉菌、酵母等微生物的群落总数。

六、肺炎疾病动物模型

（一）疾病概述

肺炎（pneumonia）通常指肺的急性渗出性炎症，是呼吸系统的常见病、多发病。根据病因不同，由各种生物因子引起的肺炎分别称为细菌性肺炎、病毒性肺炎、支原体肺炎、真菌性肺炎和寄生虫性肺炎；由不同病理因素引起的肺炎，又分别称为放射性肺炎、类脂性肺炎和吸入性肺炎或过敏性肺炎等。根据肺部炎症发生的部位，如发生于肺泡者称肺泡性肺炎，发生于肺间质者称间质性肺炎。根据病变累及范围，又可称为大叶性肺炎、小叶性肺炎和节段性肺炎。按病变的性质又可分为浆液性、纤维性、化脓性、出血性、干酪性及肉芽肿性肺炎等。肺炎是临床较为常见的急危重症，稳定可靠的动物模型是研究重症肺炎防治及机制的必要前提与基础。细菌性肺炎是最常见的重肺炎。

（二）模型制备

方法 1： 菌液诱导肺炎动物模型。

（1）菌液制备。铜绿假单胞菌在实验研究前常规复苏培养，以生理盐水调整麦氏浊度值至 1，获取新鲜菌液备用。

（2）气管注射感染。SD 大鼠，雄性，体重 250 g 左右，大鼠常规麻醉后，仰卧位固定于操作台上，将舌头拉出口外固定，暴露声门，以导管插入气管约 0.5 cm，拔出导丝，以注射器将 0.6 ml 菌液经导管注入大鼠气管，尤其最后加注少许空气，以确保菌液全部进入气管。

方法 2： 气管插管菌液感染诱导肺炎动物模型。

SD 大鼠，雄性，体重 250 g 左右，大鼠常规麻醉后，仰卧位固定于操作台上，颈部消毒、备皮，逐层切开颈部皮肤至暴露上段气管（见图 3-1），以 Y 型静脉留置针经气管插管，拔出针芯，将 0.6 ml 铜绿假单胞菌菌液由留置针白色帽端处注入。切口缝合，保持大鼠直立位 1 min，确保菌液进入气管支气管。

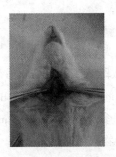

图 3-1 大鼠颈部气管暴露示意图

方法 3： 滴鼻感染性肺炎模型制备。

SD 大鼠，雄性，体重 250 g 左右，大鼠常规麻醉后，使大鼠鼻孔处于 45 度向上倾斜状态，将 0.6 ml 铜绿假单胞菌菌液以微量加样器滴入鼻腔，再改变大鼠体位，使其保持直立位约 1 min，确保菌液进入气管支气管。

（三）判断标准

出现反应迟缓、嗜睡、进食饮水减少等；呼吸喘促，可见明显双胸廓运动；体重增长低于 3 g/d，体温 > 48 ℃，即呈现高温；血及双肺典型炎症表现：白细胞 > 15×10^9 L^{-1}，肺组织出现炎症细胞浸润和或出血等。

第三节　循环系统炎症疾病动物模型

一、心肌炎动物模型

（一）疾病概述

心肌炎（myocarditis）是指由各种病因引起的心肌肌层的局限性或弥漫性的炎性病变。炎性病变可累及心肌、间质、血管、心包或心内膜。其病因可以是各种感染、自身免疫反应及理化因素。病程可以是急性（3 个月以内）、亚急性（3 ~ 6 个月）和慢性（半年以上）。

（二）模型制备

方法 1： 自身免疫性心肌炎动物模型。

将心肌肌球蛋白重链 16 肽段溶于 0.15 mol/L 磷酸钾缓冲液，调节浓度为 1.0 mg/ml，并与等体积完全弗氏佐剂充分乳化混匀。Balb/c 小鼠，雄性，6～8 周龄，模型小鼠分别于即刻、7 天背部多点皮下注射 0.3 ml 心肌肌球蛋白（150 μg）。

方法 2： 病毒性心肌炎动物模型。

10^{-4} TCID$_{50}$ 的 EV71（the isolated EV71 strains）病毒 0.1 ml / 只进行实验。Balb/c 小鼠，雄性，6～8 周龄，腹腔注射滴度为 10^{-4} TCID50 的 EV71 病毒 0.1 毫升 / 只。

方法 3： 血栓闭塞性脉管炎动物模型。

Lewis 大鼠，雄性，体重 185～210 g，手术前禁食 12 h，取大鼠右后肢造模，以左侧后肢作为自身对照。腹腔注射 3% 戊巴比妥钠（45 mg/kg），以腹股沟中点切开约 1.5 cm 的切口，钝性分离皮下组织与肌肉组织，暴露股动脉鞘，游离腹壁浅动脉上段股动脉，长度约 0.5 cm，近心端用动脉夹阻断血流，向远心端注入 0.1 ml 月桂酸钠溶液（10 g/L），医用蛋白胶封闭穿刺点，脱脂棉球按压止血，15 min 后检查无活动性出血即缝合皮肤。手术完毕后给予青霉素 40 万 U 腹腔注射，预防感染。对照手术组同法注入 0.1 ml 生理盐水。术后试验大鼠单笼饲养，正常饮水摄食，于建模后每日对大鼠心脏采血取血清。

（三）判断标准

采用 HE 染色或 Masson 三联染色后，光学显微镜下观察心肌病理改变情况并进行积分：每张切片随机选取 5 个高倍视野，计算每个视野中炎症介质浸润及纤维化面积和整个视野面积之比，无病变为 0 分，小于等于 25% 为 1 分，大于 25% 小于等于 50% 为 2 分，大于 50% 小于等于 75% 为 3 分，大于 75% 为 4 分；饱和苦味酸天狼星红染色后，偏振光显微镜下观察心肌纤维化情况并进行纤维化分级：无纤维化为 0 级，少量纤维增生为 1 级，纤维聚集成片为 2 级，纤维增生累及心肌外膜为 3 级，部分心肌全层纤维增生为 4 级，心肌广泛纤维化为 5 级。

小贴士：

（1）半数组织培养感染剂量（tissue culture infectious dose 50，TCID50），又称 50% 组织细胞感染量，腺病毒感染性滴度。半数组织培养感染剂量指的是能在培养板孔或试管内引起半数细胞病变或死亡(cytopathic effect,CPE)

所需的病毒量。它有几个性质我们必须明白：①它表示的是计量，不是浓度；②它是一个单位；③它的值等于1，实际上问它的值等于多少是一个没有意义的问题。

（2）血栓闭塞性脉管炎（thromboangiitis obliterans，TAO），又称伯格氏病（buerger's disease），是一种累及外周血管的炎性、节段性和周期性发作的慢性周围血管闭塞性疾病，严重威胁人类健康。TAO多发于20～45岁吸烟男性，截肢致残率高。疾病典型的临床表现为间歇性跛行、休息痛及游走性血栓性静脉炎。向血管内注入药物月桂酸钠，使血液黏稠易于凝固形成血栓。

二、系统性白色念珠菌感染动物模型

（一）疾病概述

全身性念珠菌病（systemic candidiasis）是由以白念珠菌为主的念珠菌属所致的侵袭性感染。其表现为真菌血症、心内膜炎、脑膜炎和肝、脾、肾、骨、皮肤及皮下组织或其他组织的灶性病变。

（二）模型制备

方法1：白念珠菌悬浊液诱导系统性白色念珠菌感染动物模型一。

取Wistar大白鼠，雄性，体重150 g左右。每只大白鼠尾静脉备注射白念珠菌悬浊液0.2 ml，于注射后3 h、6 h、12 h、24 h自腔静脉取血检测。

方法2：白念珠菌悬液诱导系统性白色念珠菌感染动物模型二。

昆明小鼠，雄性，体重18～20 g，经腹腔注射环磷酰胺（200 mg/kg），连续4天。第5天，每只小鼠腹腔注射浓度为5×10⁶CFU/ml的白念珠菌悬液0.2 ml（1×10⁶CFU）。注菌后第5天解剖小鼠做组织逆培养及组织病理学检查。

（三）判断标准

在无菌条件下，取小鼠的脾称重后，用毛玻璃将其研碎，经稀释在沙堡弱氏固体培养基上培养48 h，光镜下观察原始菌株和从小鼠脾中分离出的念珠菌，可见菌体呈球形或长球形，有的菌体出芽，革兰氏染色呈阳性，厚膜孢子试验、糖发酵试验和糖同化试验进一步证实该菌株为白色念珠菌。

第四节　肝胆胰系统炎症疾病动物模型

一、病毒性肝炎动物模型

（一）疾病概述

病毒性肝炎（viral hepatitis）尤其是乙型病毒肝炎是一种严重危害人类健康的常见病及多发病。由于乙型肝炎病毒（hepatitis b virus，HBV）是一种种属特异性和组织特异性极强的 DNA 病毒，通常只感染人和高等非人灵长类动物，不感染医学中常用的哺乳类实验动物，同时很难感染体外培养的细胞，从而导致基于 HBV 的病毒性肝炎模型缺乏。

（二）模型制备

方法：　病毒诱导肝炎疾病动物模型。

（1）病毒制备。MHV 病毒小鼠肝炎病毒 A59 毒株（MHV A59），利用 L929 细胞有效扩增并保存，病毒效价为 $10^{-5.875}$ TCID$_{50}$/ml。将细胞毒 1：100 稀释备用。

（2）病毒感染。NIH 小鼠，雌性，6 ～ 8 周龄，将稀释后的细胞毒，按照 0.2 毫升 / 只的剂量腹腔接种 NIH 小鼠，接毒后，进行临床观察和生存分析，在感染后 5 天，收集血液和组织样本。

（三）判断标准

病毒在肝脏内复制并出现明显的炎症和坏死病变。血清学指标检测指标有谷丙转氨酶（alanine aminotransferase，ALT）、谷草转氨酶（aspartate aminotransferase，AST）、总蛋白（total protein，TP）、白蛋白（albumin，ALB）的改变。

二、胰腺炎动物模型

（一）疾病概述

慢性胰腺炎（chronic pancreatitis，CP）是临床上常见的消化系统疾病。主要表现为胰腺实质的慢性炎症。CP 病因复杂，以胰腺渐进性、不可逆性破坏引起胰腺内外分泌腺功能缺陷为特征，严重影响患者的生活质量。重症急性胰腺炎

（severe acute pancreatitis，SAP）属于急性胰腺炎的特殊类型，是一种病情险恶、并发症多、病死率较高的急腹症，占整个急性胰腺炎的 10% ~ 20%。

（二）模型制备

方法 1： L- 精氨酸诱导慢性胰腺炎动物模型。

健康昆明小鼠，雄性，6 ~ 8 周龄，体重 20 ~ 28 g，模型鼠给予腹腔注射 20% L- 精氨酸（3 g/kg），共注射 2 次，间隔 1 h。

方法 2： 胆胰管逆行注射油酸诱导慢性胰腺炎动物模型。

SD 大鼠，120 ~ 140 g，禁食不禁水 12 h，以 10% 水合氯醛腹腔注射麻醉、固定、备皮、铺消毒巾，腹正中切口进入腹腔。用无损伤小血管夹夹闭胰胆管近肝端，暂时阻断胆汁流出，沿幽门找到十二指肠，将其提至切口外，在十二指肠开口的胰胆管处，取 5 号针头穿刺胰胆管开口对侧缘十二指肠壁后，用静脉留置针导管逆行插入胆胰管内 1.0 cm，通过匀速微量注射器注入油酸 60 μl，在 5 min 内注射完毕。以无损伤缝线缝合十二指肠壁穿刺点，关腹。

方法 3： 逆行胆胰管注射牛磺胆酸钠诱导重症急性胰腺炎动物模型。

SD 大鼠，体重 280 ~ 330 g，于模型制备前 12 h 禁食不禁水，用 3% 戊巴比妥钠（40 mg/kg）腹腔内注射麻醉，麻醉成功后常规消毒铺巾，于腹中线作长约 3 cm 纵行切口进腹，找到胆胰管十二指肠乳头开口，取外径为 0.75 cm 区域头皮静脉留置针，润湿针头，于距离乳头 3 ~ 5 mm 处沿胆总管方向穿刺，可以见到针尖穿入胆总管，进入约 5 mm，BD 针退出针芯，同时在胆管出肝门处，用小动脉夹夹闭，以 0.1 ml/min 速度推注 5% 牛磺胆酸钠，剂量为 1 ml/kg；过 5 min 后，退出 BD 针，松开小动脉夹，缝合十二指肠破损，腹壁分两组连续缝合。

（三）判断标准

1. 病理判断

模型鼠胰腺胰头部间质水肿，有少量灶性坏死及溶解性坏死，腺泡细胞间有炎性细胞浸润；胰腺体尾部间质水肿明显，部分或大片腺叶出血性坏死或溶解性坏死，较多炎性细胞浸润，坏死面积和程度较胰头部明显，病变严重度随造模后时间延长而加重。

2. HE 染色结果判断

饱和苦味酸天狼猩红染色，大鼠胰腺组织用 4% 甲醛固定，石蜡包埋，4 ~ 6

μm 连续切片，苦味酸天狼猩红液浸染 1 h，用自来水洗，苏木素复染核、封片，显微镜下观察胰腺纤维化程度。每个切片随机读取 10 个视野，根据纤维化在整个视野所占的比例进行胰腺纤维化评分：0 = 0%；1 = 1% ~ 25%；2 = 26% ~ 50%；3 = 51% ~ 100%。

三、胆囊炎动物模型

（一）疾病概述

胆囊炎（cholecystitis）是细菌性感染或化学性刺激（胆汁成分改变）引起的胆囊炎性病变。

（二）模型制备

方法 1：　石胆酸诱导胆囊炎动物模型。

英国短毛种豚鼠，体重约 310 ~ 330 g，每次灌胃给予石胆酸 300 mg/kg，连续 15 天。

方法 2：　家兔细菌性胆道感染动物模型。

日本大耳白家兔，体重约 2.4 ~ 2.6 kg，用麻醉剂戊巴比妥钠按 30 mg/kg（给药浓度为 30 mg/ml）静脉注射麻醉。无菌操作，开腹，以头皮输液针从突壶部肌肉处向胆囊方向插入，抽尽胆囊中胆汁弃去，再由原穿刺点缓慢将预先准备的致病菌大肠杆菌菌液向胆囊内推注活菌计数为 1.5×10^8 ml 的大肠杆菌混悬液 1 毫升/只，用无菌棉签压迫止漏，逐层缝合，皮肤伤口涂 16 万 UI/ml 庆大霉素以避免感染。

（三）判断标准

模型动物胰腺组织 HE 染色后，观察胆囊上皮层及肌层是否有明显细菌性炎性病变，可见大量中性粒细胞浸润、组织水肿、细胞变性及坏死，均为细菌性胆囊炎的表现。

第五节　消化系统炎症疾病动物模型

一、食管炎动物模型

（一）疾病概述

食管炎即食道炎（esophagitis），泛指食管黏膜浅层或深层组织由于受到刺激或损伤，食管黏膜发生水肿和充血而引发的炎症。化学性刺激包括胃酸、胆汁、烈酒以及强酸、强碱、药物等；物理性刺激包括烫的食物、饮料，食管异物（鱼刺等）嵌顿，长期放置鼻胃管等。由于化学治疗、放射治疗导致食管局部受损，或患者本身抵抗力下降导致结核杆菌、真菌（念珠菌）或病毒感染亦可引发食管炎。临床最常见的是胃酸反流引起的反流性食管炎（reflux esophagitis，RE）。

（二）模型制备

方法：反流性食管炎动物模型。

雌性 Wistar 大鼠，体重 120～160 g，于术前 36 h 禁食，不禁水。用 7% 水合氯醛按 0.4 ml/100 g 腹腔注射麻醉，用含聚维酮碘棉球从内向外消毒胸腹部皮肤 2 次，含乙醇棉球脱碘 1 次，铺无菌洞巾。于中上腹部沿腹中线逐层打开腹腔，切口为（2.5±0.5）cm，暴露胃，分离胃底和幽门周围结缔组织，食管壁多点（7～8 点，1 μl/ 点）注射 5 μmol/L 乙醇溶液，逆行追踪食管特异性背根神经节，注射后针头留置至少 1 min，以防溢出污染周围组织。采用的幽门限制联合胃底结扎术，用 2-0 尼龙线结扎至少 2/3 胃底，裁剪宽为 2～3 mm 的 18Fr Nelaton 导管环（厚为 2 mm，内径为 4 mm，外径为 6 mm）行幽门套环并缝合导管环断端后逐层关闭腹腔。手术过程严格执行无菌操作，切开、缝合注意避开血管。术后，禁食 24 h，不禁水，逐步增加饮食。术毕和术后 3 天予抗感染、补液处理，腹腔注射奥硝唑氯化钠（NaCl）注射液 2 ml，1 次 / 天；皮下注射 0.9% NaCl 注射液 5 ml，1 次 / 天。

（三）判断标准

反流性食管炎病理学诊断标准为光学显微镜下观察苏木精－伊红切片，标本出现上皮层底细胞增生超过 3 层，固有层乳头延长超过上皮层厚度 2/3 及黏膜炎性细胞浸润者诊断为反流性食管炎。

二、胃炎疾病动物模型

（一）疾病概述

胃炎（gastritis）是各种原因引起的胃黏膜炎症，为最常见的消化系统疾病之一。按临床发病的缓急，一般可分为急性和慢性胃炎两大类型；按病因不同可分为幽门螺杆菌相关性胃炎、应激性胃炎、自身免疫性胃炎等。不同病因引起的胃炎其病理改变亦不同，通常包括三个过程即上皮损伤、黏膜炎症反应和上皮再生。急性胃炎根据其病理改变又可分为单纯性、糜烂出血性、腐蚀性、化脓性胃炎等，慢性胃炎根据其病理改变可分为非萎缩性、萎缩性和特殊类型胃炎三大类。各型胃炎的诊断和鉴别诊断主要依据胃镜检查。

（二）模型制备

方法 1：　幽门螺旋杆菌（helicobacter pylori，H. pylori）诱导胃炎疾病动物模型。

（1）菌液制备。H. pylori 经过鉴定取传至第二代的幽门螺旋杆菌菌株，加入 10% FBS 的弯曲杆菌琼脂培养液中调节成麦氏浓度为 0.1 的菌液，放入 37 ℃ 微需氧环境下（5% O_2、10% CO_2 和 85% N_2，湿度 95%），120 rpm 摇床上震荡培养 16 ~ 18 h，使得 H. pylori 生长至对数生长期。

（2）灌胃。采用 C57BL /6 雄性小鼠，体重 17 ~ 20 g，取出菌液，0.25 毫升 / 只灌胃模型小鼠，共灌胃 3 次，隔天一次，每次灌胃幽门螺旋杆菌前禁食 12 h，灌胃完成后 2 h 后进食。模型小鼠给予 2% 的盐水直至开始后续实验，以增强细菌感染力。

方法 2：　热水法诱导胃炎疾病动物模型。

SD 雄性大鼠，体重 200 ~ 250 g，采用 55 ℃ 热水对大鼠灌胃 2.5 ml/d，造模共计 65 周。

方法 3：　胃空肠吻合术诱导胃炎疾病动物模型。

健康成年雄性 SD 大鼠（体重 200 ~ 250 克 / 只）距 Treitz 韧带以下 4 cm 处的空肠侧壁与胃大弯前胃部分的前壁（距幽门口 1.5 cm 处），顺蠕动方向进行侧 – 侧吻合，制造胃空肠吻合部分反流和全反流模型，造模 3 ~ 9 个月。

方法 4：　冰乙醇诱导胃炎疾病动物模型。

成年雄性健康 Wistar 大鼠，体重 200 ~ 250 g，用 65% 冰乙醇给灌胃 2 毫升 / 只，2 次 / 周，联合饥饱失常法供食，造模为期共 12 周。

方法：5　理化联合刺激综合法诱导胃炎疾病动物模型。

成年雄性健康 Wistar 大鼠，体重 200 ～ 250 g，用 50℃ 脱氧胆酸钠（20 mmol/L），体积分数 60% 的乙醇空腹灌胃及体积分数 0.05% 的氨水自由饮用刺激胃黏膜 6 个月。

（三）判断指标

胃黏膜病理改变：观察高倍镜下 10 个视野固有层慢性炎症细胞（淋巴细胞、浆细胞及嗜酸性粒细胞）和中性粒细胞浸润情况，并对慢性炎症和炎症活动程度进行计分（慢性炎症：0 = 固有层偶见淋巴细胞，2 = 固有层有散在的淋巴细胞、浆细胞、嗜酸性粒细胞，3 = 固有层有大量的淋巴细胞、浆细胞，4 = 固有层有大量的淋巴细胞、浆细胞；活动性炎症：1 = 固有层偶见中性粒细胞，2 = 固有层有散在的中性粒细胞，3 = 固有层有较多的中性粒细胞，4 = 固有层有大量的中性粒细胞）。

三、胃十二指肠溃疡疾病动物模型

（一）疾病概述

胃十二指肠溃疡（gastric and duodenal ulcers）是极为常见的疾病。它的局部表现是位于胃十二指肠壁的局限性圆形或椭圆形的缺损。患者有周期性上腹部疼痛、返酸、嗳气等症状。本病易反复发作，呈慢性经过，有胃及十二指肠溃疡 2 种。

（二）模型制备

方法 1：　幽门结扎法诱导消化性溃疡动物模型。

采用 Wistar 大白鼠，体重 200 ～ 220 g，大鼠实验前禁食 48 h，自由饮水，乙醚麻醉，胃部幽门结扎，缝合伤口，停止供水，18 h 后处死大鼠并取胃，向胃内注入 1% 甲醛溶液 10 ml，并将胃浸泡于 1% 甲醛溶液中固定 15 min，然后沿胃大弯剪开胃，观察大鼠胃黏膜的损伤。

方法 2：　乙醇诱导胃溃疡动物模型。

采用 Wistar 大白鼠，体重（200 ± 20）g，实验前禁食 24 h（其间可自由饮水），以无水乙醇灌胃 0.6 毫升 / 只，1 h 后即建立起乙醇烧灼性胃损伤模型。

方法 3：　非甾体抗炎药物诱导胃溃疡动物模型。

采用昆明种小鼠，体重 18 ～ 22 g，以阿司匹林 32 mg/kg 灌胃，每天 1 次，连续 5 ~ 7 天，建立胃损伤模型，可以致小鼠胃黏膜表面出血，还可以造成胃黏膜细胞严重脱落。

方法 4： 醋酸浸渍法诱导胃溃疡动物模型。

采用 Wistar 大白鼠，体重（200±20）g，在乙醚麻醉下进行手术，消毒，开腹，将胃轻拉至腹外，在胃体部与幽门窦交界处用微量注射器在大鼠浆膜下 0.4 ~ 0.5 ml 处注入 10% 醋酸 0.05 ml，将胃轻轻送回大鼠体内，缝合腹壁，术后 3 ~ 5 天即形成胃溃疡，断头处死动物，剪开腹腔，结扎胃幽门和贲门，取胃浸泡于 1% 甲醛溶液中 10 min，沿胃大弯剪开，将胃外翻，倒掉内容物，用水冲掉胃内容物，在注射醋酸溶液相应部位的黏膜面观察溃疡形成程度。

（三）判断标准

剖腹，结扎幽门和贲门，取胃，置于 10% 福尔马林液中固定。10 min 后沿胃大弯切开，并轻轻冲洗胃壁，观察溃疡点，用标尺测量并计算溃疡最大直径，作为溃疡指数评定标准。指数 0：无病变；指数 1：出血，糜烂或发生溃疡 <1 mm；指数 2：1 ~ 5 个小溃疡，>1 mm，<3 mm；指数 3：6 个以上小溃疡或 1 个大溃疡，>3 mm；指数 4：11 个以上小溃疡或 2 个以上大溃疡；指数 5：穿孔性溃疡。

四、肠道炎症动物模型

（一）疾病概述

胃溃疡（stomach ulcer）通常表现为进食—疼痛—缓解，而肠溃疡则表现为疼痛—进食—缓解，且部分有夜间痛。本病防治不当可出现大出血、胃穿孔、梗阻等并发症状。

（二）模型制备

方法： 右旋葡聚糖硫酸钠诱导肠溃疡动物模型。

Wistar 大鼠，雄性，体重 200 g 左右，用右旋葡聚糖硫酸钠（dextran sodium sulfate，DSS）（30 g/L）溶液注入空腹大鼠，10 ml/kg，每日一次，共 7 天，最后 1 次，从肛门加注 DSS 1 ml/ 只，至直肠内。

（三）判断标准

肠组织病理学检查与评分：肠管石蜡包埋后，作 4 ~ 5 μm 连续切片，常规苏木精–伊红（HE）染色，采用双盲法对每个标本进行评分，标准参考 Nadler 标准，评分不小于 2 分者视为发生了 NEC 的病理改变。肠组织病理学评分 Nadler 标准：0 分：肠道组织结构正常，肠道上皮、绒毛完整；1 分：黏膜下或固有层轻微肿胀分离；2 分：黏膜下和 / 或固有层中度分离，黏膜下和 / 或肌层水肿；3 分：黏膜下和 / 或固有层重度分离，黏膜下和 / 或肌层水肿，局部绒毛脱落；4 分：肠绒毛消失并伴有肠坏死等。

五、克罗恩病动物模型

（一）疾病概述

克罗恩病（crohn's disease）于 1932 年由 Crohn、Ginzterg 和 Oppenheime 最早描述，故得此名。本病又曾被称为"局限性肠炎""节段性肠炎""慢性肠壁全层炎"等。1973 年，世界卫生组织医学科学国际组织委员会将本病定名为 Crohn 病。其特点为病因未明，多见于青年人，表现为肉芽肿性炎症病变，合并纤维化与溃疡。可侵及全胃肠道的任何部位，包括口腔、肛门，病变呈节段性或跳跃性分布，并可侵及肠道以外，特别是皮肤。临床表现因病变部位、范围及程度不同而多样化，病程缓慢，易复发。

（二）模型制备

方法 1： 乙醇诱导克罗恩病动物模型。

SD 大鼠，体重（200±20）g，用硅胶软管向禁食大鼠肛门内 8 cm 处一次性注入 1 ml 的乙酸（浓度 4% ~ 10%），然后用生理盐水冲洗 2 次，即可造模完成。

方法 2： 三硝基苯磺酸（2, 4, 6-trinitrobenzenesulfonic acid, TNBS）抗原诱导克罗恩病动物模型。

SD 大鼠，雄性，体重（200±20）g，向大鼠肠道内距肛门 8 cm 处，以 100 g/ml 的量注入 2% 的 TNBS（溶于 50% 乙醇中）后，倒提鼠尾 l min。

方法 3： 胞壁酰二肽（muramyl dipeptide, MDP）抗原诱导克罗恩病动物模型。

SD 大鼠，雄性，体重（200±20）g，将 MDP 等量混合于完全弗氏佐剂，在 SD 大鼠肛门至结肠远端 10 cm 的肠壁上随机选择 6 个不同部位，各注入 0.1 ml，每 1 ~ 2 周 1 次，多次注射后即可造模成功。

方法 4： 小肠结肠炎耶尔森氏菌模型。

SD 雌性大鼠，体重 200 g 左右，大鼠尾静脉注射 5×10^8 个 / 毫升的小肠结肠炎耶尔森氏菌细菌悬液免疫造模，注射时间为第 0、5、10、15、20 天共 5 次，给菌量分别为 0.1 ml、0.2 ml、0.3 ml、0.4 ml、0.5 ml 依次增多，于末次注射后第 5、15、25 天大鼠眼底取血，并于最后一次取血后取大鼠的甲状腺组织于 4% 甲醛溶液中固定；同时于代谢笼中接取末次注射后的 12 h 尿液，尿液样品于 4℃条件下，12 000 r/min 离心 10 min，取上清液进 UPLC-MS 检测。

（三）判断标准

鼠结肠黏膜表面起伏不平，黏膜层灶性坏死脱落，黏膜下层灶性较重，有炎症反应，并见纤维细胞增生，巨噬细胞增生，淋巴细胞浸润，有非干酪样坏死，肌层重度炎症反应可见小脓肿形成等，以上病理改变符合克罗恩病的特点。

小贴士：

关于优甲乐造模方法与小肠结肠炎耶尔森氏菌造模方法两者之间的区别是：优甲乐模型为给予外源性甲状腺激素造成高甲状腺激素状态，因此，此模型的病理指标改变明显，并且代谢组学结果也显示内源性代谢的改变明显。此模型成型性好，但持续性差，对于药物疗效的初步评价为首选模型，但要预防给药方能起到评价疗效的效果。而小肠结肠炎耶尔森氏菌模型是模拟甲亢的发病机制，是通过注射细菌后免疫而产生甲亢，相关病理结果及代谢组学数据符合甲亢的临床病理表现。虽不如优甲乐模型相关指标改变明显，但此模型持续性较好，用于评价药物的疗效可采用治疗给药的方式，即成模后再给药治疗，更符合临床上用药治疗的规律，此模型亦可作为疾病机制研究的模型。

第六节　泌尿系统炎症疾病动物模型

一、肾小球肾炎动物模型

（一）疾病概述

肾小球肾炎又称肾炎综合征（简称肾炎）（nephritic syndrome），是常见的肾脏病，指由于各种不同原因，发生于双侧肾脏肾小球，临床表现为一组症候群的疾病。肾小球肾炎共同的表现为（可不同时出现）：水肿、蛋白尿、血尿、高血压，尿量减少或无尿，肾功能正常或下降。

（二）模型制备

方法：小牛血清白蛋白诱导肾小球肾炎动物模型。

（1）制备小牛血清白蛋白。实验第一周制备 2 mg/ml 阳离子化小牛血清蛋白（bovine serum albumin，C-BSA）干粉（以 0.01 mol/L 磷酸缓冲液 pH 7 ~ 7.4 为溶剂），与不完全弗氏佐剂等体积混合，制成终浓度为 1 mg/ml 的乳白色悬液。

（2）给药。采用 Wistar 大鼠，体重 200 ~ 220 g，在大鼠双侧腋下、腹股沟作多点皮下注射，2 毫升 / 只，1 次 / 周。第 2 周，2 mg/ml C-BSA（以 0.01 mol/L 磷酸缓冲液 pH 7 ~ 7.4 为溶剂）混合等体积的完全弗氏佐剂，以相同方式皮下注射，2 毫升 / 只，1 次 / 周。第 3 周，制备 2.5 mg/ml C-BSA（以 0.01 mol/L 磷酸缓冲液 pH 7 ~ 7.4 为溶剂），对大鼠进行尾静脉注射，1 毫升 / 只，3 次 / 周，连续 3 周。

（三）判断标准

注射 3 周后，收集 24h 的尿液进行尿蛋白的检测（+ + +），判定肾小球肾炎模型建立情况。

二、急性肾盂肾炎动物模型

（一）疾病概述

急性肾盂肾炎（acute pyelonephritis，APN）主要由细菌感染引起，是泌尿系统感染的主要临床类型之一，可引起严重并发症，如败血症、感染性休克等，少数反复发作或迁延不愈会导致肾衰竭。

（二）模型制备

方法：大肠杆菌诱导动物模型。

SD 大鼠，体重 140 ~ 150 g，禁止饮水 12 h 后，2% 戊巴比妥钠腹腔注射麻醉（40 mg/kg），仰卧固定，腹部皮肤消毒，铺无菌手术巾，下腹正中切口，长约 2 cm，逐层切开腹壁进入腹腔，在右侧后腹壁辨识右侧输尿管后，用 4 号缝合丝线从右侧输尿管中段两旁，分别向腹后壁外侧穿针并引出缝合线，用动脉夹夹闭阴茎，用 TB 针向膀胱内缓慢注入 D_{600nm} = 0.35 ~ 0.40 的大肠杆菌菌液 0.5 ml，然后拉紧腹壁外面的缝合线两端，使输尿管收缩至 1/3，将缝合线拉至大鼠背部打结，逐层缝合腹壁切口，恢复饮水和供食。手术后 24 h，拆去腹壁外面输尿管结扎线，使输尿管重新开放。

（三）判断标准

结扎侧肾脏肾表面可见数量不等的微小脓肿，有些肾脏可见较大脓肿突出肾脏表面，肾切面肾盂扩大，黏膜充血、肿胀，肾盂内可见脓性分泌物，有的肾切面可见微小脓肿或锥形炎症灶。

三、尿道炎动物模型

（一）疾病概述

非淋菌性尿道炎（non-gonococcal urethritis，NGU）是最常见的性传播疾病之一，欧美国家已高居性病第一位，近年来 NGU 的检出率在我国也呈现明显的上升趋势。解脲支原体（ureaplasmaurealyticum，Uu）是 NGU 的主要病原体之一，解脲支原体可以导致人约 15% 的男性非特异性尿道炎。

（二）模型制备

方法：细菌悬液诱导尿道炎动物模型。

（1）解脲支原体工作菌液制备。将 Uu3 冻干菌株连续传代 3 次，取第三代对数生长期菌液（10^6 CCU/ml），用其相应培养熬稀释至 1×10^5 CCU/ml 作为工作液。

（2）菌液腹腔注射。取 Wistar 大鼠，体重 200 ~ 220g，用 2% 戊巴比妥钠按 2 ml/kg 麻醉，脱毛，消毒后打开腹腔，暴露膀胱，抽尽膀胱内尿液，然后再向膀胱内注射 0.5 ml Uu3 悬液（10^5 CCU/ml），缝合腹腔。连续两周每日观察其活动、进食等情况，两周后处死大鼠确定造模状况。

（三）判断标准

感染解脲支原体，多数鼠精神沉郁，活动减少，皮毛粗糙。部分大鼠尿道可见少量淡黄色分泌物。尿道组织光镜下，病理变化光镜检查模型鼠表现出上皮细胞空泡变，基底层和固有层内炎细胞浸润，间质水肿，局灶性增生。

第七节 分泌系统炎症疾病动物模型

本节介绍甲状腺炎动物类型。

一、疾病概述

甲状腺炎（thyroiditis）是由各种原因导致的一类累及甲状腺的异质性疾病。其病因不同，临床表现及预后差异较大，甲状腺功能可正常，可亢进，可减退，有时在病程中三种功能异常均可发生，部分患者最终发展为永久性甲减。按病程分为急性（化脓性）、亚急性（非化脓性）和慢性。按病因分为感染性、自身免疫性、放射性甲状腺炎等。其中，自身免疫性甲状腺炎最为常见，又可分为桥本甲状腺炎（即慢性淋巴细胞性甲状腺炎）、萎缩性甲状腺炎、无痛性甲状腺炎以及产后甲状腺炎等。

二、模型制备

方法： 猪甲状腺球蛋白（PTg）诱导甲状腺炎动物模型。

用 PBS 溶解后与等量完全弗氏佐剂混合充分乳化成油包水乳剂，终浓度为 0.25 mg/ml，对昆明种雄性小鼠（18 ~ 22 g）背部皮下多点注射，连续两周，每周 1 次。第 3 周起注射经不完全弗氏佐剂乳化的佐剂 PTg 抗原（终浓度为 0.25 mg/ml），连续 3 周，每周 1 次，注射部位为背部皮下、颈部皮下和腹腔，注射剂量均为 0.2 毫升 / 只，即 50 微克 / 只。模型鼠每日饮高碘水，高碘水配制方法为 1 L 自来水加 0.64 g 碘化钠，避光贮存。

三、判断标准

（一）甲状腺滤胞结构改变等级评价

0 级：正常；1 级：滤胞灶性紊乱；2 级：中等度破坏；3 级：弥漫的滤胞损害。

（二）淋巴细胞浸润强度等级评价

0 级：正常；1 级：少量淋巴细胞浸润；2 级：少量淋巴细胞浸润及多灶性淋巴细胞浸润；3 级：弥漫淋巴细胞浸润。

第八节　女性生殖系统炎症疾病动物模型

一、盆腔炎动物模型

（一）疾病概述

女性盆腔生殖器官及其周围的结缔组织，盆腔腹膜发生炎症时，称为盆腔炎（pelvic inflammatory disease）。包括子宫炎、输卵管卵巢炎、盆腔结缔组织炎及盆腔腹膜炎，可一处或几处同时发病，是妇女常见病之一。由于输卵管、卵巢统称附件，且输卵管发炎时常波及近邻的卵巢，因此又有附件炎之称。

（二）模型制备

方法1：　兔盆腔炎动物模型。

雌性新西兰兔（体重约3.0 ~ 3.5 kg）进行适应性饲养1周，禁食不禁水12 h后，所有新西兰兔于实验前称重、测肛温、化验血常规，排除炎症，并随机抽取新西兰兔进行腹腔镜检查术，观察健康新西兰兔盆腔状况。造模时新西兰兔固定，暴露外阴，将一次性无菌输液管插入新西兰兔泌尿生殖口内约8 cm；回抽顺利无液体，使用1 ml注射器抽取1 ml混合菌液（大肠杆菌、金葡菌、链球菌按2：1：1比例用无菌生理盐水稀释，配成浓度约为30亿个/毫升的混合菌）经此管注入兔子宫内，观察30 s无液体外溢，将兔倒置5 min后放回饲养笼。第49天静脉麻醉下剖腹探查，新西兰兔子宫质脆、充血，输卵管管壁增厚粗糙并与周围组织粘连，或外观略呈串珠样改变确定模型成功，常规关腹。

方法2：　大鼠盆腔炎动物模型。

雌性Wistar大白鼠，体重（200 ± 20）g，饲养一周后，禁食一天后进行手术。用10%水合氯醛腹腔注射麻醉大鼠（3 ml/kg）。无菌条件下，于大鼠下腹正中切口约1 cm，开腹后暴露并固定子宫，用1 ml注射器抽取0.2 ml混合细菌悬液（大肠杆菌、金葡菌、链球菌按2：1：1比例用无菌生理盐水稀释，配成浓度约为30亿个/毫升的混合菌），每侧宫腔注入0.1 ml，在注入细菌悬液之前，用注射器机械损伤子宫内膜组织，然后注入细菌悬液至双侧子宫内，缝合切口，恢复饮食饮水，分笼饲养。

（三）判断标准

模型组输卵管系膜充血、水肿，有大量的炎细胞浸润。输卵管管腔扩大，黏膜皱壁和肌层充血、水肿，黏膜乳头增生，互相粘合呈网状，间质炎细胞浸润。细胞核核膜不清，核内染色质凝集成块并边聚，核染色质内线粒体肿胀，内腔扩张，无纤毛细胞胞膜破坏，线粒体固缩。

小贴士：

混合细菌菌液是以乙型溶血性链球菌、金黄色葡萄球菌、大肠杆菌以1∶1∶2的比例溶于高温杀菌的牛肉汤中配成浓度为 3×10^9 个/毫升的菌液。

二、阴道炎动物模型

（一）疾病概述

阴道炎（vaginitis）即阴道炎症，是导致外阴阴道症状如瘙痒、灼痛、刺激和异常流液的一组病症。正常健康妇女阴道由于解剖组织的特点对病原体的侵入有自然防御功能，如阴道口的闭合，阴道前后壁紧贴，阴道上皮细胞在雌激素的影响下的增生和表层细胞角化，阴道酸碱度保持平衡，使适应碱性的病原体的繁殖受到抑制，而颈管黏液呈碱性，当阴道的自然防御功能受到破坏时，病原体易于侵入，导致阴道炎症。正常情况下有需氧菌及厌氧菌寄居在阴道内，形成正常的阴道菌群。任何原因将阴道与菌群之间的生态平衡打破，也可形成条件致病菌。

（二）模型制备

方法1： 大肠埃希菌诱导阴道炎动物模型。

雌性新西兰兔，体重 3.0 ~ 3.5 kg，阴道直接注入 2×10^8 CFU 的大肠埃希菌，连续接种3天构建阴道炎动物模型。

方法2： 混合菌液诱导阴道炎兔模型。

（1）混合菌液制备。选择常见阴道炎致病菌的标准菌株，金黄色葡萄球菌（ATCC 26003）、大肠埃希菌（ATCC 44155）。上述2种致病菌等体积混合成造模菌悬液，浓度均为 1×10^9 CFU/ml。

（2）菌液感染阴道。雌性新西兰大白兔，体重 3.0 ~ 3.5 kg。用5号头皮针硅胶管涂无菌石蜡油，缓慢插入大白兔阴道约 5 ~ 8 cm，注入造模菌悬液 0.25 ml，原位停留 2 ~ 3 min，防止菌悬液溢出，每天1次，连续3天。造模第6天，随机处死兔子，无菌棉签取阴道分泌物涂片，姬姆萨染色镜检，进行阴道清洁度分级。选择性培养基培养做细菌学检测。

方法 3： 白色念珠菌诱导阴道炎动物模型。

雌性新西兰兔，体重 3.0 ~ 3.5 kg，用接种环分别在阴道口内 2 ~ 4 cm 处用"连续划线法"接种浓度为 3×10^5 个 / 毫升的白色念珠菌，连续接种 3 天。

方法 4： 苯甲酸雌二醇联合白色念珠菌诱导阴道炎动物模型。

雌性新西兰兔，体重 3.0 ~ 3.5 kg。皮下注射 0.1 mg/ml 苯甲酸雌二醇油剂 0.2 毫升，6 天后，吸取 0.5 ml 浓度为 2.5×10^7 个 / 毫升的白色念珠菌标准菌种悬液，注入兔阴道内，每日 1 次，连续注射 3 天。

方法 5： 阴道加德纳菌诱导阴道炎动物模型。

采用 7 周龄的雌性 BALB/c 小鼠，阴道一次性接种 1×10^5 CFU/ml 阴道加德纳菌，即可构建小鼠阴道加德纳菌感染模型。

方法 6： 雌二醇与白色念珠菌性诱导阴道炎小鼠模型。

ICR 雌性小鼠，体重 20 g 左右。皮下注射 0.1 ml 雌二醇，72 h 后将 5×10^5 剂量的白念珠菌芽生孢子接种到 ICR 雌性小鼠阴道中，4 周后进行第二次白念珠菌芽生孢子接种，便可制备成功小鼠白色念珠菌性阴道炎模型。

（三）判断标准

外阴外观：红肿、流脓或溃烂为 +，洁净为 −。阴道拭子涂片，阴道洁度分级：Ⅲ ~ Ⅳ 级为 +，Ⅰ 级为 −。选择性培养基培养：大量致病菌生长为 +，无菌生长为 −。阴道组织病理学检查：有充血、水肿、坏死和炎性细胞浸润为 +，无充血、水肿和炎性细胞浸润为 −。上述 4 项判断标准有 2 项阳性即认为造模成功。

第九节　男性生殖系统炎症疾病动物模型

一、前列腺炎动物模型

（一）疾病概述

前列腺炎（prostatitis）是指由多种复杂原因引起的，以尿道刺激症状和慢性盆腔疼痛为主要临床表现的前列腺疾病。前列腺炎是泌尿外科的常见病，在泌尿外科 50 岁以下男性患者中占首位。尽管前列腺炎的发病率很高，但其病因仍不是很清楚，尤其是非细菌性前列腺炎，因此其治疗以改善症状为主。

（二）模型制备

方法 1： 前列腺蛋白提纯液诱导前列腺炎动物模型。

（1）提取制备前列腺蛋白提纯液。取 Wistar 大鼠，雄性，体重约 200 ~ 220 g，麻醉后采血处死，下腹部剃毛后皮肤消毒，下腹正中切口，暴露膀胱及精囊腺，提起膀胱，在无菌条件下，取出前列腺组织分离前列腺腹叶、背叶及环绕尿道部分的前列腺，修剪和分离附着在前列腺上的脂肪组织，称重，用冷生理盐水洗净，加入含 0.5% TritonX-100 的等重生理盐水溶液（预先高温灭菌），在冰水浴中用玻璃匀浆器制成匀浆，把研磨充分的前列腺组织液置入低温高速离心机中以 9 000 g，4℃离心 30 min，取上清液。制成的前列腺蛋白在造模时以双缩脲法测定上清液的蛋白含量，并用预先高温灭菌的 0.1 mol 的 PBS 液稀释蛋白提纯液浓度至 10 mg/ml，此后与完全弗氏佐剂（FCA）1：1 充分混匀，形成冻存不分离的乳剂。

（2）注射给药。将造模 Wistar 大鼠适应性饲养一周后，在大鼠腹股沟和颈背部 4 点以上皮内注射制备好的浓度为 60 mg/ml 的大鼠前列腺蛋白提纯液与 FCA（等比充分混匀）混悬液 1.0 ml，注射点及剂量为：腹股沟 0.5 ml，颈背部 0.5 ml。同时腹腔注射百白破疫苗 0.5 ml。56 天后处死所有大鼠。

方法 2： 苯甲酸雌二醇诱导前列腺炎动物模型。

Wistar 雄性大鼠，体重 200 ~ 220 g。大鼠以 3.5% 的水合氯醛按照 1 ml/100g 的标准进行腹腔注射，麻醉显效后将睾丸从腹腔内挤出，然后从睾丸根部结扎切断，完成去势。对去势后的大鼠，每日按照 0.25 mg/kg 的标准进行苯甲酸雌二醇的皮下注射，共进行 30 天，从而完成造模。

（三）判断标准

前列腺指数通过记录每只大鼠的前列腺组织的总湿重以及自身体重即可得到。公式为：前列腺指数 = 前列腺组织总湿重 / 大鼠体重（单位：mg/g）。

小贴士：

1995 年，美国国立卫生研究院（NIH）制订了一种新的前列腺炎分类方法。I 型：相当于传统分类方法中的急性细菌性前列腺炎；II 型：相当于传统分类方法中的慢性细菌性前列腺炎；III 型：慢性前列腺炎 / 慢性盆腔疼痛综合征；IV 型：无症状性前列腺炎。其中，非细菌性前列腺炎远较细菌性前列腺炎多见。

二、附睾炎动物模型

（一）疾病概述

附睾炎（epididymitis）是青壮年人的常见疾病。当身体抵抗力低下时，大肠杆菌、葡萄球菌、链球菌等致病菌便会进入输精管，逆行侵入附睾，引发炎症。因此，本病多继发后尿道炎、前列腺炎、精囊炎。一般附睾炎患者会有硬结，硬结大多发生在附睾丸头部或者尾部，发生在尾部者居多。

（二）模型制备

方法1： 消痔灵诱导附睾炎动物模型。

Wistar雄性大鼠，体重约200～220 kg，所有大鼠造模前禁食24 h，称重后采用单手固定法将大鼠固定后用10% 水合氯醛腹腔注射麻醉（0.35 ml/100 g）。麻醉成功后，将大鼠固定于实验台上，剪除阴囊正中线附近毛后，局部皮肤复合碘消毒，取阴囊正中切口，逐层分离组织直至睾丸鞘膜脏层，切开睾丸鞘膜脏层后，即可提出睾丸，在睾丸下极可找到附睾尾部。左手固定附睾尾部，右手持注射器，将注射器针头朝与附睾管约45°方向，斜向刺入附睾管壁，直至针尖有落空感后，边向外抽拉针尖，边注入20% 消痔灵注射液0.2 ml。注射完毕后，按压注射部位片刻，然后逐层缝合肌肉、皮肤，伤口处喷洒少许硫酸庆大霉素注射液，在保证饮水条件下，普通块状饲料喂养。按照原分组情况分别放回笼中。麻醉失效后按常规饲养，观察大鼠阴囊部伤口3天（附睾炎进展很快，3天后炎症处于极期，由急性转为慢性，炎症的过程主要以修复作用为主）。

方法2： 尿致病性大肠杆菌诱导附睾炎动物模型。

（1）大肠杆菌的制备。尿致病性大肠杆菌菌株CFT 073在哥伦比亚血液琼脂培养皿中传播。新鲜的培养基在LB（LB-medium-powder）培养基中接种，生长至早期指数阶段（OD600 = 0.4～0.8），在shaker孵化器中37 ℃恒温培养。利用生长曲线计算活菌浓度。细菌（2×10^9 CFU）在室温下以4 500 g的离心率达到8分钟。在室温下用PBS洗涤一次，再用10 ml PBS稀释。

（2）大肠杆菌感染。雄性Wistar大鼠，体重200 g左右，大鼠在全身麻醉后，做一个阴囊切口，以暴露睾丸、附睾和输精管。以生理盐水悬浮液（约4×10^6 个细菌），在双侧输精管上，用30号的针头将近端输精管移植到尾侧。为了防止感染扩散，在注射部位使用了输精管。手术后，动物被放置在标准的住房条件下，直到第7天早晨注射后，用异氟醚过量处死。

（三）判断标准

鼠附睾尾部组织明显增大，颜色相对较暗，与周围组织有轻度粘连，附睾腔内组织充血水肿明显，腔内分泌物增多，部分组织纤维化明显，附睾管腔狭窄甚至闭塞。

三、睾丸炎动物模型

（一）疾病概述

睾丸炎（orchitis）通常由细菌和病毒引起。睾丸本身很少发生细菌性感染，由于睾丸有丰富的血液和淋巴液供应，对细菌感染的抵抗力较强。细菌性睾丸炎大多数是由于邻近的附睾发炎引起，所以又称为附睾-睾丸炎。常见的致病菌是葡萄球菌、链球菌、大肠杆菌等。病毒可以直接侵犯睾丸，最多见是流行性腮腺炎病毒，这种病原体主要侵犯儿童的腮腺。但是，这种病毒也好侵犯睾丸，所以往往在流行性腮腺炎发病后不久，出现病毒性睾丸炎。

（二）模型制备

方法1：冰醋酸诱导睾丸炎动物模型。

成年雄性昆明小鼠，2～3月龄，体重25～35 g。30 g/L 戊巴比妥钠腹腔注射麻醉，常规消毒，下腹正中切开腹腔，将右侧睾丸拉出体外，注入 1.75 mol/L 冰醋酸 0.03 ml，送睾丸还原位，关腹。

方法2：自身免疫性睾丸炎动物模型。

（1）小鼠睾丸混悬液的制备。9～10周昆明鼠。消毒后开腹取出双侧睾丸，撕去睾丸包膜，在 200 目不锈钢筛网上研磨，Hank's 液洗涤并离心 3 min，400 g，制成细胞浓度 1×10^7 个/毫升混悬液．即昆明鼠睾丸混悬液。

（2）小鼠睾丸炎模型的制作。雄性 10 周 BALB/C 鼠，体重 20～22 g。BALB/C 小鼠背脊皮下注射昆明鼠睾丸混悬液 0.1 ml，1 次/周，共 4 次。对照组注入无抗原的生理盐水。

（三）判断标准

HE 染色，模型可见生精上皮脱落、变薄，生精细胞排列紊乱，生精上皮出现空泡。严重者生精细胞大量脱落，睾丸中可见多核巨细胞，附在支持细胞之间或脱落入管腔。间质中血管增多，血管壁变厚，在血管周围和生精小管界膜附近，可见炎性细胞浸润。

第十节　骨骼肌系统炎症疾病动物模型

一、类风湿关节炎疾病动物模型

（一）疾病概述

类风湿关节炎（rheumatoid arthritis，RA）是一种病因未明的慢性、以炎性滑膜炎为主的系统性疾病。其特征是手、足小关节的多关节、对称性、侵袭性关节炎症，经常伴有关节外器官受累及血清类风湿因子阳性，可以导致关节畸形及功能丧失。

（二）模型制备

方法 1：　佐剂诱导类风湿关节炎（adjuvant arthritis，AA）动物模型。

弗氏佐剂分为完全佐剂（CFA）和不完全佐剂（IFA）。弗氏佐剂是将石蜡与无水羊毛脂按 2∶1 或 6∶4 的比例配成混悬液，采用雄性 Wistar 大鼠，体重 200 ~ 220 g，将充分乳化混匀的 CFA（终质量浓度 10 g/L）用足跖部皮下注射法，一侧一次注入 0.1 ml。原发病变主要表现为致炎局部的炎性反应，续发病后 10 ~ 20 天左右出现，20 天左右达到高峰。

方法 2：　完全弗氏佐剂诱导类风湿关节炎动物模型。

类风湿关节炎通常采用完全弗氏佐剂注射造模法，用 1 ml 注射器，抽取完全弗氏佐剂，在雌性 Wistar 大鼠（体重 200 ~ 220 g）鼠右后足足垫部皮下注射 0.1 ml/ 只，造模 15 天，注意避开涌泉穴，在晨 8∶00 ~ 9∶00 进行注射。

方法 3：　卵蛋白联合全弗氏佐剂诱导类风湿关节炎动物模型。

雄性 Wistar 大鼠，体重 200 ~ 220 g，卵蛋白溶解于生理盐水配成浓度为 20 mg/ml 的溶液，与等量弗氏佐剂混匀，注入大鼠背部皮下，每周一次，连续 3 周致敏，末次注射后 1 周于右侧后肢膝关节内注入 5 mg 溶解的卵蛋白，注射后置于标准动物饲养笼中自由活动及进食，发病后除研究部位的异常外无其他异常。24 h 内此关节出现红、肿、热、痛等急性炎症表现，发病率达 100%。

方法 4：　胶原诱导性关节炎（collagen-induced arthritis，CIA）动物模型。

（1）制备乳剂。将 CⅡ（Ⅱ型胶原）溶于 0.1 mol/L 乙酸中，在 4 ℃下搅拌使之充分溶解，质量浓度为 2 g/L，置 4 ℃冰箱中过夜；再将灭活的卡介苗置于液体石蜡中，配成 2 g/L 的 CFA，将二者等体积混合、乳化，制成 CII 乳剂（即每 ml 含 1 mg C Ⅱ 和 1 mg 卡介苗）。

（2）注射给药。采用 BALB/C 小鼠，雌雄各半，7 ~ 8 周龄，将该乳剂于每只小鼠的尾根部皮内注射 0.1 ml 致炎，第 20 天，腹腔注射该乳剂 0.1 ml 作为激发注射。

方法 5： 胶原诱导性关节炎动物模型。

将 Ⅱ 型胶原用 0.1 mol/L 的冰醋酸溶解后，配成 2 g/L 的溶液，加等体积不完全佐剂，使终质量浓度为 1 g/L。雌性 Wistar 大鼠，体重 200 ~ 220 g，用乙醚麻醉后，鼠背部剃毛，自鼠尾部开始，用 1 ml 乳剂分 4 ~ 6 个部位注射大鼠背部皮内，1 周后加强免疫 1 次，注射 0.5 ml 乳剂，建立胶原诱导的大鼠实验性关节炎动物模型。

方法 6： 卵蛋白（Ovalbumin）诱导的关节炎动物模型。

雌性 Wistar 大鼠，体重 200 ~ 220 g。将卵蛋白溶解于生理盐水，配成 20 g/L 的溶液，与等量弗氏佐剂混匀，注入大鼠背部皮下致敏，每次 1 ml，每周 1 次，连续 3 周致敏，末次注射后 1 周，于关节内注入 5 mg 溶解的卵蛋白，24 h 内此关节直径和表面温度大幅度上升，此后缓慢下降，至 14 ~ 21 天达到平台期，发病率达 100%。

（三）判断标准

关节炎评分，根据关节炎发病大鼠的关节红肿程度和范围以及关节肿胀变形情况，按 0 ~ 4 级进行评分如下：0 分，正常；1 分，踝关节有红斑及轻微肿胀；2 分，踝关节至趾关节或掌关节有红斑及轻微肿胀；3 分，踝关节至掌关节或趾关节有红斑及中度肿胀；4 分，踝关节至掌关节或趾关节有红斑及重度肿胀。每只实验鼠足趾单独评分，将四肢评分相加作为关节炎评分。

小贴士：

胶原作为免疫源诱导关节炎主要方法。Ⅱ 型胶原诱导的关节炎模型是将纯化的天然胶原溶于 0.1 mol/L 的醋酸，制成质量浓度为 1 g/L 的溶液，与等量的弗氏佐剂或不完全佐剂混合成稳定的乳剂。

二、骨关节炎动物模型

（一）疾病概述

骨关节炎（osteoarthritis，OA）是一种慢性、进行性、退行性关节病变，是临床上常见的关节疾病之一。该病的发病率与年龄和性别密切相关，病变主要累及全身的大关节，膝关节是其好发关节之一。

（二）模型制备

方法： 切除术诱导骨关节炎动物模型。

SD 大鼠，雄性，体重约 200 ~ 220 g。大鼠用 10% 的水合氯醛腹腔注射麻醉成功后，取仰卧位固定于手术台上，术区常规备皮、消毒、铺巾。选取模型组大鼠行右膝内侧副韧带离断加内侧半月板切除术建立右膝 OA 模型。右膝关节内侧切口切开皮肤，直视下切断并剪掉部分内侧副韧带，进入关节腔。将髌骨脱位推向外侧，膝关节屈曲位，切除内侧半月板。碘伏、生理盐水冲洗切口，使用 4-0 缝线逐层关闭切口（见图 3-2）。术后 2 h 所有大鼠清醒，正常进食水。术后每天每只大鼠肌肉注射青霉素 20 万 U 预防感染，连续应用 3 天。

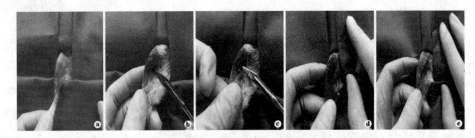

图 3-2　缝线关闭切口示意图

（三）判断标准

模型鼠关节间隙变窄，关节腔内可见剥脱的关节软骨及滑膜组织，关节软骨厚度变薄，关节软骨细胞出现变性、坏死，细胞排列紊乱，关节软骨出现明显退变，可见明显的滑膜细胞增生，排列紊乱，滑膜组织充血水肿，毛细血管增生，并可见炎细胞浸润；增生的滑膜组织形成绒毛状，可向软骨面爬行形成血管翳。在血管翳覆盖下的软骨表层可见明显的软骨表层组织的变性、坏死，并且可见广泛的软骨的侵蚀破坏。

三、强直性脊柱炎动物模型

（一）疾病概述

强直性脊柱炎（ankylosing spondylitis，AS）是一种主要累及骶髂关节、脊柱的慢性进行性炎性疾病，严重者可致脊柱畸形和关节强直。临床主要表现为腰、背、颈、臀、髋部疼痛以及关节肿痛，严重影响患者生存质量。

（二）模型制备

方法：蛋白聚糖诱导的强直性脊柱炎动物模型。

实验动物选用基因易感 BALB/c 雄性小鼠，6 周龄。模型组为阳性对照组，卵清蛋白组为阴性对照组。给模型鼠腹腔抗原注射 100 μg 蛋白聚糖（溶于 100 μl 完全弗氏剂），同样剂量的蛋白聚糖（溶于 100 μl 不完全弗氏佐剂），分别于第 0，3，6 周腹腔注射。阴性对照组给予腹腔注射非软骨相关抗原 - 卵清蛋白剂量、时间同模型组。

（三）判断标准

病理表型表现为椎间盘聚集大量软骨细胞，椎间隙变窄甚至融合、骨赘形成。

四、多发性肌炎动物模型

（一）疾病概述

多发性肌炎（polymyositis，PM）是一种以四肢骨骼肌受累为主要表现的获得性肌肉炎症性疾病，为特发性炎症性肌病（idiopathic inflammatory myopathy，IIM）中较为常见的一种。

（二）模型制备

方法：佐剂诱导多发性肌炎动物模型。

（1）肌匀浆制备。取新鲜兔骨骼肌组织，冰台上剔除其神经、血管、筋膜、脂肪组织，纯骨骼肌肉称重，按 20% 的重量体积比加入适量经高压灭菌的 PBS 缓冲液，冰水浴中用刀式匀浆机 1 700 r/min 匀浆 3 次，每次 30 s，间隔 30 s，4 层纱布覆盖入 4 ℃冰箱过滤。次日收集滤液再用磨式匀浆机 3 000 r/min 匀浆 3 次，每次 30 s，间隔 30 s。过滤后按 100 : 1 的体积加入去垢剂 Triton X-100，磁力搅拌器搅拌均匀，4 ℃离心机 2 500 r/min 离心 10 min，取上清液予考马斯亮蓝蛋白定量法进行蛋白浓度定量（20 mg/ml），分装后置于 –20 ℃冰箱内储存。使用时按所需浓度稀释，并与弗氏完全佐剂按 1 : 1 的体积比充分乳化后用于免疫动物。

（2）动物免疫。新西兰家兔，体重约 3.0 ~ 3.5 kg，每次给予模型动物骨骼肌肌匀浆 10 mg/kg 行背部皮下多点注射。每周免疫 1 次，连续免疫 5 周，前两周每次均同时腹腔注射百日咳毒素 2 μg。

（三）判断标准

模型鼠横纹模糊、消失，肌纤维排列紊乱，有不同程度的混浊、肿胀；可见大量单核吞噬细胞、部分中性粒细胞及少量淋巴细胞浸润，肌间结缔组织增生，肌纤维变性坏死。

五、痛风性关节炎动物模型

（一）疾病概述

痛风性关节炎（goutyarthritis）急性发作是尿酸钠（monosodiumurate，MSU）在关节及关节周围组织以结晶形式沉积引起的急性炎症反应。近年来，随着人们生活水平的提高，饮食结构的变化，糖、脂肪、蛋白质摄入量明显增加，痛风性关节炎的患病率呈现出逐年递增的趋势，并造成重大的经济负担及社会负担。

（二）模型制备

方法： 药物诱导痛风性关节炎动物模型。

（1）药物配制。称取氧嗪酸钾晶体，溶解于 97 ml 生理盐水中配成 3% 氧嗪酸钾溶液。尿酸钠溶液制备：称取微晶尿酸钠 250 mg，置于 45 ml 生理盐水中，再加 5 ml 吐温 80，加热搅拌，制成浓度 25 mg/ml 的尿酸钠溶液。

（2）模型制备。雄性 SD 大鼠喂养 1 周后采用随机数字表将其分组。按无菌操作方法，用 4 号注射针头，将 3% 的尿酸氧化酶抑制剂氧嗪酸钾摇匀后，以 1 ml/100 g 行腹腔内注射，2 次 / 天，连续注射 1 周后用 6 号注射针在大鼠右侧踝关节后侧沿跟腱内侧以 30° ~ 40° 方向插入至关节腔，将 0.2 ml 尿酸钠溶液（浓度：25 mg/ml）注入关节腔内，以关节囊对侧鼓起为注入标准。对照组连续腹腔注射生理盐水 1 周后，在右侧踝关节腔注射生理盐水；模型组连续腹腔注射氧嗪酸钾 1 周后，在右侧踝关节腔注射尿酸钠溶液。

造模期间观察大鼠的饮食、精神状态、大小便等情况，于造模前、造模后 4，12，24，48 h 测量关节周径，计算关节肿胀指数，以观察关节肿胀程度变化；造模 48 h 后，用 10% 水合氯醛按 3.5 ml/kg 腹腔注射麻醉，通过腹主动脉采血，以测血尿酸变化。

第十一节　免疫系统炎症疾病动物模型

本节介绍脾结核疾病动物模型。

一、疾病概述

脾结核（splenic tuberculosis）为全身性血行播散性结核的一部分。可存在多脏器结核，包括肺、胸膜、肝脏、内生殖器、皮肤、外耳道等。它可表现为弥漫的粟粒样结核结节，也可表现为慢性局灶性病变如结核瘤、结核脓肿。

二、模型制备

方法：结核分枝杆菌诱导脾结核动物模型。

（1）菌液制备人型结核分枝杆菌菌株 H37Rv，在改良罗氏培养基上，孵箱斜培养 3 周，刮取菌落，电子秤称取重量，研磨成匀浆后用无菌生理盐水稀释，制备成 0.05 g/L 的结核杆菌悬液，备用。

（2）注射给药。雄性 BALB/c 小鼠，体重 18 ~ 22 g，腹股沟上 0.5 cm 处备皮，温开水清洗，拭干，酒精消毒，用无菌地西泮注射液 0.13 毫升 / 只肌肉注射，5 min 后以 5 号针头从备皮部位中央斜向上腹腔进针，进针 2 cm 后注入结核分枝杆菌悬液 0.2 ml。

三、判断标准

脾组织大体标本见脾脏轻度肿胀，充血不明显。HE 染色见脾组织内可见典型炎性结节，结节由大量多核巨细胞、淋巴细胞包裹形成，成纤维细胞增生明显，结节内可见明显纤维组织，脾实质内散在多核巨细胞。抗酸染色见脾结节、多核巨细胞内散在红染、短小、尾部分支的抗酸染色杆菌。

第十二节　皮肤系统炎症疾病动物模型

一、皮肤血管炎症疾病动物模型

（一）疾病概述

皮肤血管炎（cutaneous vasculitis）是一类有皮肤表现的血管炎的总称，指以血管壁及周围炎症细胞浸润为特征，表现为红斑、丘疹、紫癜、皮下结节、水疱、血疱、坏死、溃疡等多种皮肤损害的疾病。损害可以是原发的皮肤损伤、系统性血管炎，也可以是系统性疾病的外在皮肤表现。其所累及的小血管的病变，主要包括小动脉、毛细血管及毛细血管后小静脉。

（二）模型制备

方法：　自身免疫皮肤血管炎症模型。

豚鼠，体重约 20 ~ 22 g，对背部进行剪毛，以 0.9% NaCl 1 ∶ 8 稀释过的羊抗兔免疫血清，皮内注射于背部，每只豚鼠注射两点，每点 0.1 ml。随后静脉注射 0.5% 伊文思蓝溶液，30 min 后观察背部皮肤，染蓝提示模型成功。

（三）判断标准

以肺、肾累及为主，全身多系统损害；病理表现为寡免疫复合物型，血管壁为纤维素样坏死；产生中重度的病变，若病情轻，病程短，不利于实验观察。

二、系统性红斑狼疮动物模型

（一）疾病概述

系统性红斑狼疮（systemic lupus erythematosus，SLE）是一种多系统损害的慢性自身免疫性疾病，可累及皮肤、关节及中枢神经系统等。

（二）模型制备

方法：　自发性诱导系统性红斑狼疮动物模型。

MRL/lpr 小鼠为自发性狼疮鼠模型，在 10 ～ 12 周龄开始出现病理变化，以血清中抗 dsDNA 等水平显著升高，提示模型成功。

（三）判断标准

根据 2011 年美国风湿病学会（american rheu-matism association，ACR）推荐的 SLE 诊断标准，凡具有下列 11 项准则中的任意 4 项以上（须包含 2 项免疫学标准），即可诊断为 SLE。这些准则包括颧部红斑、盘状红斑、光过敏、口腔或咽喉溃疡、关节炎、浆包膜、肾炎、神经障碍、血液系统异常等 9 项终末器官损伤，以及免疫性疾病和高滴度 ANA 等 2 项自身免疫指标，其中免疫性疾病又包括抗 DNA 抗体阳性、抗 Sm 抗体阳性、抗磷脂抗体阳性、狼疮抗凝物阳性、梅毒血清学检测假阳性等 5 项内容。

三、接触性皮炎动物模型

（一）疾病概述

接触性皮炎（contact dermatitis）亦称毒物性皮炎（dermatitis venenata），为皮肤或黏膜接触某些外界刺激物质或变应原发生的炎症反应。中医的漆疮、膏药风属于本病的范畴。皮损一般仅局限于接触部位，以露出部位为多，境界边缘清楚，形态与接触物大抵一致。但亦可因搔抓或其他原因将接触物带至身体其他部位而发病者，甚至因机体处在高度敏感状态而泛发全身接触性皮炎模型的制备。

（二）模型制备

方法：接触性皮炎动物模型。

雄性 BALB/C 小鼠，体重 18 ～ 22 g，于实验前 1 天剃净每只小鼠腹部毛发，面积约 2 cm×2 cm，实验当日用 7% 二硝基氟苯（dinitrofluorobenzene，DNFB）丙酮溶液 100 ml 外涂于腹部剃毛处，使其致敏，5 天后对每只小鼠右耳内侧搽 0.1% 二硝基氯苯（dinitrochlorobenzene，DNCB）丙酮溶液各 5ml 予以激发，且每隔 3 天激发 1 次，共 4 次。

（三）判断标准

模型鼠皮肤表层大量炎性细胞浸润，表皮细胞过度角化。

四、皮炎湿疹动物模型

（一）疾病概述

皮炎湿疹（eczematous dermatitis）的发病原因非常复杂，简单地分为内在因素和外在因素，二者之间难分主次，通常是互相联系，协同作用。外因如化学制剂、化妆品、动物毒素、鱼虾、花粉、尘埃、日晒、搔抓等。内因包括遗传因素、精神因素、机体的免疫因素、代谢因素等。心理因素对皮炎湿疹类皮肤病的影响越来越受到重视，皮炎湿疹的发生还可能与饮食、生活规律、环境等有一定关系。

（二）模型制备

方法 1： 二硝基氯苯诱导慢性皮炎湿疹动物模型。

幼年 Hartley 豚鼠，7% DNCB 丙酮溶液致敏 2 周之后，以 0.1% DNCB（1 周 1 次，持续 4 周）豚鼠耳部致敏，每次激发的 48 h 后有局部肿胀反应。完成激发 48 h 和 72 h 之后观察变化。

方法 2： 6- 甲基香豆素（6-methylcourmarin，6-MC）诱导光变态反应性皮炎动物模型。

采用昆明种小鼠，体重约 20 ~ 22 g，腹腔内注射环磷酰胺以增加光敏感性，环磷酰胺注射后 3 天，脱毛区外涂 20% 6-MC，照光（UVA 10 J·cm²），每天 1 次，重复后 2 步，共 3 次，最后 1 次致敏结束时，皮内注射弗氏完全佐剂。诱导后第 7 天激发，双耳外涂 10% 6-MC，照光。

（三）判断标准

皮肤病理可见表皮角化过度、角化不全，表皮增厚，表皮突延长，棘细胞水肿，真皮有淋巴细胞及少量嗜酸性粒细胞浸润说明模型建立成功。

小贴士：

（1）DNFB 建立的小鼠变态反应性接触性皮炎模型皮损的病理改变更接近于人类湿疹，此模型的建立，不仅给湿疹用药的筛选提供了一条途径，也从一个侧面证实小剂量或低浓度的抗原反复刺激可以诱发湿疹。

（2）用 DNFB 建立的小鼠变态反应性接触性皮炎已成为免疫学上研究Ⅳ型变态反应的经典模型。

（3）光变态反应性接触性皮炎（photoallergic contact dermatitis，PACD）

是一种暴露在阳光或者人工光源之后引起的皮肤疾病，可表现为多型皮疹，或使原有皮肤病变加重，该病并不少见，可累及各色人种。PACD 是细胞介导的对化学物质的免疫反应，引起 PACD 的化学物质需要紫外线（UV）的活化才能诱导和激发这个反应。6-MC 为光敏剂分别制作豚鼠和小鼠的 PACD 模型。

第十三节　五官炎症疾病动物模型

一、角膜炎动物模型

（一）疾病概述

角膜炎（keratitis）是指因角膜外伤，细菌及病毒侵入角膜引起的炎症，分溃疡性角膜炎（又名角膜溃疡）、非溃疡性角膜炎（即深层角膜炎）两类。溃疡性角膜炎又名角膜溃疡，绝大部分为外来因素所致，即感染性致病因子由外侵入角膜上皮细胞层而发生的炎症。非溃疡性角膜炎是指角膜实质内的弥漫性炎症。它多半是一种抗原抗体反应的表现，如先天性梅毒性角膜实质炎，但也可见于结核、病毒和某些霉菌的感染。

（二）模型制备

方法：　角膜炎动物兔模型制备。

成年新西兰白兔，体重 2.0 ~ 2.5 kg，使用患者真菌性角膜炎最常见的病原体烟曲霉。在接种之前，兔子用肌内氯胺酮（0.85 mg / kg）和甲基卡拉胶（0.15 ml / kg）进行全身麻醉。使用 29 号针头在基质内注射乳酸林格氏液（0.2 ml）以在角膜基质中形成空腔，随后使用第二根针将 0.2 ml 含有烟曲霉真菌的悬液注入空腔中。在接种时结膜下注射曲安西龙（10 mg），可在接种后第五天获得角膜炎模型。

（三）判断标准

1. 角膜透明程度评分

角膜轻度混浊，虹膜和瞳孔较清晰可见为 1 分；角膜混浊，虹膜和瞳孔尚可见为 2 分；角膜混浊，但尚未完全不透明评为 3 分；完全不透明评为 4 分。

2. 角膜表面评分

角膜表面不光滑为 1 分；角膜表面粗糙伴水肿为 2 分；角膜明显水肿伴溃疡或后弹力膜膨出为 3 分；角膜穿孔或前葡萄肿为 4 分。正常角膜按照以上 3 种评分均设定为 0 分。

二、结膜炎动物模型

（一）疾病概述

结膜炎（conjunctivitis）是结膜组织因外界和机体自身因素的作用而发生的炎性反应的统称。虽然结膜炎本身对视力影响并不严重，但是当其炎症波及角膜或引起并发症时，可导致视力的损害。

（二）模型制备

方法 1： 卵内蛋白诱发主动变应性结膜炎动物模型。

SD 大鼠，雄性，体重 200 ~ 220 g，腹腔注射卵白蛋白磷酸缓冲液 1 ml（含卵白蛋白 100 μg，硫酸铝钾 10 ~ 20 mg，pH 7.4）免疫。14 天后，各眼滴 1mol/L DL- 二巯基苏糖醇 10 ~ 20 μl，以消除结膜黏液屏障，提高攻击效果。15 min 后，对于判断血管通透性变化的动物，静脉注入 0.125% 伊文思蓝（1.25 mg/100 g）溶液 l ml，并用 5% 卵白蛋白 PBS 液 10 μl 滴眼攻击。

方法 2： 抗原诱发变应性结膜炎动物模型。

成年雄性豚鼠，用 10 μl 微量移液管，将豚草粉 1.25 mg 喷入动物鼻孔结膜下穹窿部，每日 1 次，连续 5 天，豚鼠在第 8 ~ 12 天再加强 1 次，在第 15 天对豚鼠进行抗原攻击，将豚草粉 1.25 mg 喷入结膜下穹隆部。

方法 3： 组胺诱导变应性结膜炎动物模型。

选用成年豚鼠静脉注射文思蓝溶液 l ml（1 mg/ml），30 min 后，麻醉豚鼠，用组胺 300 ng/10 μl 结膜下注射攻击，或组胺溶液 25 μl（7.5 ~ 10 μg/ml）滴眼攻击后观察结果。

方法 4： III 型变态反应结膜炎（兔反相被动 Arthus 反应）动物模型。

成年日本大耳大白兔，将兔抗牛血清白蛋白抗血清溶于 PBS 中，pH 7.2。取 100 μl 分 4 次给实验兔睑结膜内注射。术毕注射后第 9 天，静脉注射 0.15 mmol/L 异氰酸荧光素钠牛血清白蛋白 0.1 ml。30 min 后静脉注射牛 γ 球蛋白 50 μg/kg 激发变应性结膜炎子。

（三）判断标准

实验动物眼局部抗原攻击后 30 min，裂隙灯下判断组织反应，用下列记分法对反应定量（每眼最多 10 分）。①充血（睑结膜和球结膜）为 0：正常；1：结膜呈粉色；2：结膜呈红色；3：结膜呈暗红色，有瘀点、瘀斑。②水肿为 0：无；1：仅下眼睑水肿；2：上下眼睑均水肿，眼睑部分闭合；3：眼睑外剖，水肿明显，眼睑至少半关闭；4：上下睑及睑缘均水肿。③分泌物表现为 0：无；1：稀黏液状；2：眼睑及周围的毛发潮湿；3：眼睑及周围的毛发潮湿，稠黏液状。

小贴士：

（1）用豚草粉反复接触正常豚鼠或小鼠的鼻黏膜及结膜，刺激结膜组织产生特异性 IgE 抗体，附着于结膜的肥大细胞，受体使之主动过敏。当抗原攻击时，抗原—抗体结合，引起局部肥大细胞脱颗粒释放过敏物质．从而使局部血管的通透性增加，引起结膜充血及水肿，并伴有局部嗜酸细胞浸润。根据结膜充血的程度及嗜酸细胞浸润及肥大细胞脱颗粒程度判定结膜变态反应程度。

（2）虽然有四大类变态反应，但眼部变态反应是肥大细胞介导的 I 型变态反应。枯草热性结膜炎、春季角膜结膜炎、特应性角膜结膜炎、巨乳头状角膜结膜炎均主要参与 I 型变态反应。用于诱发 I 型变态反应的方法较多，常用的动物有人、鼠、豚鼠或小鼠。

（3）组胺为过敏介质，是引起变应性结膜炎的主要成分。组胺结膜下注射后直接引起结膜血管通透性增强导致组织水肿。

（4）5- 羟色胺为过敏介质，5- 羟色胺结膜下注射后可引起结膜血管通透性增强导致组织水肿

（5）Ⅲ型变态反应模型形成需要抗原的持续存在，抗原与对应抗体结合形成游离的免疫复合物，在一定条件下这种复合物沉积在 I 型管壁基底膜或组织间隙，通过激活补体、中性粒细胞或血小板，造成沉积部位炎症变化，可用于抗Ⅲ型变态反应药物筛选。

（6）当用抗原进行局部攻击时，引起激活的肥大细胞脱颗粒释放过敏介质，从而使局部血管的通透性增加，并伴有局部嗜酸细胞浸润，注入伊文思蓝，可渗出于眼组织内，引起组织水肿，根据结膜水肿程度、嗜酸细胞浸润及肥大细胞脱颗粒程度以及结膜组织提取液的光密度，判定血管通透性变化，以反映结膜变态反应的程度。

三、葡萄膜炎动物模型

(一)疾病概述

葡萄膜炎（uveitis）指的是虹膜、睫状体、脉络膜的炎症。虹膜和睫状体的血液供给同为虹膜大环，故二者经常同时发炎，总称为虹膜睫状体炎。如果脉络膜也同时发炎，则称为葡萄膜炎。葡萄膜炎是一种多发于青壮年的眼病，种类繁多，病因相当复杂，治疗不当可导致失明，在致盲眼病中占有重要地位，已引起世界范围内的重视。

(二)模型制备

方法：　内毒素诱导葡萄膜炎动物模型。

Lewis 大鼠，雄性，8 ~ 10 周龄，体重 160 ~ 180 g，健康无眼病。将人视网膜 s-Ag 多肽片断第 35 段抗原决定簇（human soluble antigen peptide 35，HS-AgP35）作为致敏原，HS-AgP35 冻干粉配制为 4 mg/ml 的抗原溶液，取 HS-AgP35 与等量 CFA 混合，充分乳化至膏状乳剂，水合氯醛腹腔注射麻醉大鼠，取 0.1 ml HS-Ag 乳化剂注射 Lewis 大鼠双后足垫、双后腿及背部皮下，同时腹腔注射百白破三联疫苗 0.1 ml。1 周后同法 2 次免疫。于 HS-Ag2 次免疫后次日，以 450 μg/ml 的伤寒杆菌内毒素 0.5 μl 于大鼠睫状体平坦部进针行玻璃体腔注射。

(三)判断标准

对实验大鼠的眼部表现进行炎性浸润组织学评分，0 分：无炎症反应，可见视网膜红光反射；0.5 分：虹膜血管轻度扩张、充血；1 分：虹膜血管中度充血，瞳孔缩小；2 分：前房轻度混浊，红光反射减弱；3 分：前房中度混浊，瞳孔可见，眼底红光反射较暗淡；4 分：前房重度混浊，瞳孔窥不清，眼底红光反射消失，眼球前突。

四、口腔溃疡动物模型

(一)疾病概述

口腔溃疡（dental ulcer）俗称"口疮"，是一种常见的发生于口腔黏膜的溃疡性损伤病症，多见于唇内侧、舌头、舌腹、颊黏膜、前庭沟、软腭等部位，这些部位的黏膜缺乏角质化层或角化较差。舌头溃疡指发生于舌头、舌腹部位的口腔溃疡。口腔溃疡通常预示着机体可能有潜在系统性疾病，口腔溃疡与胃溃疡、十二指肠溃疡、溃疡性结肠炎、局限性肠炎、肝炎、女性经期、维生素 B 族吸收障碍症、植物神经功能紊乱症等均有关。

（二）模型制备

方法 1： 氨甲喋呤诱导口腔溃疡动物模型。

昆明小鼠，雄性，体重约 20 ~ 22 g，用生理盐水将氨甲喋呤（methotrexate，MTX）配制成 1.6 mg/ml 的溶液，选用小鼠腹部皮肤消毒后，一次性腹腔注射 MTX 0.5 ml。小鼠口腔黏膜损伤病变率及积分率均较高，死亡率也很低。

方法 2： 石碳酸烧灼诱导口腔溃疡动物模型。

雌雄兼用的 SD 大鼠，体重 200 ~ 300 g，用一根 6 cm 长滴管，下端直径 2 mm，向内滴加 90% 石碳酸溶液至刚浸透小棉球，黏膜接触 30 s，可见该区域有直径约 2 mm 的白色损害，次日肉眼可见大鼠口唇边潮湿，流口水，颊黏膜处红肿，即造模成功。这些方法造模基本都在 7 天左右愈合。

方法 3： 冰醋酸烧灼法诱导口腔溃疡动物模型。

健康新西兰大白兔，体重 2.5 ~ 3 kg，用一内径 0.6 cm、长 3 cm 的玻璃管垂直固定于家兔口腔黏膜表面，向管内注入体积分数为 30% 的冰醋酸 0.2 ml，30 s 后用棉签蘸出冰醋酸，次日形成溃疡。

方法 4： NaOH 晶体法创伤性口腔溃疡动物模型。

成年 SD 大鼠在 10^9 L^{-1} 戊巴比妥钠（0.0259 kg^{-1}）麻醉下，用 NaOH 晶体在双侧下唇靠口角黏膜处烧灼 5 ~ 8 s，生理盐水冲洗后形成溃疡，10 ~ 13 天自然愈合。

方法 5： 注射空气和 10% 的 $CaCl_2$ 法创伤性口腔溃疡动物模型。

健康新西兰大白兔，4 月龄，体重 2.5 ~ 3 kg，先在白兔上口唇的齿面黏膜下注入空气 0.05 ml，再注入 10% $CaCl_2$ 溶液 0.05 ml。注射 $CaCl_2$ 后 2 ~ 3 h 局部出现红肿（约 5 cm），8 ~ 9 h 后局部形成化脓性溃疡（约 4 mm）。溃疡的周围红肿，中央凹陷糜烂，有少许脓液，8 ~ 10 天溃疡自然愈合，是化脓性溃疡模型。

方法 6： 机械方法创伤性口腔溃疡动物模型制备。

在成年金黄地鼠舌背部剪取 5 cm 宽上皮组织，造成创伤性溃疡，创面为圆形或椭圆形，直径 5 ~ 7 mm，深约 1 cm。第 2 天创面黄白色伪膜覆盖，形成溃疡面，周围黏膜充血水肿，7 ~ 14 天溃疡自然愈合。

方法 7： 硝酸银法创伤性口腔溃疡动物模型。

成年 SD 大鼠，体重 300 g 左右，双侧口角黏膜（口内三角区），将棉球蘸 30% 硝酸银溶液，黏膜涂抹 3 次，生理盐水冲洗后形成深达黏膜下表面积 1 cm^2 大小的黏膜溃疡，9 天左右自然愈合。

方法 8： 葡萄球菌液诱导口腔溃疡动物模型。

雌雄兼用的成年豚鼠，将 15 亿 CFU/ml 的表皮葡萄球菌菌液 0.07 ml 注入豚鼠口腔黏膜下，24 h 后在原注射部位再加强注射 1 次，注射量同前。在第 1 次注射后 48 h，形成的脓疱即自行溃破，形成溃疡。

方法 9： 金黄色葡萄球菌液诱导口腔溃疡动物模型。

选体重 2 ~ 2.5 kg 家兔，每天仅给予 30 g/kg 淀粉饼饮食，连续 7 天后，在其右侧下牙床后半部用镊子夹起黏膜造成 0.3 ~ 0.5 cm² 的创面，再用滴管滴一滴 2 000 个 / 毫升金黄色葡萄球菌溶液于创面上，从第 2 天起即用被上述菌液污染的镊子刺激创面，直至该部位出现 0.3 ~ 0.5 cm² 溃疡面（白色或淡黄色假膜覆盖）。

（三）判断标准

模型动物溃疡口腔黏膜可见黏膜有上皮层坏死、脱落，表面覆盖大量中性粒细胞和纤维性渗出物，黏膜伴见炎症细胞浸润。

小贴士：

（1）30％的冰醋酸烧灼法优点是不需麻醉、用量准确、容易控制、诱发的溃疡重复性好。

（2）豚鼠和兔是常见用于口腔溃疡中造模的动物，大鼠、小鼠、金黄地鼠等也可用于口腔溃疡的造模。

五、牙龈炎动物模型

（一）疾病概述

牙龈炎（gingivitis）指边缘龈、乳头龈、附着龈疾病，仅局限于牙龈组织而不损害牙龈深层的组织，也不包括其他疾病在牙龈的表征菌斑和微生物、牙垢、牙石、食物嵌塞，不良习惯和某些嗜好、化学物质刺激、错牙合不良修复体、放射线损害等使牙菌斑获得滋生的有利条件，牙菌斑成分的代谢物均能直接对牙龈组织发生破坏作用。

（二）模型制备

方法： 牙龈炎动物模型。

SD 大鼠，体重约 200 ~ 220 g，在戊巴比妥钠（200 mg/kg）麻醉下，用丝线缝扎大鼠双下门齿牙颈部，并在牙龈上缝两针固定，手术后饲喂正常饲料，饮 10% 蔗糖水。造模后 7 天进行牙龈局部血流测定及龈沟液谷草转氨酶含量测定。

（三）判断标准

模型鼠牙龈充血红肿有溃疡和浅牙周袋形成，且牙龈局部血流量和血流速度有增加的趋势。

六、牙周炎动物模型

（一）疾病概述

牙周炎（periodontitis）是累及四种牙周支持组织（牙龈、牙周膜、牙槽骨和牙骨质）的慢性感染性疾病，往往引发牙周支持组织的炎性破坏。牙周炎主要分为慢性牙周炎、侵袭性牙周炎、反映全身疾病的牙周炎、坏死性牙周病。

（二）模型制备

方法： 牙周炎动物模型。

SD 大鼠，雌雄兼用，体重约 200 ~ 220 g，大鼠在肌肉注射 200 mg / kg 的盐酸氯胺酮麻醉后，用丝线结扎双侧上颌第二磨牙牙颈部，结扎线尽量放入龈沟内，遇结扎线脱落重新结扎。结扎后给予 10% 的糖水代替饮水，7 天后观察牙龈炎模型是否建立。

（三）判断标准

牙龈上皮可见较重的糜烂甚至溃疡形成，牙槽骨破坏明显，较多动物可见死骨形成。

七、牙髓炎动物模型

（一）疾病概述

牙髓炎（pulpitis）是指发生于牙髓组织的炎性病变。牙髓是主要包含神经血管的疏松结缔组织，位于牙齿内部的牙髓腔内。深龋、楔状缺损等牙体硬组织疾病如不能得到及时有效的控制和治疗，均可引发牙髓炎，成为口腔中最为多发和常见的疾病之一。

（二）模型制备

方法： 牙髓炎动物模型。

SD 大鼠，雌雄兼用，体重约 200 ~ 220 g，经 70 mg/ml 水合氯醛腹腔注射（0.4 ml/100g）麻醉后，取仰卧位固定后，开口器撑开口腔，750 ml/L 乙醇消毒术区，然后用高速涡轮机及 1/2 圆钻于各大鼠左侧上颌第一磨牙近中窝处，间歇性磨除其牙体硬组织，待近髓透红时，用 4.5 号注射器针头（直径 0.45 mm）穿髓并使之暴露于口腔。

（三）判断标准

HE 染色表现为部分成牙本质细胞层排列严重紊乱，部分成牙本质细胞变性、坏死，大量炎性细胞浸润，血管明显扩张，管腔内存在大量红细胞。

八、腭裂动物模型

（一）疾病概述

唇腭裂（cheilopalatognathus）是口腔颌面部最常见的先天性畸形，平均每生 700 个婴儿中就有 1 个患唇腭裂。唇腭裂不仅严重影响面部美观，还因口、鼻腔相通，直接影响发育，经常招致上呼吸道感染，并发中耳炎。

（二）模型制备

方法 1： 化学药物诱导腭裂动物模型。

通过在特定妊娠时期给予 ICR 小鼠致突变性致畸物甲基 N- 硝基亚硝基胍（N- methyl- N'- nitro- N- nitrosoguanidine，MNNG），雌雄 ICR 小鼠于前一天 18：00 合笼，次日晨 8：00 取出，查见阴栓者为孕。将孕鼠腹腔注射 MNNGD 混悬液，给药体积均为 0.1 ml / 10 g。

方法 2： 环磷酰胺诱导唇腭裂动物模型。

采用孕猴，于妊娠第 27 ~ 29 天肌注环磷酰胺 5 ~ 10 mg/kg，给药前 1 h 给予异烟肼 25 mg/kg 以增致畸作用。所诱导的唇和（或）腭裂的发生率为 42.9%。

（三）判断标准

模型动物绝大多数两侧腭板发育小全，体积较小，不能在中线处相互接触融合，极少部分发现只有单侧腭板上抬，预示腭裂已发生。

九、鼻窦炎动物模型

（一）疾病概述

一个或多个鼻窦发生炎症称为鼻窦炎（nasosinusitis），累及的鼻窦包括上颌窦、筛窦、额窦和蝶窦，这是一种在人群中发病率较高的疾病，影响患者生活质量。鼻窦炎可分为急性、慢性鼻窦炎2种。急性鼻窦炎多由上呼吸道感染引起，细菌与病毒感染可同时并发。慢性鼻窦炎较急性者多见，常为多个鼻窦同时受累。

（二）模型制备

方法1： 慢性鼻窦炎动物模型。

健康新西兰大白兔，体重约3.0～3.5 kg，鼻背正中的毛剪短、刮光。常规消毒、铺巾，1%利多卡因术区浸润、麻醉，沿鼻背正中线切一纵长切口，随机选取一侧上颌窦前壁，分离皮下组织及骨膜。用上颌窦穿刺针在上颌窦前壁钻开一直径大约1.5 mm的小孔。取少量棉絮通过上颌窦前壁所钻的小孔，将其置放在窦口及窦腔中，不必完全堵塞窦口。而后用1 ml注射器抽取1 ml金黄色葡萄球菌悬浊液，小心缓慢地通过小孔注入各治疗组窦腔内。碘伏消毒手术创面，将骨膜、皮肤逐层缝合。饲养42天，建立慢性鼻窦炎动物模型。

方法2： 致病菌肺炎链球菌（streptococcus pneumoniae）诱导鼻窦炎动物模型。

SD大鼠，体重约200～220 g，实验前致病菌肺炎链球菌经大鼠活体接种传代2次，于37℃下，CO_2培养箱中培养24 h，灭菌生理盐水稀释至1.2×10^9 CFU/ml（即3个McFarland标准混浊度）的细菌悬液备用。氯胺酮100 mg/kg腹腔注射麻醉，常规消毒铺巾。整个过程保持无菌操作。实验动物左侧鼻腔置入修剪适宜的、大小约2 mm×3 mm×20 mm的棒状止血棉，滴加0.1 ml肺炎链球菌菌液于止血棉上，喂养2周后观察造模是否成功。

（三）判断标准

1. 症状

观察动物有无打喷嚏、流涕、眼睛发红、流泪等症状。

2. 上颌窦内镜观察

用直径 2.7 mm 鼻内镜观察并记录上颌窦内情况。

3. 组织病理学分析

动物处死后，完整取出上颌窦黏膜，切除右侧筛窦（包括骨组织和黏膜），固定，切片，染色，显微镜下观察、摄像。

十、过敏性鼻炎动物模型

（一）疾病概述

过敏性鼻炎（allergic rhinitis）即变应性鼻炎，是指特应性个体接触变应原后，主要由 IgE 介导的介质（主要是组胺）释放，并有多种免疫活性细胞和细胞因子等参与的鼻黏膜非感染性炎性疾病。其发生的必要条件有 3 个：特异性抗原，即引起机体免疫反应的物质；特应性个体，即所谓个体差异、过敏体质；特异性抗原与特应性个体二者相遇。

（二）模型制备

方法 1： 卵蛋白（ovalbumin，OVA）诱导过敏性鼻炎动物模型。

豚鼠，雌雄各半，体重 220 g 左右。OVA 和 $Al(OH)_3$ 以 1：30 的比例溶于生理盐水，使 OVA 浓度为 0.1% 作为致敏剂。腹腔注射上述溶液 1 ml，每日一次，连续 10 天。

方法 2： 2, 4- 二异氰酸甲苯酯滴鼻诱导过敏性鼻炎动物模型。

豚鼠，雌雄各半，体重 220 g 左右。将 2, 4- 二异氰酸甲苯酯制成 10% 的橄榄油溶液作为致敏剂，滴鼻，每侧 10 μl，连续 10 天。间隔 5 天后改为隔日激发 1 次，连续 5 次。

方法 3： 真菌作为致敏原的过敏性鼻炎滴鼻豚鼠模型。

豚鼠，雌雄各半，体重 220 g 左右。以互隔交链孢霉滴鼻激发，每侧鼻孔滴加 40 μl，隔日 1 次，连续 5 次。

（三）判断标准

鼻痒：轻搔鼻 1 ~ 2 次为 1 分，剧烈搔抓鼻四周 2 分；喷嚏：1 ~ 3 个为 1 分，4 ~ 10 个 2 分，10 个以上 3 分；清涕：流至鼻孔为 1 分，超出前鼻孔 2 分，涕流满面 3 分。行为叠加，总分 > 5 分表示造模成功。

十一、中耳炎动物模型

（一）疾病概述

中耳炎（otitis media）是累及中耳（包括咽鼓管、鼓室、鼓窦及乳突气房）全部或部分结构的炎性病变，好发于儿童。可分为非化脓性及化脓性两大类。非化脓性者包括分泌性中耳炎、气压损伤性中耳炎等，化脓性者有急性和慢性之分。特异性炎症太少见，如结核性中耳炎等。

（二）模型制备

方法 1：内毒素（endotoxin，ET）诱导中耳炎动物模型。

SD 大鼠，体重约 200 ~ 220 g，实验前所有动物耳廓反射正常，手术显微镜下检查双侧鼓膜均正常。氯胺酮（1 mg/kg）加芬太尼肌肉注射麻醉后取仰卧位固定。颈部备皮，取右侧下颌骨内缘切口，小心钝性分离暴露听泡。以微量加样器抽取 35 μl 内毒素内皮肽 ET 经听泡壁轻轻刺入中耳腔，再于距此穿孔 2 mm 处轻刺破听泡，以平衡注射时中耳腔压力，防止鼓膜破裂。经前一穿孔将 ET 注入中耳后用骨蜡封闭两穿孔。缝合切口。观察鼓膜确无破裂并见积液征后送动物房分笼饲养。

方法 2：内毒素脂多糖（lipopolysaccharide，LPS）诱导中耳炎动物模型。

SD 大鼠，体重约 200 ~ 220 g，用氯胺酮（1 mg/kg）肌肉注射麻醉后取仰卧位固定，颈部备皮，碘酒和酒精消毒。取右侧下颌骨内缘切口，小心钝性分离暴露听泡。小心分离其表面软组织，暴露听泡壁，并剥离其表面骨衣。以微量加样器抽取 35 μl LPS 经听泡壁轻轻刺入中耳腔，再于距此穿孔 2 mm 处轻刺破听泡，以平衡注射时中耳腔压力，防止鼓膜破裂。经前一穿孔将 LPS 注入中耳后，用骨蜡封闭两穿孔，缝合切口。观察鼓膜确无破裂并见积液征后手术结束，送动物房分笼饲养。

（三）判断标准

中耳腔内有渗出液，以浆液性为主，稀薄呈水样，为淡黄色。鼓室黏膜充血水肿，毛细血管增多，通透性增加，黏膜内主要为中性粒细胞浸润，有少量的淋巴细胞，且黏膜上皮纤毛出现不同程度的倒伏或脱落。咽鼓管黏膜上皮无明显充血水肿，无炎性细胞浸润，但纤毛出现不同程度倒伏及脱落。

十二、耳聋性疾病动物模型

(一)疾病概述

耳聋（deafness）是听觉器官对声音的传导、感受或综合分析部分的功能异常而引起的听力下降。

(二)模型制备

方法 1： 3-硝基丙酸诱导耳聋动物模型。

雄性 Wistar 大鼠，体重 200～250 g，用 2% 戊巴比妥钠（40 mg/kg，IP）麻醉后，电热毯包裹，维持肛温（38±0.5）℃。严格无菌操作，耳后切口，暴露听泡，在体视显微镜下，先在圆窗龛滴入 5 μl 3-硝基丙酸，再将微量进样器放在圆窗龛，使 3-硝基丙酸溶液通过圆窗膜缓缓渗入耳蜗鼓阶，维持圆窗表面朝上体位10 min。最后消毒，缝合切口。

方法 2： 内耳注射诱导耳聋性疾病动物模型。

新生 ICR 鼠采用低温麻醉，包埋于冰中麻醉后，术区以碘伏和 70% 酒精消毒，置于冰袋上，取右侧卧位，在手术显微镜下，以显微剪于距左耳后沟 1 mm 处剪开皮肤，皮下组织稍向两侧分离后，以微型眼科动物撑开器撑开皮肤，即可见到胸锁乳突肌，稍向下分离下颌下腺后可见面神经，撑开胸锁乳突肌和下颌下腺，暴露白色耳环后缘，轻轻挑开并向前推移，暴露耳蜗侧壁及镫骨动脉，轻轻推开镫骨动脉下方膜性组织，将玻璃微电极（尖端直径 15～20 μm）直接穿刺耳蜗底回外侧壁，利用纳升级显微注射系统将新霉素溶液（1 μmol/ml、10 μmol/ml、50 μmol/ml、100 μmol/ml）注射完毕停留约 15 秒后拔出玻璃微电极，将耳蜗侧壁的膜性组织复位，并将耳后切口复位，无须缝合。

(三)判断标准

模型动物除明显的急性中耳炎外，可见内耳组织广泛的炎性损害，耳蜗螺旋轴静脉、内淋巴囊囊周、血管纹和螺旋韧带充血水肿、炎细胞浸润、细胞结构破坏，以及 Corti 器的毛细胞变性等内耳广泛的炎症。

小贴士：

3-硝基丙酸（3-nitrop ropionic acid，3-NP）是一种线粒体毒素。

参考文献

[1] CIOFI DAM, ESPOSITO S, PAROLA L, et al. In-hospital management of children with bacterial meningitis in italy[J]. Italian Journal of Pediatrics, 2014（40）: 87.

[2] 武俊平, 吴琦. 结核性脑膜炎诊断与治疗研究进展 [J]. 国际呼吸杂志, 2005（25）: 49-51.

[3] 唐勇军, 李新中, 鄢慧明, 等. 清开灵和黄芩苷辅助治疗对兔大肠杆菌脑膜炎的保护作用的比较 [J]. 中国现代医学杂志, 2010（20）: 329-333.

[4] ZHOU S, CHEN X, XUE R, et al. Autophagy is involved in the pathogenesis of experimental autoimmune neuritis in rats[J]. Neuroreport, 2016（27）: 337.

[5] LI H, LI XL, ZHANG M, et al. Berberine ameliorates experimental autoimmune neuritis by suppressing both cellular and humoral immunity[J]. Scandinavian Journal of Immunology, 2014（79）: 12-19.

[6] GONSALVEZ DG, DE SILVA M, WOOD RJ, et al. A functional and neuropathological testing paradigm reveals new disability-based parameters and histological features for p0180 190-induced experimental autoimmune neuritis in c57bl/6 mice[J]. Journal of Neuropathology & Experimental Neurology, 2017（76）: 89.

[7] XUE X, FENG G, LI M, et al. Amelioration of experimental autoimmune encephalomyelitis by blys autovaccine[J]. Vaccine, 2008（26）: 2873-2881.

[8] CHEN Y, HANCOCK WW, MARKS R, et al. Mechanisms of recovery from experimental autoimmune encephalomyelitis: T cell deletion and immune deviation in myelin basic protein t cell receptor transgenic mice[J]. Journal of Neuroimmunology, 1998（82）: 149.

[9] 尚立芝, 张紫娟, 谢文英, 等. 爱罗咳喘宁对慢性阻塞性肺疾病大鼠肿瘤坏死因子-α、巨噬细胞炎性蛋白 -2、髓过氧化物酶、炎细胞及肺组织病理变化的影响 [J]. 中国老年学, 2015: 5705-5708.

[10] 刘婷婷, 戴璐, 王绿娅, 等. 烟曲霉提取物诱导小鼠哮喘模型的建立 [J]. 心肺血管病杂志, 2015（34）: 137-140.

[11] JR LES, GUERREIRO D, NOBLE B, et al. Immunopathology of experimental

bronchiectasis[J]. American Journal of Respiratory Cell & Molecular Biology, 1989(1): 297–304.

[12] 郭霞, 喻昌利, 安庆丽, 等. 老年重症肺炎患者病原学分布及预后危险因素分析 [J]. 广东医学, 2016（37）: 873–875.

[13] 聂海贞. 儿童重症肺炎病原菌分布特点及抗菌药物耐药趋势分析 [J]. 大家健康 (学术版), 2016, 10（09）:209–210.

[14] 赵振江, 赵瑞斌, 姚泽忠. 建立幼龄 SD 大鼠肺炎克雷伯杆菌肺炎模型的一种新 方法 [J]. 中国现代医生, 2009（47）: 22–23.

[15] 陈业民, 黄文杰, 李胜利, 等. 肺炎克雷伯菌致大鼠重症肺炎模型的建立 [J]. 南 方医科大学学报, 2005（25）: 1498–1502.

[16] 卢伟波, 赵子文, 钟维农, 等. 肺炎克雷伯杆菌致大鼠重症肺炎模型的改良与评 估 [J]. 中国病理生理杂志, 2013（29）: 571–576.

[17] LISTED N. Thrombo–angiitis obliterans: A study of the vascular lesions leading to presenile spontaneous gangrene, M.D.: published, 1908 In The American journal of the medical sciences[J]. American Journal of the Medical Sciences, 1973, 266（04）: 278–291.

[18] LIAO J, HAO F, ZHONG BY, et al. Detection of plasma β –d–glucan in systemic candidiasis of rats[J]. Journal of Clinical Dermatology, 2003（07）:373–375.

[19] WAN L, ZHU JS, ZHI–FENG LI, et al. Effect of lisea cubeba oil on disseminated candidiasis of mice[J]. Chinese Journal of Mycology, 2006（04）: 211–214.

[20] KUMAR V, COTRAN RS. Robbins basic pathology[M]. Elsevier/Saunders, 2013.

[21] AHO HJ, NEVALAINEN TJ, Aho AJ. Experimental pancreatitis in the rat[J]. European Surgical Research, 1980（15）: 28–36.

[22] AHO HJ, NEVALAINEN TJ. Experimental pancreatitis in the rat. Ultrastructure of sodium taurocholate–induced pancreatic lesions[J]. Scand J Gastroenterol, 1980（15）: 417–424.

[23] OMURA N, KASHIWAGI H, CHEN G, et al. Establishment of surgically induced chronic acid reflux esophagitis in rats[J]. Scandinavian Journal of Gastroenterology, 1999（34）: 948–953.

[24] 刘树民, 崔晓旭, 陈平平, 等. 两种甲状腺功能亢进症动物模型的对比研究 [J]. 中国比较医学杂志, 2014（24）: 19–24.

[25] 侯芳玉，高庆英，郭超．大鼠急性逆行性肾盂肾炎模型的制作 [J]. 中国比较医学杂志，1998（01）：34-37.

[26] GLASS JI, LEFKOWITZ EJ, GLASS JS, et al. The complete sequence of the mucosal pathogen ureaplasma urealyticum[J]. Nature, 2000（407）：757-762.

[27] 杨建宏，张俊威，王伟明，等．解脲栓体外抗解脲支原体作用 [J]. 中药药理与临床，2006（22）：68-69.

[28] DENGMEI YE, WANG P, CHEN J, et al. Development of murine model of experimental autoimmune thyroiditis[J]. Acta Academiae Medicinae Wannan, 2015（34）：10-12.

[29] 王哲，师伟，徐丽．可逆性输卵管栓塞型节育器对盆腔炎模型雌兔血清白介素 -6、白介素 -8、c 反应蛋白的影响 [J]. 中医外治杂志，2012（21）：14-15.

[30] 张志鹏．当归芍药散对慢性盆腔炎模型 大鼠分子免疫调控的影响 [D]. 呼尔浩特：内蒙古医科大学，2015.

[31] 李冬冬，庞琴霞，朱敏，等．阴道炎动物模型制备方法研究进展 [J]. 实验动物与比较医学，2016（36）：317-322.

[32] 宋国宏，张晨，李文玉，等．免疫性前列腺炎模型炎症持续时间研究 [J]. 中国男科学杂志，2010（24）：49-50.

[33] 康健．旋磁场对大鼠前列腺炎模型炎症介质的影响 [D]. 重庆：重庆医科大学，2007.

[34] 梁文涛．枸橘汤加味治疗慢性附睾炎大鼠动物模型的实验研究 [D]. 南宁：广西中医药大学，2011.

[35] LU Y, BHUSHAN S, TCHATALBACHEV S, et al. Necrosis is the dominant cell death pathway in uropathogenic escherichia coli elicited epididymo-orchitis and is responsible for damage of rat testis[J].Plos One, 2013, 8（1）：e52919.

[36] ABDELWAHHAB MA, IBRAHIM A, ELNEKEETY AA, et al. Panax ginseng c.A. Meyer extract counteracts the oxidative stress in rats fed multi-mycotoxins-contaminated diet[J]. Comunicata Scientiae, 2012（3）：143-153.

[37] 李晖，邓春雷．火针对类风湿关节炎模型大鼠血清皮质醇和 il-1β 的影响 [J]. 上海针灸杂志，2006（25）：37-39.

[38] 王建杰，罗文哲，齐建祥，等．川芎嗪对类风湿关节炎模型大鼠关节滑液 rank/rankl/opg 表达的影响 [J]. 中国老年学，2011（31）：833-835.

[39] 崔延安, 刘钊, 黄海青. 兔膝关节类风湿关节炎模型 mr 不同序列的表现与病理变化 [J]. 中国医学影像技术, 2009（25）: 1957-1960.

[40] TREBTHAM DE, TOWNES AS, KANG AH. Autoimmunity to type ii collagen an experimental model of arthritis[J]. Journal of Experimental Medicine, 1977（146）: 857.

[41] MODER KG, NABOZNY GH, LUTHRA HS, et al. Immunogenetics of collagen induced arthritis in mice: A model for human polyarthritis[J]. Regional Immunology, 1992（4）: 305.

[42] 刘琼, 王晨瑶, 方剑乔. 类风湿性关节炎动物模型的研究进展 [J]. 医学综述, 2006（12）: 313-316.

[43] WOLLHEIM FA, TELHAG H, HENRICSSON A, et al. Prevention of joint destruction in antigen-induced arthritis[J]. Clinical Immunology & Immunopathology, 1994（70）: 19.

[44] Bárdos T, Szabó Z, Czipri M, et al. A longitudinal study on an autoimmune murine model of ankylosing spondylitis[J]. Annals of the Rheumatic Diseases, 2005（64）: 981.

[45] HANYECZ A, BERLO SE, Szántó S, et al. Achievement of a synergistic adjuvant effect on arthritis induction by activation of innate immunity and forcing the immune response toward the th1 phenotype[J]. Arthritis & Rheumatology, 2004（50）: 1665-1676.

[46] DIETRICH G, VIRET JF, HESS J. Mycobacterium bovis bcg-based vaccines against tuberculosis: Novel developments[J]. Vaccine, 2003（21）: 667-670.

[47] 徐叔云. 药理实验方法学 [M]. 北京: 人民卫生出版社, 1985.

[48] 梁涛, 瞿凌晨, 梁卫, 等. Lcqg 对 mrl/lpr 狼疮鼠抗 ds-dna 抗体、igg、iga 水平的影响 [J]. 中国免疫学杂志, 2013（29）: 288-291.

[49] MAN-NI FU, XIE CL, SHI N, et al. Therapeutic effect and discussion of mechanism of mizolastine on murine allergic contact dermatitis[J]. Anhui Medical & Pharmaceutical Journal, 2016（20）: 836-839.

[50] OF D, SECOND T, XIAN J. Establishing the animal asthma model allergic to chenopodium pollen allergen[J]. Shaanxi Medical Journal, 2010（39）:1113-1116+1273.

[51] ZONG–YAN XU, TIE WU. Progress in animal model of dermatitis and eczema[J]. Chinese Journal of Clinical Pharmacology & Therapeutics, 2005（07）：730–733.

[52] GARCIA ML, HERRERAS JM, Dios E, et al. Evaluation of lectin staining in the diagnosis of fungal keratitis in an experimental rabbit model[J]. Veterinary Ophthalmology, 2003（6）：89–90.

[53] YAN X. Animal models of allergic conjunctivitis[J]. Chinese Ophthalmic Research, 2001（19）：181–183.

[54] 苗明三，徐玉茵，刘会丽. 口腔溃疡动物模型研究进展 [J]. 中医药学刊, 2006（24）：1636–1637.

[55] 郭德玉，叶翠飞，梁秀敏，等. 大鼠实验性牙龈炎模型的制作及客观评定方法 [J]. 实验动物科学, 2011（28）：63–65.

[56] WU Y, ZHAO X, CHEN Y, et al. A comparative study utilizing different methods for establishing an experimental periodontitis model in rats[J]. Journal of Sichuan University, 2003（34）：742.

[57] GAO L, HONG–SHI LI, YAN L, et al. Establishment and verification of rat experimental hyperalgesic pulpitis[J]. Chinese Journal of Conservative Dentistry, 2015（25）:299–303+328.

[58] JIANG–BO Z, MU–QUAN Y, RONG–fANG C, et al. Establishment of mouse model of cleft palate induced by n–methyl–n'–nitro–n–nitrosoguanidine and retinoic acid[J]. Academic Journal of Second Military Medical University, 2005（1）：22.

[59] HUI LI, ZHU TM. Experimental study of biyuanshu influencing il–8 and tnf–α mrna expression in rabbits of chronic rhinosinusitis[J]. Chinese Journal of Experimental Traditional Medical Formulae, 2010（16）:193–197.

[60] DONG P, YIN X, ZHANG T, et al. Comparison of allergic rhinitic models induced by various allergens[J]. China Pharmacist, 2014（17）：196–198.

[61] XIPING LI, ZHAO S, DAI H, et al. Expression of tumor necrosis factor–α in experi-mental otitis media with effusion[J]. Chinese Archives of Otolaryngology–Head and Neck Surgery, 2005（04）:247–249

[62] XIPING LI, WENQING MU, ZHAO S, et al. Establishment and evaluation of secretory otitis media model induced by endotoxin[J]. Chinese Archives of Otolaryngology–Head and Neck Surgery, 2007, 14（8）：460–465.

[63] LUO R, KONG W, CHEN H. The injury mechanism of stria vascularis in the sudden-onset sensorineural hearing loss model induced by mitochondrial toxin[J]. Chinese Journal of Histochemistry & Cytochemistry, 2009（18）:128-131.

[64] 胡凌翔, 吴皓, 石复辛. 内耳注射药物建立新生鼠耳聋动物模型 [J]. 听力学及言语疾病杂志, 2013（21）: 61-65.

第四章　精神障碍类疾病动物模型

第一节　抑郁症疾病动物模型

本节介绍抑郁症动物模型。

一、疾病概述

抑郁障碍（depression），以显著而持久的心境低落为主要临床特征，是心境障碍的主要类型。临床可见心境低落与其处境不相称，情绪的消沉可以从闷闷不乐到悲痛欲绝，自卑抑郁，甚至悲观厌世；可有自杀企图或行为，甚至发生木僵；部分病例有明显的焦虑和运动性激越；严重者可出现幻觉、妄想等精神病性症状。每次发作持续至少 2 周，长者甚或数年，多数病例有反复发作的倾向，每次发作大多数可以缓解，部分可有残留症状或转为慢性。

二、模型制备

方法 1：　强迫游泳诱发行为绝望（behavioural despair）模型。

健康雄性昆明种小鼠，体重 18 ~ 22 g。小鼠游泳 2 min 后，立即开始观察，观察时间持续 4 min，记录小鼠在水中停止挣扎或者呈漂浮状态，仅微小肢体运动以保持头部浮在水面的持续时间（即不动时间）。

方法 2：　悬尾诱发行为绝望动物模型。

健康雄性昆明种小鼠，体重 18 ~ 22 g。将小鼠尾部在距尾尖 2 cm 处黏在一根水平木棍上，使小鼠成倒挂状态，头部距离桌面 5 cm，悬挂处两侧及后部用挡板隔开小鼠视线，观察 6 min，记录后 5 min 内小鼠的累计不动时间。

方法 3：　获得性无助（learned helplessness）动物模型。

Wastar 雄性大鼠，体重 180 ~ 220 g，第 1 天通过有盖的 20 cm × 10 cm × 10 cm 笼子内的铜丝（1.5 cm 间隔）传送 60 次随机的无法逃避的足部电击（0.8 mA，持续 15 s，每 60 ± 15 s 1 次），对照大鼠放于相同笼中，但不给予电击。在无可逃避的电击之后 48 h（第 3 天）开始进行回避训练，以便于评价逃避和回避行为。实验时，使用 60 cm × 21 cm × 10 cm 的穿梭箱（原实验中应用的为 60 cm × 21 cm × 30 cm 的穿梭箱），其底面由铜丝构成（1.0 cm 间隔），穿梭箱被一块带有 7 cm × 7 cm 小门的纸板隔成两个相同的箱子。将动物单个地放入穿梭箱的一端，使其适应测试环境 5 min，然后进行 30 次回避训练（每次之间间隔 30 s）。每次训练最初 3 s 出现一个光信号，允许动物在此期间到达另一端的箱中以回避电击。若此期间无回避反应发生，则光信号再持续 3 s，同时还出现一个 0.8 mA 的足部电击，持续 3 s 后，电击和光信号同时自动停止。此期间若无逃避反应发生，记作 1 次逃避失败。在第 3 天、第 4 天、第 5 天均进行 1 期回避训练，每只大鼠均记录其逃避失败次数。

方法 4：慢性轻度不可预见性应激（chronic unpredictable mi ld strsss，CUMS）动物模型。

健康雄性昆明种小鼠，体重 18 ~ 22 g。随机进行 8 种刺激：①鼠笼倾斜（45°）24 h。②禁食 24 h。③禁水 24 h。④夹尾 2 min。⑤潮湿垫料 24 h（每 100 g 玉米芯加 200 ml 水）。⑥通宵照明。⑦足底电击 300 s。⑧ 4℃冰水游泳 5 min。随机安排 6 周，每天 1 种刺激，为尽量减少组间刺激的差异性，各组每天给予相同刺激，且同种刺激不连续出现，使小鼠不能预料刺激的发生。

方法 5：慢性不可预见性应激（chronic unpredictable strsss，CUS）动物模型。

Wastar 雄性大鼠，体重 180 ~ 220 g，采用 CUMS 与孤养模式相结合的方式，对模型组大鼠随机采用冰水强迫游泳（4℃）6 min，热应激（40℃）5 min，电击足底 1 min，鼠笼倾斜 45°，禁食禁水 24 h，悬尾 3 min，噪声刺激 3 min，强光刺激 2 min 及潮湿鼠笼 24 h，9 种不同刺激，每天随机采用一种方式，共持续 6 周。分别于刺激第 2 周末、第 4 周末及第 6 周末检测大鼠相应指标。

方法 6：利血平拮抗诱发抑郁动物模型。

Wastar 雄性大鼠，模型组大鼠予腹腔注射利血平注射液 4 mg/（kg·d），从大鼠 8 周龄开始，持续 8 周。

方法 7：药物 5- 羟色氨酸（5-HTP）诱导甩头行为动物模型。

Wastar 雄性大鼠，体重 180 ~ 220 g，按 100 mg/kg 的剂量皮下注射帕吉林液（10 ml/kg），90 min 后，按 10 mg/kg 的剂量腹腔注射 5-HTP，连续给药 7 天，并分别在第 3 天，第 7 天给药 15 min 后，记录甩头率。

方法 8：　孤养诱导抑郁动物模型。

健康雄性昆明种小鼠，体重 18 ~ 22 g。采用慢性不可预知与孤养结合方法进行，每笼 1 只，刺激包括：冰水游泳（0℃,5 min）、禁食（24 h）、禁水（24 h）、足底电击 5 min（36 V，20 秒 / 次，1 次 /10 秒）、昼夜颠倒（24 h）、潮湿鼠笼、夹尾 1 min，共 7 种，每天刺激 1 种，平均每种刺激随机刺激 3 次，共进行 21 d。

方法 9：　转基因动物抑郁模型——Fawn-Hooded（FH）大鼠。

Fawn-Hooded（FH）大鼠，FH 大鼠的祖系是远交系的 Wistar（wistar kyoto）大鼠。纽约卫生中心教授 W. Jean Dodds 将此大鼠近亲繁殖了 19 代，得到了 FH/Wjd 品系。喜好嗜酒，可将乙醇摄入量作为评价抑郁的指标，FH/Wjd 大鼠可以作为研究抑郁症的动物模型，用于药物研究和筛选。

方法 10：　转基因动物抑郁模型——Wistar Kyoto（WKY）大鼠。

WKY 大鼠对多种刺激敏感，在几个一般行为学测试中都表现出行为缺陷，在长期黑暗的环境下，自主活动明显缩短，对光反应迟钝，与人类抑郁患者表现近似。体内促肾上腺皮质激素、皮质醇及甲状腺激素释放激素的分泌均出现生物周期节律的紊乱，与抑郁患者相比，WKY 大鼠不仅是一个较好的抑郁症遗传行为模型，而且还是一个可被用于抗抑郁药的抗药性研究的动物模型。另还出现睡眠异常（快动眼睡眠时间延长），其脑电图电波改变与抑郁患者十分相似，提示 WKY 大鼠可作为研究抑郁与睡眠异常关系的抑郁动物模型。

方法 11：　转基因动物抑郁模型——Flingdr Resistant Line（FSL）大鼠。

FSL 大鼠是 Flinders 大学的 Overstreet 于 1986 年发展的一种抑郁症的遗传动物模型。FSL 大鼠的适应能力差，皮质边缘 5-HT 受体含量及海马脑神经肽含量较低，但胆碱能神经受体亢进，对胆碱能激动剂敏感，与抑郁病的神经生物学改变相同。该种属动物有"抑郁"的行为学特征，包括快动眼睡眠（rapid eye movement sleep，REMS）增加、食欲和体重变化、活动减少及慢性温和性应激后快感缺失加重等，长期应用抗抑郁药可纠正上述的行为学异常。该模型可用于抑郁症的胆碱能假说研究。

方法 12：　转基因动物抑郁模型——Swin Low-active Model（SwLo）大鼠。

该模型是由 Weiss JM 等于 1998 年建立的。该模型大鼠是选择运动活动少（强迫游泳时挣扎很少而漂浮不动时间长）的 SD 白化变种大鼠并逐代繁殖，期间用强迫游泳实验剔除运动活动多的动物，经过 8 代繁殖筛选而形成的种系。SwLo 大鼠的 DA 神经功能减弱，给大鼠的 Nac（the nucleus accumbens）部位注射苯丙胺导致的活动性增强与对照组对比较弱，这种对苯丙胺导致的行为反应减弱可能与突触后的 DA、DA 受体异常有关。SwLo 大鼠有较多抑郁样行为表现：在开野（open-

–field）测试、FST中的不动时间和饲养笼中的活动性均减少等。药理研究结果表明，SwLo大鼠可模拟非典型的抑郁症。

三、判断标准

（一）糖水偏好实验

实验后第一天的8：00开始禁饮禁食24 h，次日8：00每笼给予1%蔗糖水和纯净水各1瓶，喂养1 h。喂养前后分别将1%蔗糖水和纯净水称重，前后水量的差值为消耗量，计算出1%蔗糖水在总消耗量中的百分比，为糖水偏好程度。于3周慢性温和应激的最后一天8：00禁饮禁食24 h，次日8：00再次进行糖水偏好实验，检测糖水偏好程度。

（二）敞箱实验

糖水偏好实验后进行敞箱实验。敞箱为100 cm × 100 cm × 50 cm无盖的盒子，其底部被划分为5 × 5个正方形小格，每格面积为20 cm × 20 cm。将每只大鼠放入敞箱中央格，开始计时2 min，分别计数垂直运动指数、水平运动指数、中央格停留时间。

小贴士：

（1）应激是机体在各种内外环境刺激时所产生的非特异性全身反应。它是抑郁症发生的重要危险因素，在造模中，我们可以通过特殊形式的应激诱导动物类似的抑郁症状。通过强迫游泳或悬尾实验，动物因无法摆脱困境而陷入放弃反抗的绝望状态，主要用于抗抑郁药物筛选。

（2）获得性无助动物模型，当动物受到多次无法逃避的应激后，即使置于可逃避的环境中，也丧失了逃避行为，同时伴有体重下降、食欲减退、攻击性降低等，此模型更接近抑郁症发病病因学，主要用于药物筛选和药物作用机制研究。

（3）CUMS是在CUS模型原有基础上使应激因子的强度明显降低，以快感缺失的测量作为模型成功的关键。刺激的多变性和不可预见性很好地模拟人在生活中所遇到的各种不良刺激。该模型引发的行为异常可持续几个月，具有高度的有效性，是目前国外文献中广泛使用的模型。通过一系列严重应激如噪音、强光、长时间束缚等，使动物不能预料刺激的发生，防止产生适应性，导致行为活动减少，对愉悦事件的反应性下降等。该模型常用于抗抑郁药物的药效和病理生理机制研究。

（4）药物诱发抑郁模型包括：利血平、5-羟色氨酸、阿扑吗啡、育亨宾等。这些药物主要是通过耗竭脑内单胺类递质，诱发动物出现抑郁症状（表现为体温下降、活动减退、眼睑下垂等），由于该类模型引起的抑郁症状单一、假阳性高、持续时间短，现已很少单独应用。

（5）孤养动物模型是基于发现口明灵长目动物母仔分离后，母兽会出现行为反常，如情绪激动、哀鸣、睡眠障碍等表现。同时，幼仔也产生了活动减少、情绪低落等类似的抑郁症状。此种模型常与应激模型合用，可增强抑郁造模效果，但是由于孤养模型对实验动物要求过于苛刻，实验周期长，很难在实验研究中普遍应用，一般与慢性不可预知方法结合。主要的动物模型为各种类型的小鼠、大鼠。

第二节　精神分裂症疾病动物模型

本节介绍精神分裂症疾病动物模型。

一、疾病概述

精神分裂症（schizophrenia）是一组病因未明的重性精神病，多在青壮年缓慢或亚急性起病，临床上往往表现为症状各异的综合征，涉及感知觉、思维、情感和行为等多方面的障碍以及精神活动的不协调。患者一般意识清楚，智能基本正常，但部分患者在疾病过程中会出现认知功能的损害。病程一般迁延，呈反复发作、加重或恶化，部分患者最终出现衰退和精神残疾，但有的患者经过治疗后可保持痊愈或基本痊愈状态。

二、模型制备

方法1：　卓西平马来酸盐（dizocilpine，MK-801）诱导精神分裂动物模型。

健康雄性昆明种小鼠，体重18～22 g。MK-801（0.25 mg/kg，腹腔注射），连续14天，建立谷氨酸低下精神分裂症小鼠模型。

方法2：　双环己酮草酰二腙（cuprizone，CPZ）诱导精神分裂动物模型。

C57BL/6小鼠，体重18～22 g。制作0.2%质量浓度的CPZ饲料，将CPZ按照0.2%的质量浓度与鼠饲料粉末混匀，用自来水使之混合凝结成团，用模具制成圆柱状，在阴凉避光处烘干。使用该饲料连续饲喂小鼠6周，即为CPZ造模过程。

三、判断标准

小鼠总活动距离反映的是精神分裂症中快速移动的阳性症状，而中心区域对小鼠来说存在潜在的威胁，与精神分裂症患者出现的行为与环境不协调的特征类似，反映精神分裂症中的阴性症状。

方法：采用有机玻璃（43.2 cm×43.2 cm×30.5 cm 规格）旷场试验测试箱进行分析，旷场试验箱配备 16×16×2 的红外线网络跟踪监测系统。将实验在安静、暗光线的房间内进行，自动记录小鼠自发活动 210 min 内（先适应 5 min）的活动情况和位置信息，通过数据分析系统模拟小鼠的整个实验活动轨迹，并分析小鼠总活动距离和中心活动距离。每只动物实验结束后均采用 70% 的酒精擦拭试验箱，晾干。

小贴士：

（1）MK-801 是一种 NMDA 受体拮抗剂，建立谷氨酸低下精神分裂症小鼠模型。

（2）双环己酮草酰二腙是一种选择性铜离子螯合剂，它可以特异性损伤少突胶质细胞，导致神经系统组织水肿、脱髓鞘、胶质细胞增生等病理改变。

第三节　焦虑症疾病动物模型

本节介绍焦虑症疾病动物模型。

一、疾病概述

焦虑症（anxiety），又称为焦虑性神经症，是神经症这一大类疾病中最常见的一种，以焦虑情绪体验为主要特征。可分为慢性焦虑和急性焦虑两种形式，慢性焦虑即广泛性焦虑（generalized anxiety），急性焦虑即惊恐发作（panic attack）。主要表现为：无明确客观对象的紧张担心，坐立不安，还有植物神经功能失调症状，如心悸、手抖、出汗、尿频等，及运动性不安。注意区分正常的焦虑情绪，如焦虑严重程度与客观事实或处境明显不符，或持续时间过长，则可能为病理性的焦虑。

二、模型制备

方法 1： 间氯苯哌嗪药物诱导焦虑症动物模型——Denken Deutschland YokenO（DDY）小鼠。

DDY 小鼠，四周龄，雄性。DDY 小鼠以 0.5 ~ 4.0 mg/kg 的 m-CPP 一次性皮下注射，有明显的致焦虑作用。

方法 2： 间氯苯哌嗪药物诱导焦虑症动物模型——Institute of Cancer Research（ICR）小鼠。

ICR 小鼠，四周龄，雄性。ICR 小鼠以 10.0 mg/kg 的 m-CPP 一次性皮下注射，可诱导其产生明显焦虑行为。

方法 3： 吗啡戒断后诱发抑郁动物模型一。

SD 大鼠，雄性，体重 180 ~ 220 g。将吗啡溶于 0.9% 生理盐水，按 1.0 ml/kg 剂量对 SD 大鼠每天一次皮下注射，为期 14 天戒断，经高架十字迷宫实验发现，大鼠处于明显的焦虑状态。

方法 4： 吗啡戒断后诱发抑郁动物模型二。

SD 大鼠，雄性，体重 180 ~ 220 g。以大鼠热板法镇痛，以吗啡 2.95 mg/kg 为基础，按递增原则进行用药，用药天数为 5 ~ 6 天，于最后一次用药 2 ~ 3 h 腹腔注射 2.0 mg/kg 的纳洛酮促进吗啡戒断，观察大鼠在 15 min 内的戒断后症状，然后进行高架十字迷宫实验检测，符合焦虑行为判断标准者则表明造模成功。

方法 5： 饮水冲突诱发条件反射焦虑动物模型。

SD 大鼠，雄性，体重 180 ~ 220g。对各组大鼠每天定时饮水两次，通常饮水时间设定在早 9：00 ~ 9：30、21：00 ~ 21：30，而对焦虑造模组大鼠在每两次的饮水时间内，随机给予一次空瓶刺激，造模总时间 14 天，所致焦虑反应可从动物吮吸瓶嘴次数的减少来评价。

方法 6： 条件性电击诱发条件反射焦虑动物模型。

SD 大鼠，雄性，体重 180 ~ 220g。将大鼠置于特制的实验装置内，前 5 min 内保持装置内黑暗安静，使大鼠适应该实验环境，然后给予听觉性刺激噪音，同时给予厌恶性刺激电击，电击发生的同时还配以条件性线索灯光激，24 h 后再将大鼠放入该装置，这时仅给予灯光和噪音或二者中的一种而不电击，观察大鼠惊愕次数以评价惊恐反应。

方法 7： 高架十字迷宫诱发非条件化焦虑动物模型。

高架十字迷宫由电木板制成（1 cm 厚），结构是两个相对的开放臂（open arm，35 cm×5 cm），两个相对的封闭臂（enclosed arm，35 cm×5 cm×10 cm）

及一个连接四只臂的中央平台（centre platform，5 cm×5cm）。即开放臂－中央平台－开放臂或封闭臂－中央平台－封闭臂，此二者互相垂直成为"十"（plus）形状，和围绕在开放臂边缘的 1 cm 高的矮挡板组成（目的是防止动物在探究过程中不慎滑下迷宫）。其中两个相对闭臂上部是敞开的。四个臂及中央平台均为黑色，整体同定于木制的支架上，使迷宫底板到距实验室地面 50 cm 处。

健康雄性昆明种小鼠，体重 16 ~ 18 g。操作室内光线较暗（以 1.5 m 距离处能区分小鼠细微活动的最低亮度为准）并保持恒亮，室温 24℃左右，保持安静。迷宫放置于操作间的一角。迷宫测试前将每只小鼠放入一个 35 cm×5 cm×10 cm 塑料盒中，任其自由探究 5 min 后，迅速置于迷宫的中央平台处，使其头部正对其中一个开放臂，释放后即开始记录行为学各项指标，每只小鼠测试 5 min。观测人员在距离测试箱 1.5 m 处分别观察记录动物的活动。

方法 8： 旷场实验诱发非条件化焦虑动物模型。

SD 大鼠，雄性，体重 180 ~ 220 g。立方体敞箱的木箱大小为 100 cm×100 cm×50 cm，底面为黑色，用白线划分成面积相等的 25 块方格，沿墙格称外周格，其余为中央格，将大鼠置于敞箱底面的中心方格内，以动物穿越底面的格数为水平运动（crossing）次数，以后肢直立次数（两前爪腾空或攀附箱壁）为垂直运动（rearing）次数，记录水平运动次数及垂直运动次数。每只大鼠测定 1 次，每次测定时间为 3 min。分别用清水和 75% 酒精彻底清洁敞箱后再进行下一只大鼠的观察。

方法 9： 明暗箱实验诱发非条件化焦虑动物模型。

远交系 KM 小鼠、近交系 BALB/C 小鼠，SPF 级别，雄性，体重 20 ~ 22 g。明箱上方采用 100 W 的白炽灯泡，使用照度计测得明箱箱底的照度为 282.5 LuX。保持室内安静，测试开始前，提前将小鼠放入 15 cm×25 cm×15 cm 的敞箱中，任其自由探索 5 min 后进行测试。测试开始时，迅速置小鼠于明暗箱明箱的中央，并使其头部正对暗箱。测试并记录 5 min 内动物活动情况，测试时间为 13：00 ~ 17：00。每次测试完毕后，清除粪便，使用 45% 乙醇润湿的抹布清理明暗箱消除上只动物留下的气味，用干布擦拭干净后再进行下一只小鼠的测试。

观察指标包括：明箱潜伏期，第一次从明箱进入暗箱的时间；暗箱潜伏期，第一次从暗箱进入明箱的时间；小鼠穿箱次数，小鼠在明箱和暗箱之间的通过次数；小鼠明箱滞留总时间，小鼠在明箱停留的时间。

方法 10： 社会隔离实验诱发非条件化焦虑动物模型。

SD 大鼠，雄性，体重 180 ~ 220 g。将大鼠单笼饲养，使其与同伴分开而产生孤独感，从而引发惊恐等焦虑症状。该方法是长期焦虑造模的一种理想的辅助手段。

方法 11： 母爱剥夺实验诱发非条件化焦虑动物模型。

对于新生 SD 幼鼠，从第一天开始给予为期 14 天的母爱剥夺，每天剥夺母爱6 小时以使动物产生焦虑症状。

三、判断标准

（一）高架十字迷宫行为学观察指标

进入开放臂次数（open arm entry，OE）：进入到任一开放臂的次数，以小鼠四个爪子均进入到臂内为准，中途一个爪子从该臂中完全退出则为该次进入活动完成；进入开放臂时间（Open arm time，OT）：单位为 s；进入封闭臂次数（close arm entry，CE）：进入到任一封闭臂的次数，以小鼠四个爪子均进入到臂内为准；进入封闭臂时间（close arm time，CT），单位为 s；OE 百分率 = OE/（OE+CE）×100%；OT 百分率 = OT/（OT+CT）×100%；进入开放臂和封闭臂的总次数（OE+CE）：表示大鼠的运动活力；向下探究次数（head dipping，HD）：小鼠置身于中央平台或开放臂时，一边用前爪抓住迷宫边缘，一边把头部和肩部伸出开放臂的边缘向迷宫外面探究的行为次数；封闭臂内后腿直立次数（rearing，RE）：小鼠在封闭臂内前腿抬起以后腿支持使身体竖正的次数。

（二）旷场实验观察指标

方格间穿行次数计分标准：三爪以上跨入邻格；大鼠 1/2 以上身体从所在方格进入相邻方格，即爬越 1 次计 1 分，所得总分用于评价其运动活性改变。竖起或修饰次数计分标准：两前肢离地 1 cm 以上，后肢性站立 1 次计 1 分，总分用于评价其探究行为改变。

小贴士：

（1）间氯苯哌嗪（m-CPP）是一种 5-HT 受体激动剂，有诱导焦虑发生的作用。早期研究发现间氯苯哌嗪能导致人产生焦虑反应；结合 m-CPP 建立的明暗箱模型是焦虑研究中应用较早的模型，该模型主要应用间氯苯哌嗪诱导 Wistar 大鼠从而导致焦虑。m-CPP 作为一种 5-HT 能神经激动剂，它能够穿越血脑屏障，通过作用于 5-HT 的相关受体，使 5-HT 能神经元活动增强，进而导致焦虑的相关症状。m-CPP焦虑造模具有简便、迅捷、可操作性强等特点，但目前对该焦虑造模中的剂量依存问题，仍没有一个统一的标准，不同的学者因使用实验鼠品系不同，使用剂量有很大差别。在焦虑造模中，焦虑程度与 m-CPP 之间的剂量依赖关系仍有待探明。

（2）非条件化模型是相对条件性焦虑模型而言的，它并非建立在条件反射理论基础之上，而是根据动物的探究性和社会性来建造模型的，因此该模型又可分为探究行为模型和社会行为模型。

（3）吗啡属于阿片类药物，近年来阿片类药物依赖问题已成为严重的社会问题和医学问题，而有关这一类药物的非常量摄入戒断后焦虑症状的研究已成为一个热点问题，其中研究较多使用的药物为吗啡。

（4）探究行为模型：当处于一种新的环境时，大鼠对环境天然的好奇心使它表现出探究性行为，然而对于新环境的不可知性和所存在的潜在威胁，又使得大鼠具有惧怕、逃避的心理，行为上表现为抑制性回避。大鼠的这种探究行为和抑制性回避就构成了一对矛盾心理，研究者正是基于动物的这种矛盾心理，设计出了探究性行为焦虑模型，通过观察动物的探究行为和抑制性回避行为的时间、次数等来判断和评价动物的焦虑以及焦虑程度。近年来研究和应用较多的探究行为模型有高架十字迷宫实验、旷场实验、明暗箱实验等。

（5）饮水冲突实验基本原则是将奖励和惩罚随机结合起来，即将动物的饮水行为和不确定的厌恶性刺激如电击随机结合起来，使动物在满足饮水需要时会遭到不确定的厌恶性电击刺激，因此造成动物在饮水和避免厌恶性电击之间的趋避冲突，从而产生焦虑。饮水冲突模型是一种理想的焦虑造模方法，但若应用电击则可能造成躯体损伤。

（6）条件性电击模型将某一种或一种以上的其他非厌恶性信号和电击随机结合起来，非厌恶性信号出现以后可能出现电击也可能不出现电击，使动物长期体验这种期待性恐惧，从而引发焦虑症状。这种焦虑模型包括恐惧诱导性惊愕实验和灯光增强惊愕实验。

（7）高架十字迷宫实验（elevated plus maze，EPM），又叫迷宫提升实验，它是一种研究和应用最广泛的致焦虑和鉴别焦虑的方法。早期实验装置基本构件是一个木制的十字四臂高架。近年来随着研究的深入，EPM的实验装置有了很大程度的改进，新的装置使得实验更加科学、合理，结果更加准确。针对大鼠、小鼠设计出了大小不同的两种规格的新型高架迷宫，新型EPM配有视频摄像系统和视频追踪系统，能够更准确地记录动物的各项相关指标，并能够描述出动物运动轨迹图。视频摄像系统实现了实验过程的自动化，避免了人工观察引入的主观误差和对实验动物的干扰，增加了实验结果的真实性；视频追踪系统能够提取出EPM中动物的运动轨迹，并据此计算出定量的行为学指标，实现了EPM实验的定量化。EPM是国际通用的制造焦虑和评价焦虑的模型和手段。

（8）当啮齿类动物被放置在空旷场地时，天生的趋触性往往使之有靠近空旷场地边缘活动的倾向，动物行为学家通过研究认为：这样可以使它们避免或减少来自空中潜在的攻击。然而与此同时，啮齿类动物天生的探究性又使它们有进入空旷环境中央区的倾向，这就造成了动物的矛盾心理，也就产生了动物的焦虑行为症状。学者们正是利用啮齿类动物的这种矛盾心理来研究旷场焦虑模型的。旷场实验的实验装置有很多种不同的规格，早期的研究中有使用金属网格做围墙构成同心圆圆形场地，地面铺黑色地毯，圆心上方配红色、白色照明灯各一盏，并配以摄像机口。对于旷场实验，后来的研究多集中于焦虑行为的检测与评定，当然这时的实验方法也与早期有所不同。旷场实验箱大都是自制的简易木箱，底板内用笔画若干方格，沿墙的方格为外周格，其余为中央格。实验开始时，将大鼠放在正中央格内，观察大鼠在 5 min 内的相应行为指标，如中央格停留时间、穿行格数、直立次数、修饰行为等，以评定大鼠的焦虑程度。与高架十字迷宫实验一样，旷场实验既可用来制造焦虑模型，也可用来检测或评价啮齿类动物的焦虑程度。

（9）早期的明暗箱实验依据啮齿类动物对亮光的天然厌恶与好奇特性设计而来，与上述实验模型相比，明暗箱实验较多用于焦虑行为评价方面，此模型常和旷场实验及高架十字迷宫实验一同用于评价某种药物或某种刺激手段在抗焦虑方面的功效。其原理也是利用动物的探究性和对新环境（光）的恐惧来造成动物的矛盾心理，因而产生焦虑行为。实验基本装置有明箱、暗箱、连接通道三部分组成，明箱、暗箱规格大小一样，明箱配有一定亮度的灯光。总体而言，探究行为各模型多应用于焦虑行为的评价方面，而在制造焦虑模型时，其常和其他模型联合使用，多在制造急性拟状态焦虑模型中使用。由于动物的学习与适应特点，探究行为模型在对同一实验对象重复使用时的有效性有待探明。

（10）社会行为模型主要是根据动物的社会性特征设计的焦虑动物模型，如啮齿类动物多为群居动物，若人为将其强行分开而使其独居，则动物就会产生恐惧不安等焦虑症状。同样，若对幼年动物剥夺母爱，或将动物长时间暴露于天敌存在的环境当中，动物也会产生焦虑行为。社会行为模型就是利用动物的社会性特征来制造焦虑模型的。常见的社会行为模型有社会隔离实验、母爱剥夺实验和天敌暴露实验。

（11）母爱剥夺实验局限于对刚出生幼鼠的焦虑造模，应用面较窄。天敌暴露实验利用天敌对动物形成恐惧应激，从而引发动物产生焦虑症状，对于大鼠常用猫暴露实验致焦虑。但天敌暴露实验造模效果受限于天敌的攻击性、实验鼠的适应能力等，另外在具体的操作中也可能造成对实验鼠的躯体性伤害，易影响造模效果，因此该方法一般常作为多种焦虑造模方法的一种辅助手段。

第四节　阿尔茨海默症动物模型

本节介绍阿尔茨海默症动物模型。

一、疾病概述

阿尔茨海默病（alzheimer disease，AD）是一种起病隐匿的进行性发展的神经系统退行性疾病。临床上以记忆障碍、失语、失用、失认、视空间技能损害、执行功能障碍以及人格和行为改变等全面性痴呆表现为特征，病因迄今未明。65 岁以前发病者，称早老性痴呆；65 岁以后发病者称老年性痴呆。

二、模型制备

方法 1：　Aβ1-40 侧脑室注射诱导 AD 动物模型。

SD 大鼠或 Wistar 大鼠，3.5 月龄的雄性成年大鼠，实验前一周以无菌生理盐水将 Aβ1-40 稀释成 2 g/L 溶液，37℃温箱孵育 1 周，使其变为凝聚态的 Aβ1-40。大鼠经腹腔注射 10% 的水合氯醛（4 ml/kg 体质量）腹腔麻醉，将其固定于大鼠立体定位仪上，在左右侧海马区用微量注射器缓慢注入凝聚态 Aβ1-40 μl，留针 5 min，以使 Aβ 充分弥散，然后缓慢撤针，缝合切口。假手术组注以等量生理盐水。

方法 2：　转基因 AD 动物模型。

转基因 AD 小鼠常用 APP/PS1 双转基因小鼠，由 Tg2576（过表达人 APP695 基因）和 PS1 突变（M146L）两种转基因小鼠交配产生。

三、判断标准

Morris 水迷宫实验检测小鼠学习记忆能力，连续 5 天定位巡航阶段，每天 1 次：将小鼠面向池壁，从不同象限放入水池，记录其寻找隐藏在第三象限水面下平台的时间（逃避潜伏期，latency）。如果小鼠在 60 s 内无法找到平台，需将其引导至平台休息 15 s，潜伏期计为 60 s。定位巡航结束后进行 1 天的空间探索实验：撤出平台，记录小鼠在 60 s 内在第三象限所占时间比以及穿越过原平台位置的次数。采用 Morris 水迷宫图像自动监视处理系统完成数据的采集和处理是否有显著差异。

第五节　帕金森综合征动物模型

本节介绍帕金森综合征疾病动物模型。

一、疾病概述

帕金森病（parkinson's disease，PD）又名震颤麻痹，是一种常见的中老年人神经系统变性疾病。主要病变在黑质和纹状体，震颤、肌强直及运动减少是本病的主要临床特征。帕金森病是老年人中第四位最常见的神经变性疾病。

二、模型制备

方法：6-羟基多巴胺（6-hydroxydopamine，6-OHDA）诱发PD动物模型。

将6-OHDA溶于含有0.2%的抗坏血酸的生理盐水中，终浓度为2.5 mg/ml，分装液体并避光保存，工作液置于-20℃，贮存时间不宜超过10天，母液置于-80℃长期保存。6-OHDA注射SD大鼠，雄性，体重180～220 g。大鼠固定于立体定位注射仪上，参照Paxinos & Watson大鼠脑立体定位图谱，以前囟为标准参考点，选取单侧两点内侧前脑束为注射靶点，坐标分别为：前囟后3.6 mm，中线右1.8 mm，硬脑膜下8.6 mm和前囟后3.8 mm，中线右1.7 mm，硬脑膜下8.4 mm。用钻头钻开颅骨，使用微量注射器向靶点内注射6-OHDA，每点4 μl（10 μg/点），进出针速度1 mm/min，注射速度1 μl/min，留针约10 min。缝合皮肤，消毒伤口，术后将大鼠置于安静保温处直至清醒，自由进食饮水。

三、判断标准

阿扑吗啡诱导旋转测试：造模术后3周开始进行旋转测试筛选，即每周1次腹腔注射阿扑吗啡（0.5 mg/kg）诱导大鼠向健侧旋转，共筛选3周，每次记录30 min，旋转达210转以上者纳入成功模型，模型成功8周后重复实验，检测需达标且稳定。

第六节　亨延顿疾病动物模型

本节介绍亨延顿疾病动物模型。

一、疾病概述

亨廷顿病（huntington's disease，HD），又称大舞蹈病或亨廷顿舞蹈症（huntington's chorea），是一种常染色体显性遗传性神经退行性疾病。该病由美国医学家乔治·亨廷顿于1872年发现，因而得名。主要病因是患者第四号染色体上的Huntington基因发生变异，产生了变异的蛋白质，该蛋白质在细胞内逐渐聚集在一起，形成大的分子团，在脑中积聚，影响神经细胞的功能。一般患者在中年发病，表现为舞蹈样动作，随着病情进展逐渐丧失说话、行动、思考和吞咽的能力，病情大约会持续发展10年到20年，并最终导致患者死亡。

二、模型制备

方法1：3-硝基丙酸（3-nitropropionia，3-NPA）诱导HD动物模型。

实验动物为SD或Wistar大鼠，雄性，体重230～260 g。3-NPA 10 mg/kg，隔天腹腔注射，共造模20天，正常对照组与模型组等剂量的生理盐水腹腔注射。

方法2：转基因HD动物模型。

HD常见的转基因小鼠主要为R6/2和N171-82Q两种，R6/2转基因小鼠在5～6周行动能力下降，第10周的时候出现神经退行性变，第12～14周死亡。N171-82Q转基因小鼠在第12周行动能力失调，在16～20周出现神经退行性变，在24～30周死亡。

三、判断标准

（一）水迷宫检测

每只动物每天训练1次，训练4天。60 s未找到站台者，将其引至站台，放置15 s，引导其学习与记忆。第5天，撤出平台，记录小鼠在60 s内在第三象限所占时间比以及穿越过原平台位置的次数。数据采集和处理由图象自动监视和处理系统完成，得到游出时间（即入池到找到站台的时间）和游泳距离，以及搜索站台的全过程录像。

（二）避暗反应

第 1 天进行训练，将大鼠头向外放入避暗箱明室，动物一般会进入暗室受到 1 ~ 2 次电击，如动物不进入，则驱入暗室，使之产生记忆，共 5 分钟。第 2 天进行测试，记录四肢全部进入暗室的次数及进入暗室的时间为潜伏期，如未进入按 300 秒记录。

（三）旷场分析

旷场分析箱为浅蓝色胶合板及铝合金框架构成（$1 \times 1 \times 0.4 \ m^3$）。箱底划分为 25 个方格（$20 \times 20 \ cm^2$），沿四壁为外周格，其余为中央格。将动物放入正中方格中，观察 5 分钟内动物的跨格次数（三爪以上跨入邻格）、站立次数（两前肢离地 1 cm 以上）和理毛次数。上述指标可部分反映动物的运动功能，次数越少，运动功能越差。

（四）肌力测定

采用大鼠攀网实验，大鼠置于高 1.5 m 的垂直铁丝网顶端，网下置一注有 0.5 m 深水的方池，以两前爪抓住最上端水平铁丝开始计时，记录大鼠从网上掉入水中的时间，越长则反映肌力越好。记录两次，取较大值作为其统计数据。

第七节　癫痫症疾病动物模型

本节介绍癫痫疾病动物模型。

一、疾病概述

癫痫（epilepsy）是慢性反复发作性短暂脑功能失调综合征。以脑神经元异常放电引起反复痛性发作为特征。癫痫是神经系统常见疾病之一，患病率仅次于脑卒中。癫痫的发病率与年龄有关。

二、模型制备

方法 1：　颞叶内侧癫痫动物模型。

SD 或 Wistar 雄性大鼠，体重 180 ~ 200 g。腹腔注射氯化锂（127.2 mg / kg，63.6 mg/ ml）；18 ~ 24 h 后腹腔注射东莨菪碱（1 mg / kg，0.5 mg/ ml）；之后 30 min，

腹腔注射匹罗卡品（30 mg/ kg，15 mg/ ml）；当大鼠出现 Racine IV/ V 发作持续 90 min 后腹腔注射地西泮注射液（10 mg/ kg，5 mg / ml）终止发作。

方法 2： 海人酸（kainic acid，KA）诱发颞叶癫痫动物模型。

雄性 Wistar 大鼠，体重 250 g。用 10% 水合氯醛 1ml 腹腔内注射麻醉后，将大鼠固定于立体定向仪上。剪除大鼠头顶部的毛发并用 75% 的酒精消毒处理。沿大鼠头顶部正中线切开头皮，用头皮拉钩将左右两侧的头皮对称地向两侧拉开并固定。确定海马 CA3 的 三维坐标：X = −5.3 mm，Y = 4.0 mm，Z = −6.0 mm，即海马区给药点。首先调整 X 轴和 Y 轴的坐标，使定位针的尖端位于三维坐标系的 H 点，H 点的坐标为：X = −5.3 mm，Y = 4.0 mm，Z = 0 mm。然后，将位于颅骨上的 H 点钻透。第二步，在微量注射器内抽入浓度为 0.4 μg/μl 的海人酸 2.5 μl。然后调整 Z 轴的坐标，使 Z 轴的坐标为 −6.0 mm，即向下进针达 CA3 中心点。第三步，调整微量注射机的注射速度，使 2.5 μl 海人酸在 10 min 内缓慢匀速地注射完毕，留置 3 min 后退出注射针。然后，全层缝合头皮。对手术后大鼠的行为学进行观察并摄像记录。

三、判断标准

按照 Racine 提出的癫痫评分标准进行分级：Ⅰ级，咀嚼、眨眼、立须等面部肌肉的抽搐；Ⅱ级，以点头运动为主的颈部肌肉的抽搐；Ⅲ级，单侧前肢的阵挛、抽搐；Ⅳ级，双侧前肢阵挛、抽搐伴身体立起；Ⅴ级，双侧后肢强直、身体背曲强直、跌倒。

第八节　惊厥类疾病动物模型

本节介绍惊厥疾病动物模型。

一、疾病概述

惊厥（convulsion）俗称抽筋、抽风、惊风，也称抽搐。表现为阵发性四肢和面部肌肉抽动，多伴有两侧眼球上翻、凝视或斜视，神志不清。有时伴有口吐白沫或嘴角牵动，呼吸暂停，面色青紫，发作时间多在 3 ~ 5 分钟之内，有时反复发作，甚至呈持续状态。是小儿常见的急症，尤以婴幼儿多见。

二、模型制备

方法： 戊四氮诱发惊厥动物模型。

出生后 5 天（P5）同窝 SD 大鼠，雌雄不限。将 P5 新生鼠随机分成实验组和对照组。实验组：P5 大鼠首次腹腔内注射戊四氮（生理盐水配成 0.1% 浓度）60 mg /kg，于首剂后每隔 15 min 再次予 25 mg /kg 腹腔内注射，直至惊厥发作。此后连续给药 5 天（P5 ~ P9），每天均达惊厥发作。对照组：同日龄大鼠同样时间点腹腔内注射等量生理盐水。

三、判断标准

根据惊厥评分标准进行分级：0 级为无惊厥；Ⅰ级表示面部阵挛，包括动须、节律性咀嚼、湿狗样颤动；Ⅱ级表示面部阵挛加节律性点头；Ⅲ级表示在Ⅱ级基础上增加前肢阵挛；Ⅳ级表示在Ⅲ级基础上增加后肢站立；Ⅴ级表示在Ⅳ级基础上增加摔倒或全身抽搐、四处窜动等。

第九节　自闭症疾病动物模型

本节介绍自闭症动物模型。

一、疾病概述

儿童孤独症（autistic disorder）是广泛性发育障碍的一种亚型，以男性多见，起病于婴幼儿期，主要表现为不同程度的言语发育障碍、人际交往障碍、兴趣狭窄和行为方式刻板。约有 3/4 的患者伴有明显的精神发育迟滞，部分患儿在一般性智力落后的背景下某方面具有较好的能力。

二、模型制备

方法： 幼鼠自闭症动物模型。

Wistar 雄性大鼠（体重 300 ~ 350 g），雌性大鼠（体重 200 ~ 250 g）。每日 06：00，雌雄小鼠 1：1 合笼过夜，次日 08：00 显微观察雌性小鼠的阴道涂片，查到精子当天记为妊娠第 1 天（E1），孕鼠单独饲养。在妊娠的第 12.5 天分别给予模型组和对照组孕鼠腹腔注射 600 mg /kg 的丙戊酸钠和生理盐水。仔鼠出生 3 周后可离乳饲养即为模型组。

三、判断标准

（一）社会交往行为检测

在幼鼠出生后 35 天。检测鼠均为雄性，出生时间相差不超过 1 天，体重差别小于 15 g，分笼饲养。检测在大小为 60 cm×60 cm×60 cm 的透明三室箱内进行。实验前 1 天，所有被检测鼠放入检测室适应环境。实验时将 1 只被测鼠放入中间小室先适应 10 min。然后，在左侧小室放置空铁丝笼子，右侧小室放入陌生幼鼠并用同样的铁丝笼子罩住。打开中间小室进入左、右小室的通道，摄像记录 10 min 内被检测鼠的行为，通过 Any-Maze 软件系统分别统计被检测鼠自梳理（非社交行为）、嗅铁丝笼子和陌生鼠（社交行为）时间。

（二）神经行为学检测

同样在幼鼠出生后 35 天检测，分别从模型组与对照组检测，被检测大鼠的选择标准同社会交往行为检测。检测在大小为 25 cm×25 cm× 38 cm 的封闭箱内进行，箱子中央 12 cm×12 cm 区域为中央区。实验前 1 天，所有被检测鼠放入检测室适应环境。检测时将被检测鼠放入检测箱中央，摄像记录 5 min 内被检测鼠的行为，通过 Any-Maze 软件系统分别统计被检测鼠在中央区活动时间及直立次数。

第十节　缺陷多动障碍疾病动物模型

本节介绍缺陷多动障碍动物模型。

一、疾病概述

注意缺陷多动障碍（attention deficit hyperactivity disorder，ADHD）在我国称为多动症，是儿童期常见的一类心理障碍。表现为与年龄和发育水平不相称的注意力不集中和注意时间短暂、活动过度和冲动，常伴有学习困难、品行障碍和适应不良。

二、模型制备

方法：自发性高血压诱导的 ADHD 动物模型。

应用选择性近亲交配法培育 Wistar-Kyoto 大鼠（WKY），建立自发性高血压大鼠（sponstaneously hypertensive rat，SHR）模型。这是目前研究最多、应用最广泛、相对最理想的 ADHD 大鼠基因模型。

小贴士:

与血压正常的 WKY 相比,SHR 基本上具有 ADHD 所有的行为特点:注意缺陷,在大多数操作性任务中错误率增加;多动,与对照组相比,SHR 在空场探索实验任务中表现更活跃,并在强化消退阶段表现出更多的活动性;冲动性,抑制功能减退;即时强化有效,延迟强化无效;使用 α-安非他明和哌甲酯能缓解上述表现。

参考文献

[1] CARBAJAL D, RAVELO Y, MOLINA V, et al. D-004, a lipid extract from royal palm fruit, exhibits antidepressant effects in the forced swim test and the tail suspension test in mice[J]. Pharmacol Biochem Behav, 2009(92): 465-468.

[2] YU HL, DENG XQ, LI YJ, et al. N-palmitoylethanolamide, an endocannabinoid, exhibits antidepressant effects in the forced swim test and the tail suspension test in mice[J]. Pharmacological Reports, 2011(63): 834-839.

[3] GALDINO PM, NASCIMENTO MVM, SAMPAIO BL, et al. Antidepressant-like effect of lafoensia pacari a. St.-hil. Ethanolic extract and fractions in mice[J]. Journal of Ethnopharmacology, 2009(124): 581-585.

[4] FARLEY S, APAZOGLOU K, WITKIN JM, et al. Antidepressant-like effects of an ampa receptor potentiator under a chronic mild stress paradigm[J]. International Journal of Neuropsychopharmacology, 2010(13): 1207.

[5] BOUGAREL L, GUITTON J, ZIMMER L, et al. Behaviour of a genetic mouse model of depression in the learned helplessness paradigm[J]. Psychopharmacology, 2011(215): 595-605.

[6] OZEROV AA, BAGMETOVA VV, CHERNYSHEVA YV, et al. Comparison of the efficiency of adeprophen and antidepressants of various groups on the model of reserpine-induced depression in rats[J]. Bulletin of Experimental Biology & Medicine,

2016（160）：649-652.

[7] Szymań ska M, BUDZISZEWSKA B, AWORSKA-FEIL L, et al. The effect of antidepressant drugs on the hpa axis activity, glucocorticoid receptor level and fkbp51 concentration in prenatally stressed rats[J]. Psychoneuroendocrinology, 2009（34）：822.

[8] KATZ RJ, SIBEL M. Animal model of depression: Tests of three structurally and pharmacologically novel antidepressant compounds[J]. Pharmacol Biochem Behav, 1982（16）：973-977.

[9] WANG H, LI C, WANG H, et al. Cuprizone-induced demyelination in mice: Age-related vulner-ability and exploratory behavior deficit[J]. Neuroscience Bulletin, 2013（29）：251-259.

[10] 谭德讲，武永敬明，小友进，等．小鼠替代大鼠的经济简便的抗焦虑药筛选改进模型——间氯苯哌嗪诱导的小鼠明暗箱焦虑模型[J]. 实验动物科学, 2003（20）：65-69.

[11] MAMIYA T, ASANUMA T, KAWAI Y, et al. Effects of soybean food pellets on m-cpp-induced anxiety model of mice[J]. Biological & Pharmaceutical Bulletin, 2006（29）：1498.

[12] LE RC, LABOUREYRAS E, AULIN JP, et al. A polyamine-deficient diet opposes hyperalgesia, tolerance and the increased anxiety-like behaviour associated with heroin withdrawal in rats[J]. Pharmacol Biochem Behav, 2013（103）：510-519.

[13] HERMAN JP, WATSON SJ. The rat brain in stereotaxic coordinates (2nd edn)[J]. Trends in Neurosciences, 1987（10）：

[14] STACK EC, KUBILUS JK, SMITH K, et al. Chronology of behavioral symptoms and neuropathological sequela in r6/2 huntington's disease transgenic mice[J]. Journal of Comparative Neurology, 2005（490）：354-370.

[15] WADE A, JACOBS P, MORTON AJ. Atrophy and degeneration in sciatic nerve of presymptomatic mice carrying the huntington's disease mutation[J]. Brain Research, 2008（1188）：61.

[16] Saydoff JA, Garcia RA, Browne SE, et al. Oral uridine pro-drug pn401 is neuroprotective in the r6/2 and n171-82q mouse models of huntington's disease[J]. Neurobiology of Disease, 2006（24）：455-465.

第五章　积水类疾病动物模型

第一节　颅内积水类疾病动物模型

一、脑积水动物模型

（一）疾病概述

脑积水（hydrocephalus）是由于颅脑疾患使得脑脊液分泌过多或（和）循环、吸收障碍而致颅内脑脊液量增加，脑室系统扩大或（和）蛛网膜下腔扩大的一种病症。其典型症状为头痛、呕吐、视力模糊、视神经乳头水肿、偶伴复视、眩晕及癫痫发作。未经治疗的先天性脑积水，虽有 20% 可以停止发展，但约半数患儿一年半内死亡。脑积水患者神经功能障碍与脑积水严重程度呈正相关，应积极诊治。

（二）模型制备

方法 1： 硅油注射颅内诱导脑积水动物模型。

雄性杂种犬，体重 10 ~ 15 kg，犬常规进行颅脑 CT 及神经功能检查，排除先天性脑室扩大或神经功能异常者。术前禁食、禁水 12 h，速眠新（0.1 ml/kg）臀大肌注射麻醉，呈坐位、颈部屈曲，头夹固定于手术台，枕颈部备皮，常规消毒与铺巾。自枕外粗隆至第 3 颈椎棘突作直切口，长约 10 cm，暴露枕骨大孔区域，包括枕骨、寰枕筋膜以及寰椎后弓。正中切开寰枕筋膜约 2 mm，见有清亮脑脊液涌出后将硅胶管置入四脑室内（深度约 1.5 cm）。经硅胶管放出脑脊液（0.3 ml/kg）后，实验组缓慢注射等量 Fluid 200 型硅油（0.3 ml/kg），速度控制在

1 ml/min 以下；对照组注入等量 37℃生理盐水。完毕后，拔出硅胶管，严密缝合寰枕筋膜及切口，术后禁食 24 h。

方法 2： 枕大池注射白陶土诱导脑积水动物模型。

Wistar 雄性 1 月龄大鼠，体重（120±10）g，参照 Del Bigio 的方法，全部幼鼠用水合氯醛（0.3 ml/100 g）经腹腔注射麻醉，将大鼠俯卧位固定于手术台，并将其颈部屈曲 45°，备皮，用 2% 碘常规消毒，在手术显微镜下沿后颈部正中于头颈交界处作一长约 1.0 ~ 1.5 cm 纵切口，钝性分离肌肉，暴露寰枕筋膜，用 1 ml 针头穿刺枕大池，抽出脑脊液约 0.05 ~ 0.1 ml 后再注入 25% 白陶土混悬液 0.1 ml，注射完毕后留针 2 ~ 3 min，拔针后用医用胶封闭针眼，生理盐水冲洗伤口，一号丝线缝合切口，并维持头部低位 15 min。幼鼠分别于白陶土注射后第 2 周、第 4 周行 MRl 检测。

（三）判断标准

MRI 检测获取连续的层厚 1 mm 的实验动物脑冠状面及矢状面图像。并参照 Kim 等的方法，测定第三脑室平面侧脑室最大直径，计算出侧脑室指数（侧脑室指数 = 侧脑室最大横径 / 同一层面脑组织最大横径）。

二、脑水肿动物模型

（一）疾病概述

脑水肿（cerebral edema）是指脑内水分增加、导致脑容积增大的病理现象，是脑组织对各种致病因素的反应。可致颅内高压，损伤脑组织，临床上常见于神经系统疾病，如颅脑外伤、颅内感染（脑炎，脑膜炎等）、脑血管疾病、颅内占位性疾病（如肿瘤），癫痫发作以及全身性疾病如中毒性痢疾、重型肺炎。

（二）模型制备

方法： 颈总动脉夹闭建立脑水肿动物模型。

SD 雄性大鼠，体重 240 ~ 250 g。大鼠进行左侧颈总动脉结扎，右侧颈总动脉将间断临时阻断 3 次，每次各 15 min。然后，打开临时阻断夹，每次分离颈总动脉尽量避免损伤迷走神经而致呼吸麻痹。因左侧大脑半球前循环供血已被切断，右侧颈总动脉多次临时阻断，造成缺血 - 再灌注损伤综合征，达到脑水肿最大化模型。建模后，于 36 h 水肿高峰期，使用甲醛溶液心脏灌注法处死。

（三）判断标准

1. 大鼠神经功能评价方法

各组动物苏醒后，采用 Longa 等报道的 5 级标准评分法进行神经功能评价，建模后 36 h 再次评分。评分标准为：0 分，无神经功能缺损；1 分，缺血对侧前肢内收，不能完全伸展；2 分，行走时向偏瘫侧转圈；3 分，行走时向偏瘫侧倾倒；4 分，意识丧失，不能自发行走。评分 ≥ 1 分说明模型制作成功。评分 0 分和 4 分以及出现癫痫发作和取材时发现脑出血者均剔除，随机补充。

2. 大鼠脑组织含水量的测定

各组大鼠断头取脑，左右脑分开，取右脑，除去小脑、低位脑干和嗅球，测重用电子天平（精确度为 0.1 mg），测湿重后脑组织放入 95℃ 烤箱烤干 24 h 后，重复测定至恒重。根据公式计算出脑组织含水量。脑组织含水量 =（脑组织湿重 – 脑组织干重）/ 脑组织湿重 × 100%。

第二节　胸腔积液动物模型

本节介绍胸腔积液动物模型。

一、疾病概述

胸腔积液（pleural effusion）是以胸膜腔内病理性液体积聚为特征的一种常见临床症候。胸膜腔为脏层和壁层胸膜之间的一个潜在间隙，正常人胸膜腔内有 5～15 ml 液体，在呼吸运动时起润滑作用，胸膜腔内每天有 500～1 000 ml 的液体形成与吸收，任何原因导致胸膜腔内液体产生增多或吸收减少，即可产生胸腔积液。

二、模型制备

方法：　Lewis 肺癌细胞注入诱导胸腔积液动物模型。

DMEM 培养基培养 Lewis 肺癌细胞，传代并收集对数生长期生长的活性细胞，用含胰蛋白酶的 EDTA 消化细胞，重悬于培养基调整终细胞浓度为 5.0×10^6 个/毫升。

雄性 C57BL/6 小鼠，6 ~ 8 周龄，体重 20 ~ 25 g。将制备的细胞悬液注入小鼠胸腔，接种量为 0.2 毫升 / 只，2 周后可建模成功。

三、判断标准

（一）监测生命体征

接种肺癌细胞后，每天定时观察小鼠的生命体征及活动情况，包括进食、饮水、活动，对外界刺激的反应等。

（二）检测胸腔内积水

接种 2 周后，小鼠麻醉后给予胸部 CT 检查，观察胸水形成并计算成胸水率。小鼠解剖时先暴露腹腔，移除腹腔脏器后，用 1 ml 注射器在右侧横膈下抽吸胸水，并计量体积。同一时间获得多份胸水标本则计算其平均体积。

第三节　内耳积水动物模型

一、梅尼埃病动物模型

（一）疾病概述

梅尼埃病（meniere disease）是一种特发性内耳疾病，曾称美尼尔病。该病主要的病理改变为膜迷路积水，临床表现为反复发作的旋转性眩晕，波动性听力下降，耳鸣和耳闷胀感。

（二）模型制备

方法：　内耳抗原（isologous crude inner ear antigens，ICIEAg）诱导梅尼埃病动物模型。

（1）抗原制备。制备同种粗制 ICIEAg，大鼠清醒状态下断头，取听泡，分离膜迷路，置于 PBS 中，经研磨、粉碎及均浆，离心直径 15 cm，1500 r/min 离心 10 min，取上清测定蛋白质含量，分装后低温干燥，制成冻干粉备用。

（2）全身免疫。SD 雄性大鼠，体重 220 ~ 250 g，模型组按常规免疫方法，每次分别注射于 SD 大鼠右后足和背部及腹部多点皮下。首次采用 ICIEAg 0.4 mg

加弗氏佐剂免疫 0.2 ml，再分别采用 ICIEAg 0.2 mg 加弗氏佐剂 0.2 ml 全身强化免疫 2 次，每次免疫中间间隔 10 天。末次免疫后 10 天，用 ICIEAg 0.05 mg 加弗氏佐剂 0.025 ml 行淋巴囊局部免疫。对照组 SD 大鼠采用 PBS 代替 ICIEAg，其余步骤同上。

（三）判断标准

在免疫前和内淋巴囊局部免疫后 2 周检测听性脑干反应。动物经腹腔注射戊巴比妥（80 mg/kg）麻醉，在声电屏蔽室内接受功能检测，测试中由恒温加热垫维持体温。刺激声采用短纯音，刺激频率为 21.37 次 / 秒，范围为（8 ~ 32）kHz，采集放大倍数为 100 k，采集宽度为（0.3 ~ 3.0）kHz，叠加次数为 500 次，测试从 90 dB SPL 开始，以 Ⅲ 波存在的最低声强为反应阈值。

二、迟发性内淋巴积水动物模型

（一）疾病概述

迟发性内淋巴积水（endolymphatic hydrops，ELH）是一种存在着一侧耳的重度感音神经性聋或全聋，经过一段时间后（1 至 68 年），晚期表现为类似于梅尼埃病的临床症状。

（二）模型制备

方法 1：手术阻塞内淋巴囊诱导内淋巴积水动物模型。

健康雄性豚鼠，体重为 300 ~ 400 g。豚鼠麻醉后作头皮正中切口，切除枕骨大孔背侧缘至人字缝的枕骨。在小脑处切开硬脑膜，岩骨近横窦处小龛即内淋巴囊中部标记，用钻头钻穿前庭导水管，破坏内淋巴囊后沿导管方向继续追进，最后在钻孔内置入骨蜡阻塞内淋巴囊和内淋巴管，枕骨缺损处填塞明胶海绵，缝合皮肤。术后数天到数周观察是否出现前庭膜肿胀、移向前庭阶，术后 1 月检查耳是否出现中、重度 ELH。

方法 2：两期法诱导内淋巴积水动物模型。

采用部分内淋巴囊功能障碍与急性应激诱发内淋巴生成相结合，建立两期法内淋巴积水豚鼠模型。健康雄性豚鼠，体重为 300 ~ 400 g。豚鼠麻醉后经颅后窝硬膜外径路暴露内淋巴囊，打开部分内淋巴囊，在不损伤骨内部的情况下，分离其远端部，轻度破坏最远端造成部分内淋巴囊功能障碍。术后第 3 周起腹腔注射醛固酮，连续 5 天，刺激血管纹上 Na^+/K^+-ATP 酶，K^+ 分泌增多，使得内淋巴液生成速率加快，导致内淋巴生成过多，3周后通过耳蜗组织切片观察积水程度。

（三）判断标准

MRI 检查与图像评估，在耳蜗底回，内淋巴区域 / （内淋巴 + 外淋巴区域）>1/3 为耳蜗内淋巴积水，判定为阳性结果；在前庭池，内淋巴区域 / （内淋巴 + 外淋巴区域）>1/3 判定为前庭内淋巴积水，为阳性结果。按照三分法记分，即：阳性 2 分，不确定 1 分，阴性 0 分。

小贴士：

（1）手术阻塞内淋巴囊法优点是成功率高，可达 100%。但此法存在很多局限性：首先，手术操作技术要求严格，且手术破坏性大，动物易感染致死。其次，不能确保引起前庭症状。再次，手术阻塞后内淋巴囊完全失去功能，与 ELH 患者表现相悖。另外，此模型只能解释存在颅内解剖异常影响内淋巴回流的现象，临床上很多患者并无解剖异常，此模型并非 ELH 的生理模型。

（2）两期法是较为理想的动态模型，部分阻塞内淋巴囊导致内淋巴吸收减少，此法产生的 ELH 主要影响耳蜗顶转致低频听力下降；腹腔注射醛固酮诱发内淋巴产生增多，影响耳蜗底转致高频听力下降，可以解释 ELH 手术刺激致低频听力下降、药物注射致高频听力下降等症状。

参考文献

[1] FUKUHARA T, LUCIANO MG, BRANT CL, et al. Effects of ventriculoperitoneal shunt removal on cerebral oxygenation and brain compliance in chronic obstructive hydrocephalus[J]. Journal of Neurosurgery, 2001（94）：573-581.

[2] DEL BIGIO MR. Calcium-mediated proteolytic damage in white matter of hydrocephalic rats?[J]. Journal of Neuropathology & Experimental Neurology, 2000（59）：946.

[3] KIM DS, OI S, HIDAKA M, et al. A new experimental model of obstructive hydrocephalus in the rat: The micro-balloon technique[J]. Childs Nervous System, 1999（15）：250-255.

[4] LONGA EZ, WEINSTEIN PR, CARLSON S, et al. Reversible middle cerebral artery

occlusion without craniectomy in rats[J]. Stroke, 1989（20）: 84.

[5] KIMURA RS, SCHUKNECHT HF. Membranous hydrops in the inner ear of the guinea pig after obliteration of the endolymphatic sac[J]. ORL, 1965（27）: 343-354.

[6] DUNNEBIER EA, SEGENHOUT JM, WIT HP, et al. Two-phase endolymphatic hydrops: A new dynamic guinea pig model[J]. Acta Otolaryngol., 1997（117）: 13-19.

第六章　结石类疾病动物模型

第一节　胆结石类疾病动物模型

本节介绍胆结石动物模型。

一、疾病概述

胆结石（gallstones）是指发生在胆囊内的结石所引起的疾病，是一种常见病。可以引起剧烈的腹痛、黄疸、发烧等症状，又称为"胆石症"。胆结石是最常见的胆道疾病。随年龄增长，发病率也逐渐升高，女性明显多于男性。随着生活水平的提高，饮食习惯的改变，卫生条件的改善，我国的胆石症已由以胆管的胆色素结石为主逐渐转变为以胆囊胆固醇结石为主。

二、模型制备

方法 1：　食饵法诱导胆结石动物模型。

致胆结石食饵的特点为高糖，不含非饱和脂肪酸。以蔗糖 74%、酪蛋白21%、食盐 4.4%、胆碱 0.1%、浓缩鱼肝油 0.5% 的比例配制。先将蔗糖加入少量的水，温火煮至蔗糖完全溶解，加入食盐、酪蛋白搅拌片刻，再加胆碱、浓缩鱼肝油搅匀，待冷却后搓成小块。

叙利亚仓鼠约 50～60 g，按每只仓鼠 5～9 g 每日 2 次喂养。同时每周喂青菜、麦芽 1～2 次，以补充维生素、纤维素等，维持动物生命活动，14～21 日后，观察是否结石形成。

方法 2：　蛔虫感染诱导胆结石动物模型。

从蛔虫体内吸取虫卵，注入生理盐水使其成混悬液，在显微镜下计数，每毫升混悬液蛔虫卵 3 万 ~ 5 万个。

健康的成年新西兰兔，性别不限，体重 2.0 ~ 3.0 kg。采用无菌手术进行剖腹术，暴露十二指肠，从十二指肠乳头插入一根塑料管，直插胆囊从中注入蛔虫卵或大肠杆菌，或抽出胆汁作细菌培养或其它胆汁分析。注入蛔虫卵 7 个月后观察胆囊内的结石形成。

方法 3： 狭窄胆管诱发胆结石动物模型。

健康的成年新西兰兔，性别不限，体重 2.0 ~ 3.0 kg。家兔剖腹后，暴露总胆管，在其进入十二指肠处，用预先以双鲸蜡基 –26 烷磷酸钠（dicetyl sodium phosphate）浸渍外敷纤维素粘胶（cellulose）的细带松松结扎一道，术后 4 个月左右造模成功。

方法 4： 切除迷走神经干诱导胆结石动物模型。

健康的成年新西兰兔，性别不限，体重 2.0 ~ 3.0 kg。采用无菌手术探明家兔胆道及胆囊正常，然后暴露胃、贲门及食管，将食管悬吊，显露两侧迷走神经干。分离后从食管下端切除两侧迷走神经干各 1.5 ~ 2 cm。手术结束后，在腹腔内注入 50% 葡萄糖 20 ml，以补充能量。术后继续禁食 16 ~ 20 h，4 ~ 5 周观察结石形成。

三、判断标准

剖检模型动物观察总胆管是否有明显的纤维化，管腔缩窄仅能通过 l mm 的探针，甚至完全梗阻；而缩窄部位以上的胆管及胆囊有明显的扩张，其程度随总胆管梗阻的情况而异，胆道梗阻严重者，其肝脏带黄色，犹似人类的胆汁性肝硬化的表现，全身出现黄疸性变化。若出现以上症状则判断为胆结石。

第二节　胆色素结石类疾病动物模型

本节介绍胆色素结石动物模型。

一、疾病概述

胆色素结石（bile pigment stone）是指胆色素钙结石和黑色素结石的统称。其中，胆色素钙结石的主要成分除游离胆色素外，尚含有少量钙盐和有机物（细菌、虫卵或上皮细胞）。结石可存在胆总管内，亦可遍布于肝内外胆管系统，但很少在胆囊内发生。其特点是：结石呈泥沙状或块状，有些大的结石其形状可与扩张的胆管相一致。结石大多呈棕黄色或棕黑色，疏松易碎。结石的发生与饮食结构、卫生习惯、胆道感染、胆道蛔虫有密切关系。

二、模型制备

选择临产健康孕豚鼠，以子宫切除术获得无菌仔豚鼠，在无菌隔离器中饲育，作为实验组。对照组为自然分娩的仔豚鼠，饲育在开放环境中。两组仔豚鼠均在出生当日断乳，给予同样的高压灭菌乳状和固体饲料（含蛋白质 18%、糖 43.74%、脂肪 6.22%），1 周后，停饲乳状饲料，改用多种维生素饮用水。饲育 4 周时剖杀动物，检查胆囊内成石情况，并取胆囊胆汁进行分析。

三、判断标准

胆石、胆汁成分分析，用胆石快速定性和红外吸收光谱检测（KBr 压片法）胆石。用钙离子选择电极直接测定法测定钙离子浓度（Ca^{2+}）；用电位法侧定胆汁 pH；用 Malloy-Evelyn 法分别测定总胆红素浓度（TB）及直接胆红素浓度（DB），再由 $TB-DB = LB$（间接反应胆红素浓度）计算非结合胆红素（UCB）含量；用 Fishman's 法测定 β - 葡萄糖醛酸酶（β-G）活性；用原子吸收光谱法测定总钙浓度（Ca_T）；用酶法测定总胆汁酸（TBA）浓度。

第三节 肝内胆管结石类疾病动物模型

本节介绍肝内胆管结石动物模型。

一、疾病概述

肝内胆管结石（Calculus of intrahepatic bile duct）是胆管结石的一种类型，是指左右肝管汇合部以上各分支胆管内的结石。它可以单独存在，也可以与肝外胆管结石并存。一般为胆红素结石。肝内胆管结石常合并肝外胆管结石，并发胆管梗阻，诱发局部感染及继发胆管狭窄，使结石难以自行排出，病情迁延不愈。本病可引起严重并发症，是良性胆道疾病死亡的重要原因。

二、模型制备

方法：结扎注菌诱导肝内胆管结石动物模型。

日本杂交大耳白家兔，3 ~ 4 月龄，性别不限，体重 2.0 ~ 3.0 kg。在无菌操作和 4% 巴 比妥钠（40 mg/kg 体重）静脉麻醉下，作剑突下方正中切口，剖腹探查证明肝、胆道无明显异常后，将十二指肠乳头相应的前壁刺破一小孔，用内径 0.8 ~ 1.0 mm 的塑料导管从十二指肠乳头开口处插入胆总管直至肝门的胆管内，并见胆管内有胆汁流出。在胆总管末端与 Oddi 氏括约肌之间 以 "00" 丝线贯套于胆管壁外，以备结扎胆总管用，释导管向胆总管上段注入标准致病菌 Eschorichia 菌属 $O_{111}B_4$ 型大肠杆菌的稀释菌液。注入细菌剂量按 3.0 ~ 4.0×10^8 菌株 / k g 体重。注菌后牵引结扎线片刻，以防菌液溢出。结扎前，在胆总管前垫一 "6 号"针头，轻轻打结，然后将针拔出，以造成胆总管末端部分狭窄梗阻。

三、判断标准

肉眼观察胆管内有无结石或胆泥，作为判断实验动物是否形成结石的标准。胆石定性按溴化钾压片法进行红外光谱测定，波长范围为 4 000 ~ 400 cm^{-1}。

第四节　肾结石类疾病动物模型

本节介绍肾结石动物模型。

一、疾病概述

肾结石（renal calculus）是一些晶体物质（如钙、草酸、尿酸、胱氨酸等）和有机基质（如基质 A、酸性黏多糖等）在肾脏的异常聚积所致，为泌尿系统的常见病、多发病。男性发病多于女性，多发生于青壮年，左右侧的发病率无明显差异，90% 含有钙，其中草酸钙结石最常见。40% ~ 75% 的肾结石患者有不同程度的腰痛。较大结石，移动度很小，表现为腰部酸胀不适，或在身体活动增加时有隐痛或钝痛；较小结石引发的绞痛，常骤然发生腰腹部刀割样剧烈疼痛，呈阵发性。泌尿系统任何部位均可发生结石但常始发于肾，肾结石形成时多位于肾盂或肾盏，可排入输尿管和膀胱，输尿管结石几乎全部来自肾脏。

二、模型制备

方法：乙二醇诱导肾结石动物模型。

雄性 SD 大鼠，体重 220 g 左右，每天均用含 1% 乙二醇的冷开水作为饮用水，另用 2% 氯化铵水溶液 2 毫升 / 只灌胃，连续造模 4 周。

三、判断标准

实验结束前一天代谢笼分别收集各组大鼠 24 h 空腹尿液，测定 24 h 尿量及 24 h 尿钙（Ca^{2+}）分泌量。末次给药 1 h 后，大鼠眼眶下静脉丛采血，2 000 rmp/min 离心 20 min，吸取血清，测血清尿素氮（BUN）、钙（Ca^{2+}）、肌酐（Cr）。脱颈椎处死所有动物后，取两侧肾脏称重，计算肾脏的脏器指数。

第五节 膀胱结石类疾病动物模型

本节介绍膀胱结石动物模型。

一、疾病概述

膀胱结石（vesical calculus）是指在膀胱内形成的结石，除营养不良的因素外，下尿路梗阻、感染、膀胱异物、代谢性疾病均可继发膀胱结石、下尿路梗阻，如前列腺增生、尿道狭窄、膀胱颈部肿瘤等，均因尿液滞留诱发膀胱结石形成。膀胱异物如导管、缝线等，可作为核心继发膀胱结石形成。

二、模型制备

方法： 三聚氰胺诱导膀胱结石动物模型。

SD 大鼠，雌雄各半，体重 180 ~ 220 g，三聚氰胺为 0.9 g/(kg·d) 剂量灌胃。溶酶对照组用 10 g/l 甲基纤维素溶液 5 ml/(kg·d) 灌胃，灌胃一个月。

三、判断标准

造模结束后，模型大鼠禁食 12 h，称量动物体重，麻醉处死，解剖肾脏、输尿管和膀胱，称量肾脏和膀胱重量，计算脏器指数。剖开膀胱，使用体视显微镜，观察膀胱结石情况。

第六节　尿路结石类疾病动物模型

本节介绍尿路结石动物模型。

一、疾病概述

随着现代社会经济突飞猛进发展，人们生活水平持续提高，食品安全问题越来越受到人们的广泛关注。有关研究表明，长期食用三聚氰胺可以导致动物和人类泌尿系统结石及肾功能损害。

二、模型制备

方法：　三聚氰胺诱导尿路结石动物模型。

Wistar 雄性大鼠，体重 200 ~ 250 g。大鼠每只给予 1.0 g/（kg·d）三聚氰胺配成 2 ml 液体灌胃，给药时间为 30 天。

三、判断标准

在第 30 天收集大鼠 24 h 尿量，测定尿 pH 值，采集血液进行血肌酐（serum creatinine，Scr）、血尿素氮（blood urea nitrogen，BUN）、血尿酸（uric acid，UA）、β_2- 微球蛋白（β_2-microglobulin，β_2-MG）及胱抑素 –C（cystatin-C，CYS–C）测定。30 天后将大鼠解剖制作肾脏病理切片观察比较。

第七章　循环障碍类疾病动物模型

第一节　脑系统循环障碍类疾病动物模型

一、脑卒中动物模型

（一）疾病概述

"脑卒中"（cerebral stroke）又称"中风""脑血管意外"（cerebralvascular accident，CVA）。是一种急性脑血管疾病，是由于脑部血管突然破裂或因血管阻塞导致血液不能流入大脑而引起脑组织损伤的一组疾病，包括缺血性和出血性卒中。缺血性卒中的发病率高于出血性卒中，占脑卒中总数的60%～70%。

（二）模型制备

方法：　Longa线栓法诱导脑卒中动物模型。

选用雄性SD大鼠，体重（250±30）g，采用10%水合氯醛腹腔注射0.4～0.5 ml/kg，麻醉大鼠。以仰卧位将大鼠固定于手术台上。备皮切开左颈部，钝性分离组织。在左侧胸骨舌骨肌和肌胸锁乳突肌之间，可见左颈总动脉。剥离颈总动脉鞘，平甲状腺水平可见颈内动脉和颈外动脉。分离左侧颈总动脉、颈内动脉、颈外动脉，用双极电凝器，使得颈总动脉、颈外动脉的小分支凝固。用手术线结扎颈总动脉和颈外动脉近心端，以阻断血流。用微血管夹暂时夹闭翼腭动脉起始部及颈总动脉分叉处。结扎切断颈外动脉，在颈外动脉的起始部剪一0.2 mm小切口，将线栓从颈外动脉残端插入。打开微动脉夹，将尼龙线顺大脑中动脉经颈内动脉送入颅内，线栓进入约（1.8±0.5）cm时，可感到较大阻力，此时线栓已经进入大脑前动脉起始部，大脑中动脉主干已被阻断，逐层关闭各层组织。

（三）判断标准

神经功能评分：缺血 2 h 大鼠清醒后，按照 5 级分类法对大鼠神经功能进行盲评。0 级：无明显神经功能缺损症状；1 级：提尾，左前肢屈曲，不能完全伸展；2 级：提尾，左前肢屈曲，置于地面向左侧推动，爬行阻力较右侧下降；3 级：在 2 级基础上，爬行时不自主向左侧转圈；4 级：意识不清，包括 24 h 内死亡。

二、短暂性脑缺血动物模型

（一）疾病概述

短暂性脑缺血发作（transient ischemic attack，TIA）是颈动脉或椎－基底动脉系统发生短暂性血液供应不足，引起局灶性脑缺血导致突发的、短暂性、可逆性神经功能障碍。发作持续数分钟，通常在 30 分钟内完全恢复，超过 2 小时常遗留轻微神经功能缺损表现，或 CT 及 MRI 显示脑组织缺血征象。TIA 好发于 34 ~ 65 岁，65 岁以上占 25.3%，男性多于女性。发病突然，多在体位改变、活动过度、颈部突然转动或屈伸等情况下发病。发病无先兆，有一过性的神经系统定位体征，一般无意识障碍，历时 5 ~ 20 分钟，可反复发作，但一般在 24 小时内完全恢复，无后遗症。

（二）模型制备

方法：结扎动脉诱导短暂性脑缺血动物模型。

选用雄性 SD 或 Wistar 大鼠，体重 200 ~ 250 g，4.5 ml/kg 腹腔注射进行麻醉，仰位固定，颈部备皮消毒，沿颈部正中线切开，钝性分离气管右侧肌肉，暴露右侧颈总动脉（right common carotid artery，RCCA），暂时结扎（3-0 号线）；沿 CCA 向内继续分离出颈内动脉（internal carotid artery，ICA）和颈外动脉（external carotid artery，ECA），用缝合线（4-0 号线）暂时结扎 ICA，用缝合线（4-0 号线）永久结扎 ECA 远心端，将 ECA 近心端暂时结扎。用显微手术剪在 ECA 两个结扎线结之间，剪一个 V 字形小口，将栓线顶端从小口插入后，松开 ECA 的暂时结扎线，将栓线固定，防止出血。剪断 ECA，将栓线调整角度至与 ICA 在一条直线上，往前推送栓线至 ICA 暂时结扎处，松开结扎线，继续往前推送直至栓线到达大脑中动脉（middle cerebral artery，MCA），将栓线系紧、固定，松开 CCA 的暂时结扎线。记录栓线到达 MCA 的时间。缝合伤口，消毒皮肤，维持体温，腹腔注射 1.0 ml

平衡盐溶液。缺血 2 h 后,打开切口,将栓线撤出,行再灌注。

(三)判断标准

模型成功标准:双侧颈总动脉夹闭后,1 min 内动物意识消失;翻正反射消失;眼球变白;双侧瞳孔散大;对光反射消失。

三、慢性脑缺血动物模型

(一)疾病概述

慢性脑缺血(chronic cerebral ischemia)是指各种原因引发的长期脑血流灌注不足,在血管性痴呆(vascular dementia,VD)、Bins wanger 病、老年性痴呆(alzheimer's disease,AD)等多种神经系统疾病的发生发展过程中起着重要的作用。慢性脑缺血后的病理损伤机制及神经保护机制复杂,目前正处于研究阶段,针对慢性脑缺血的各种病理损伤机制,可以选择性地应用各种药物进行实验性治疗。

(二)模型制备

方法 1: 永久性双侧颈总动脉结扎法诱导慢性脑缺血动物模型。

采用雄性成年 SD 大鼠,体重 220 ~ 250 g,3.5% 水合氯醛腹腔麻醉,颈正中切口,无创伤镊子钝性分离皮下组织及下颌下腺,玻璃分针分离双侧颈总动脉,双线结扎并用电刀切断颈总动脉,防止复流,碘伏消毒后,缝合切口,每只大鼠腹腔注射 10 万 U 青霉素 1 次,预防感染。术后 24 h 内未苏醒者剔除,并及时补遗。

方法 2: 三血管闭塞法诱导慢性脑缺血大鼠模型。

采用雄性成年 SD 大鼠,体重 220 ~ 250 g,10% 水合氯醛腹腔注射麻醉(350 mg/kg),仰位固定,暴露右侧颈总动脉并结扎切断;然后俯位固定,沿颈部后正中线切开皮肤,暴露第 1 颈椎横突孔,电凝左侧椎动脉。1 周后结扎左侧颈总动脉。

(三)判断标准

动物苏醒后出现眼睑下垂、眼裂变小,说明动物模型制备成功。

四、动脉瘤性蛛网膜下腔出血动物模型

（一）疾病概述

蛛网膜下腔出血（subarachnoid hemorrhage，SAH）是出血性脑血管病的一个类型，分原发性和继发性两种。原发性蛛网膜下腔出血是由于脑表面和脑底的血管破裂出血，血液直接流入蛛网膜下腔所致，又称自发性 SAH。脑实质或脑室出血、外伤性硬膜下或硬膜外出血流入蛛网膜下腔为继发性 SAH。原发性蛛网膜下腔出血最常见的病因是先天性颅内动脉瘤和血管畸形。临床上以起病急骤，剧烈头痛，多为撕裂样或剧烈胀痛，频繁呕吐，脑膜刺激征阳性为主要临床特征。部分患者有烦躁不安、谵妄、幻觉等精神症状，或伴有抽搐及昏迷等，一般不引起肢体瘫痪。早期脑 CT 扫描，可见蛛网膜下腔或脑室内有高密度影，腰穿检查为均匀一致血性脑脊液，压力增高。蛛网膜下腔出血是神经科最常见的急症之一，发病率占急性脑血管病的 6%～10%。

（二）模型制备

方法 1： 颅内动脉血管内穿刺法诱导动脉瘤性蛛网膜下腔出血动物模型。

选用健康成年雄性新西兰大白兔，体重 2.0～2.5 kg，将一端尖锐的丝线由一侧的颈外动脉进入，导入同侧的颈内动脉，直至颈内动脉分叉处，用丝线尖端刺破分叉处，抽出丝线，即可形成 SAH 模型。颅内压突然增高是刺破出血的指征。

方法 2： 脑池注血诱导动脉瘤性蛛网膜下腔出血动物模型。

选用健康成年雄性新西兰大白兔，体重 2.0～2.5 kg，兔称重后耳中动、静脉建立通道，紧闭面罩上氧（100%）5 min 后，依次静脉推注氯胺酮（5 mg/kg）、咪达唑仑（1 mg/kg）、戊巴比妥钠（10 mg/kg）麻醉后俯卧，颈后正中备皮消毒，触及枕骨下间隙，静脉穿刺针（23 G）刺入见澄清脑脊液流出为成功，抽取 0.5 ml 脑脊液（留存待测）后，耳中动脉无抗凝血 2 ml 快速注入（<1 min），局部按压 1 min，保持头低位 30° 持续 30 min，侧卧位观察 1～2 h，待翻正反射正常后，放入兔笼，常温下正常喂养。

（三）判断标准

术后即刻监测血气分析、术中持续上氧、监测心率（HR）、血氧分压（SPO2）、鼓膜温度（TT）、平均动脉压（MAP）、呼吸暂停时间及口唇黏膜颜色。

小贴士：

（1）动脉瘤性蛛网膜下腔出血动物模型的建立常采用以下方法：刺破动脉，使血液聚集于周围；外科暴露动脉，抽取自体其他部位动脉血注于周围；抽取其他部位动脉血注入蛛网膜下腔，并积聚于动脉周围。各种方法均有优缺点，其共同特点是出现痉挛的实验动脉周围均有持续性的血凝块存在。

（2）以往刺破颅内动脉需开颅暴露动脉，虽然能制造类似人类动脉瘤破裂所造成的 SAH，但手术操作复杂，对实验动物损伤大，出血量及出血速度难以控制，且大面积分离蛛网膜破坏了蛛网膜下腔的完整性，使出血不易局限在蛛网膜下腔，而进入硬膜下腔动物病死率高。Bederson 等和 Veelken 等报道了采用血管内丝线穿刺颈内动脉颅内分叉处的方法，成功地建立了一种新的 SAH 模型。该动物模型存在的缺陷为颈外动脉的结扎可能导致局部缺血；颅内出血的发生率较高，约 11%；出血量及出血速度难以控制。尽管经过数年改进，避免了开颅操作对正常脑组织的影响，并能模拟人 SAH 的病理生理变化过程，该模型目前仍仅适用于SAH 后急性 CVS 的研究。

（3）脑池内注血有两种方法：单次注血法和两次注血法。在单次注血动物模型中，并不能出现类似大型动物 SAH 后 CVS 模型出现的两阶段现象，这可能是脑池内形成的血凝块与实验动脉接触时间过短所致。目前，脑池两次注血法使用普遍，但这一技术存在两个比较突出的缺点，忽视了动脉损伤后病理生理变化的重要性；没有考虑颅内压变化。在伴有血管破裂的 SAH 模型中，心脏收缩期的颅内压可以上升至正常的 30 ~ 50 倍。

第二节　心血管系统循环障碍动物模型

一、肺动脉高压动物模型

（一）疾病概述

肺动脉高压（pulmonary hypertension）指肺动脉压力升高超过一定界值的一种血流动力学和病理生理状态，可导致右心衰竭，可以是一种独立的疾病，也可以是并发症，还可以是综合征。其血流动力学诊断标准为：海平面静息状态下，右心导管检测肺动脉平均压 ≥ 25 mmHg。肺动脉高压是一种常见病、多发病，且致残率和病死率均很高，应引起人们的高度重视。

（二）模型制备

方法： 野百合碱（monocrotaline，MCT）诱导肺动脉高压动物模型。

选用 2 月龄西藏小型猪 12 头，体重 5.0 ~ 6.0 kg，一次性腹腔内注射 MCT 溶液（12 mg/kg）造模，注射 6 周后检查。

（三）判断标准

造模成功后的动物病理组织表现为：肺小动脉内皮细胞、平滑肌细胞增生肥大，血管内膜纤维化增厚伴玻璃样变，管腔狭窄，闭塞，扭曲变形，呈丛状改变；肺小静脉可见内膜纤维性增生和管腔阻塞；肺小血管重建，肺小动脉管壁增厚，有肺小动脉闭塞、向心性内膜增厚 (丛状血管) 的改变；肺动脉血管明显增厚，狭窄，部分管壁厚薄不均；支气管旁的血管，左边动脉血管，管腔狭窄，内皮细胞增生，血管壁明显增厚，玻璃样变等。

二、肺源性心脏病疾病动物模型

（一）疾病概述

肺源性心脏病（pulmonary heart disease）简称肺心病，主要是由于支气管 – 肺组织或肺动脉血管病变所致肺动脉高压引起的心脏病。根据起病缓急和病程长短，可分为急性和慢性两类。临床上以后者多见。本病发展缓慢，临床上除原有肺、胸疾病的各种症状和体征外，主要是逐步出现肺、心功能衰竭以及其他器官损害的征象。

（二）模型制备

方法 1： 三氯化铁诱导肺源性心脏病动物模型。

选用新西兰大白兔，体重 2.0 ~ 2.5 kg，并于耳静脉注射 1% 三氯化铁溶液，每周 2 ~ 4 次，每次 0.5 ~ 4 ml，制作肺心病模型。采用耳缘静脉注射 0.7% 三氯化铁水溶液，0.6 ~ 0.8 毫升 / 次后，用生理盐水 0.5 ml 冲管，隔日注射 1 次，连续给药 21 次，共 41 天，总剂量约 15 毫升 / 只。

方法 2： 野百合碱（monocrotaline，MCT）诱导肺源性心脏病动物模型。

采用雄性 Wistar 大鼠，体重 200 ~ 250 g，用生理盐水把 MCT 稀释成 2% 的溶液，每只大鼠按 60 mg/kg 体重在背部皮下一次性注射野百合碱。大鼠肺心病肺动脉高压还可以按照乙醇和生理盐水（2∶8）混合液把 MCT 配制成 1% 溶液，按 50 mg/kg 体重腹腔注射 1 次，第 13 ~ 21 天即可形成该模型。

（三）判断标准

造模结束后其动物右心房、右心室和肺动脉收缩压、舒张压均明显升高。

小贴士：

（1）野百合碱造模机理为：用野百合碱法造肺心病模型最好采用腹腔注射，野百合碱经肝脏代谢后才能发挥作用，腹腔注射可以使其通过静脉全部经过肝代谢。MCT 通过损伤肺动脉血管内皮诱导肺动脉血管壁的重塑，是一种较简便的建立大鼠肺心病动物模型的方法。通常造模型 3 周，MCT 25 ~ 55 mg/kg 剂量大鼠肺动脉压升高，右心室壁重量增加，肺脏湿重、干重系数均增加，并且右心室肥大呈剂量依赖性增大，当剂量达到 79 mg/kg 时，右心室肥大不再增加，丽体重明显受抑制。4 周后病情进一步加重并且死亡达半数。

（2）三氯化铁造模的机理如下：Tseng 等研究发现接触 $FeCl_3$ 的血管内膜和平滑肌损伤，内膜损伤程度从极小损伤到完全剥脱。内皮细胞基底部有富含铁离子的不透明小囊泡堆积，提示血管局部应用 $FeCl_3$ 溶液后，铁离子通过胞吞——胞吐途径进入血管腔，由于高价铁离子的氧化作用，导致内皮损伤，引起血小板激活、黏附、集聚，进而形成血栓。三氯化铁具有凝血作用，家兔耳缘静脉注射三氯化铁水溶液后，其水溶液很难通过肺毛细血管进入全身循环，弥散性血管内凝血和血栓仅见于肺，肺动脉系统出现广泛的血栓形成，内皮增厚，血管炎等改变，血流受阻，逐渐形成肺动脉高压，右心代偿而发生肥大扩大，逐步发展为肺心病。

三、先天性心脏病动物模型

（一）疾病概述

先天性心脏病（congenital heart disease）是先天性畸形中最常见的一类，约占各种先天畸形的 28%，指在胚胎发育时期由于心脏及大血管的形成障碍或发育异常而引起的解剖结构异常，或出生后应自动关闭的通道未能闭合（在胎儿属正常）的情形。先天性心脏病发病率不容小视，占出生活婴的 0.4% ~ 1%，这意味着我国每年新增先天性心脏病患者 15 万 ~ 20 万。先天性心脏病谱系特别广，包括上百种具体分型，有些患者可以同时合并多种畸形，症状千差万别，最轻者可以终身无症状，重者出生即出现严重症状如缺氧、休克甚至夭折。根据血液动力学结合病理生理变化，先天性心脏病可分为发绀型或者非发绀型，也可根据有无分流分为三类：无分流类（如肺动脉狭窄、主动脉缩窄）、左至右分流类（如房间隔缺损、室间隔缺损、动脉导管未闭）和右至左分流（如法洛氏四联症、大血管错位）类。

（二）模型制备

方法 1： 先天性心脏病大动脉转位动物模型。

采用 8 ~ 10 周大的 ICR 孕鼠，以发现阴栓形成当日计为 E0.5 天。在 E8.5 天给予单次剂量全反式视黄酸（70 mg/kg）腹腔注射，对照组孕鼠在 E8.5 天给予单次剂量二甲基亚砜（70 mg/kg）腹腔注射。注射完毕后继续饲养至 E18 天。表型判定：将 E18 天孕鼠脱颈处死，剖腹取出全部成型的胚胎（发育不完全的胚胎舍弃，不计入统计）。在体式显微镜下，观察主动脉和肺动脉分别于左、右心室的连接情况。

方法 2： 慢性发绀型肺血减少先天性心脏病动物模型。

（1）小型猪麻醉。采用 6 ~ 8 周龄的健康实验用中华小型猪，体重 6 ~ 8 kg。肺血减少发绀模型组，经左前外侧第 3 肋间开胸，先行人工血管肺动脉（PA）-左心房（LA）分流，后环缩主肺动脉。术前 8 h 禁食，不禁水。麻醉动物术前肌肉注射氯胺酮（25 mg/kg）、地西泮（2 mg/kg）诱导麻醉。气管插管，接动物用呼吸机（siemens serve ventilator 900C），采用定容通气方式。初始呼吸机设定潮气量（Vt）10 ~ 20 ml/kg，吸入氧浓度（FiO_2）50%，呼吸次数（R）15 ~ 20 次/min，峰值流速 15 l/min，呼吸末正压（PEEP）为零。设定调整达到动脉血氧分压（PaO_2）100 mmHg（1 mmHg = 0.133 kPa），动脉血二氧化碳分压（$PaCO_2$）40 mmHg，pH 7.38 ~ 7.42，碱剩余为零。FiO_2 应 <70%，以免吸入氧浓度过高引起吸入性肺膨胀不全。若实验监测困难时，经验性通气设置（FiO_2）40%，（Vt）10 ml/kg，R 12 次/min，（PEEP）为零。

（2）连接 PA 和 LA。幼猪仰卧位，右腹股沟碘伏消毒，铺巾。股动脉切开，20 号套管针连接动脉测压管和心电监护仪（philips inteUiVuemPS0）持续监测动脉血压。术前采用 GE Vivid 7 超声诊断仪，经胸超声探头频率 2 ~ 4 MHz，常规测量心脏各腔大小及功能指标。幼猪右侧卧位，垫高胸廓，经左前外侧第 3 肋间进胸，检查胸膜腔有无呼吸系统感染及严重的胸膜、心包粘连，以防止术后并发症。如果进胸位置未在 PA 和 LA 上缘，需要向上或向下一个肋间再次逐层进胸。纵向切开心包至左膈神经前，暴露升主动脉及主肺动脉，2-0 丝线悬吊心包，电凝（10 watts）分离主肺动脉与主动脉间隙。经耳静脉入路给予半量肝素钠（150 U/kg 静脉注射），借鉴外科肺动脉环缩的方法，用一宽 3 mm 的涤纶条环绕主肺动脉，尽量靠近融合部。选用聚四氟乙烯管道（gore-tex stretch vascular graft）连接 PA 和 LA。管道大小取决于动物大小，6 ~ 8 kg 的小型猪选 5 mm 的 Gore-Tex 管道。将管道一端剪成斜面吻合于 LA，由于 LA 的血流速较低，斜面增加吻合口的面积，有利于降低凝血和血栓形成的危险。吻合前管道于 20 U/ml 的肝素钠 0.9% 氯化钠液中浸泡。心耳钳夹住左心房壁，钳尖朝向主肺动脉，无创钳牵开左心耳，这样既可增加 Gore-Tex 管根部的吻合面积，又可确保助手清晰暴露术野。过多钳夹左心房壁十分危险，牵拉过度易导致心律失常及血流动力学紊乱，并可能阻塞心耳下冠状动脉分支。

（3）PA-IA 分流。钳夹后根据心电监护和血压监测随时调整钳夹位置。将 LA 前壁切开 3 mm 的切口，确认无漏血后，用 Potts 剪剪开。辨认左心房表面和内膜的颜色，确保切口完全透壁。完全切除肌小梁可避免血流受阻，预防吻合口凝血，但房壁过薄增加了吻合难度，吻合口因张力过大极易撕裂。单针 5-0 prolene 防渗漏线可有效预防漏血，吻合完成后用哈巴狗血管夹夹闭 Gore-Tex 管。根据 PA 位置修剪 Gore-Tex 管至合适的大小和角度。移植管道尽可能短，以减少扭曲或血栓的风险。主动脉侧壁钳夹住 PA，钳尖朝向肺血流远端方向，根据心电监护和血压及时调整侧壁钳。若钳夹 PA 引起血压降低，应立即松开侧壁钳并调整到靠近吻合口的位置。切开 PA，Potts 剪扩开，5-0 prolene 线缝合管道近端。应仔细缝合吻合口后壁，一旦出血后修补将十分麻烦。松开血管夹排气，吻合完成后开放侧壁钳，Gore-Tex 分流管道充盈隆起，左心房壁可见发绀。如果出现分流过多导致血压、血氧饱和度（SaO_2）明显降低的情况，需要用血管夹及时夹闭或半夹闭 Gore-Tex 管，稳定 2 ~ 3 min，直到生命体征平稳方可。夹闭 Gore-Tex 管会增加缩窄凝血的几率，应尽量避免管道的成角和扭曲。PA-IA 分流完成后，20 号穿刺针穿刺主肺动脉，接测压管检测肺动脉压力。于分流口远端逐渐收紧 PA 环缩带并严密监测动脉血压，当跨环缩处收缩压差维持 10 ~ 20 mmHg 且动脉血压能保持稳定时，妥善固定环缩带。

（4）手术完成关胸。随着动物生长及 PA 发育，环缩带会逐渐收紧，使通过分流管的血流增多。环缩的目的是保持生长发育时远端 PA 和分流处合适的流量比。关心包，充分止血，胸腔排气，逐层关胸。为避免加重术后护理和幼猪恢复的负担，一般不留置胸管，除非出血或肺损伤。缝合切口，恢复正常通气，准备麻醉苏醒。动脉通路撤除时，抽取动脉血气样本。对照组：经左前外侧开胸，悬吊心包，测量主肺动脉压力，不进行进一步操作，30 min 后关心包，逐层关胸。动脉通路撤除时，抽取动脉血气样本。

（三）判断标准

病理学表现：肺组织形态学为光镜下对照组肺组织结构完整，肺血管、肺泡的形态未见异常，肺泡隔无水肿、炎症，肺泡腔清晰；肺细小动脉多为规则的圆形或卵圆形，中膜厚度均匀。模型鼠肺泡间隔增宽，肺泡壁结构破坏，肺细小动脉的形状呈不规则改变。部分肺泡膨胀不全，散在大量炎性细胞浸润，肺间隔轻度纤维化、增宽，可见肺泡腔轻度充血、水肿等改变。心肌组织形态学表现为光镜下对照组心肌纤维结构排列紧密有序。模型鼠见心肌细胞多变、粗细不等，明显增生肥大和排列紊乱，其间失去正常的平行分布状态；可见退行性改变的心肌细胞及局限性单核细胞浸润改变。间质纤维大量增生，增生明显的纤维化组织呈斑片状分布，取代了心肌细胞。

小贴士：

完全性动脉转位（transposition of great arteries, TGA）是一种严重的先天心脏发育缺陷，TGA 的主要解剖结构改变是主动脉起源于右心室，而肺动脉起源于左心室。绝大多数 TGA 患儿出生后病情危重，其异常的解剖结构使得患儿出生后一个月生存率为 55%，6 个月生存率为 15%，1 年内生存率仅为 10%，10 岁以上的患者罕见。

四、风湿性心脏病动物模型

（一）疾病概述

风湿性心脏病（rheumatic heart disease, RHD）简称风心病，是指由于风湿热活动，累及心脏瓣膜而造成的心脏病变。表现为二尖瓣、三尖瓣、主动脉瓣中有一个或几个瓣膜狭窄和（或）关闭不全。本病多发于冬春季节，寒冷、潮湿和拥挤环境下，初发年龄多在 5 ~ 15 岁，复发多在初发后 3 ~ 5 年内。据研究结果表明，其中单纯二尖瓣病变46.7%，比例最高，然后依次为二尖瓣合并主动脉瓣，单纯主动脉瓣，三尖瓣和肺动脉瓣。病变主要是瓣膜的边缘和基底部发生水肿、渗出，并逐渐扩大到瓣膜全部，甚至累及腱索和乳头肌，使瓣膜交界区的瓣叶融合、腱索融合与缩短以及瓣叶的纤维化、僵硬、卷曲与钙化，从而导致瓣膜开口狭窄或关闭不全等。瓣膜狭窄：瓣膜交界粘连，增厚、变硬，不能完全开放，瓣膜口小，阻碍血液正常流动。瓣膜关闭不全：腱索和乳头肌增生、缩短、硬化，瓣膜不能完全闭合，血液返流。

（二）模型制备

方法：细菌诱导风湿性心脏病动物模型。

（1）配制目标浓度细菌悬液。乙型溶血性链球菌（group a streptococcus, GAS）标准菌株，酶标仪 600 nm 波长检测相应灭活菌悬液 OD 值，根据公式 Y（细菌总数）= 51.102 ×（OD 值）-3.931。检测细菌悬液浓度（×10^8 CFU/ml），并配置成浓度 1×10^{11} 菌落形成单位（CFU）/ml 悬液，置于冰中超声破碎。

（2）制备抗原。无菌条件下，灭活细菌悬液与弗氏完全佐剂（CFA）按 1:1 混合，超声细胞破碎仪乳化（40%，4 ml，10 min）制备成抗原。

（3）抗原注射。采用 Lewis 雄性大鼠，体重 150～190 g，首次后足垫（掌面皮下）注射抗原 0.2 ml。初次足垫部位免疫后，每周 1 次于腹部皮下注射抗原 0.5 ml，共 4 次，第 5 周给予灭活 GAS。

（三）判断标准

模型动物心肌组织病理表现为出现心肌间质水肿，血管周围细胞浸润，小血管附近有 Aschoff 样细胞（风湿病小样细胞），横切面上像"毛毛虫"。同时，观察发现大鼠心肌的血管发生了血管炎，镜下表现为血管壁单个核细胞浸润及内皮增生。

五、心绞痛动物模型

（一）疾病概述

心绞痛（angina pectoris）是指由于冠状动脉粥样硬化狭窄导致冠状动脉供血不足，心肌暂时缺血与缺氧所引起的以心前区疼痛为主要临床表现的一组综合征。其特点为阵发性的前胸压榨性疼痛感觉，可伴有其他症状，疼痛主要位于胸骨后部，可放射至心前区与左上肢，常发生于劳动或情绪激动时，持续数分钟，休息或用硝酸酯制剂后消失。本病多见于男性，多数病人在 40 岁以上，劳累、情绪激动、饱食、受寒、阴雨天气，急性循环衰竭等为常见的诱因。

（二）模型制备

方法 1： 药物诱导心绞痛动物模型。

选用新西兰大白兔，体重 3.0 ～ 3.5 kg，在清醒状态下，经耳缘静脉注射血管加压素 0.05 U/kg 引起冠脉血管痉挛，诱发心绞痛，导致心电图 T 波电压升高。

方法 2： 结扎左冠状动脉前降支诱导心绞痛动物模型。

采用 SD 大鼠，体重 220 g 左右，乙醚浅麻下剪开大鼠颈部和胸部皮肤，暴露气管。气管插管后，距胸骨左缘 0.5 cm 处剪开第 3 肋骨、第 4 肋骨、第 5 肋骨，人工呼吸。将心脏置于胸腔外，在距左冠状动脉主干分叉 2 mm 处缝扎左冠状动脉前降支。心脏复位，关胸。然后，剪开腹股沟处皮肤，暴露股静脉。股静脉注射给药，给药后，压迫局部片刻缝合皮肤，术后大鼠放回原笼饲养。

（三）判断标准

造模成功后，模型小鼠冠状动脉较长时间强烈痉挛，同时使全身小血管收缩，外周负荷加重，心肌耗氧量增加，从而引起急性心肌缺血，导致急性心绞痛的发作。

小贴士：

结扎左冠状动脉前降支诱导心绞痛造模采用阻断实验动物冠状动脉的方法，优点是整个实验过程基本稳定，表明该方法稳定、可靠、可重复。缺点是该法在实际应用过程中有一定的难度，对阻断冠脉的操作技术有较高的要求，且制备模型的步骤略显繁杂。

六、心脏转导阻滞疾病动物模型

（一）疾病概述

窦房结功能障碍和房室传导阻滞等缓慢型心律失常，是由于遗传、感染、供血障碍，纤维化等原因导致自律细胞数量减少或传导功能障碍所致。早期即可发生心电异常继而发生组织学改变，造成电重构和组织重构。这种异常变化为不可逆性，导致心律失常和猝死的发生率增加。

（二）模型制备

方法 1： 射频消融术诱导心脏转导阻滞疾病动物模型。

采用健康 Yorkshire 猪，体重 15 ～ 20 kg，用戊巴比妥钠全身麻醉（30 mg/kg 腹腔注射），气管插管，呼吸机辅助呼吸，持续心电监护，进行右股静脉切开术，置入 8 F 动脉鞘管和 7 F 静脉鞘管，分别送入临时起搏电极至右心室行保护性临时起搏（频率设定为 50 次 /min），送入可操控四极大头电极，于 Koch 三角处标测到清晰稳定的希氏束电位即放电消融，消融方案为每次输出功率 50 W 放电时间 30 s。若 30 s 内出现房室传导阻滞，再巩固消融 30 s，当 30 s 内出现不完全性房室传导阻滞或加速性交界性心律时，继续消融直到出现房室传导阻滞后再巩固消融 30 s。体表心电图和腔内心电图显示房室分离即视作达到手术终点。

方法 2： 化学消融法诱导心脏转导阻滞疾病动物模型。

采用健康 Yorkshire 猪，体重 15 ～ 20 kg，实验动物术前禁食 12 h，戊巴比妥钠全身麻醉（30 mg / k g 腹腔注射），气管插管，呼吸机辅助呼吸，连接肢体导联，描记 ECG。行右侧第 3 肋间小切口开胸术剪开心包暴露心脏，缝电极于左室心外膜行保护性临时起搏（频率设定为 50 次 /min）。于房室交界区（房室沟）用 7 号注射器注入无水乙醇或 37 % 福尔马林 1 ～ 1.5 ml，心电监护示完全性房室分离。观察 30 min 后，仍未恢复房室传导即视作达到手术终点。逐层关胸，胸腔闭式引流。

（三）判断标准

模型猪心脏标本在 Koch 三角处可见大小为 1.12 cm × 1.51 cm 的损伤区，累及心内膜及内膜下心肌，未累及心外膜及外膜下心肌，损伤处未见血栓，三尖瓣可见小范围损伤，但结构完整，而心脏其他部位无受损。2 周后部分起搏电极被拉直，如猪继续生长，则起搏电极有脱位的可能。

小贴士：

（1）射频消融利用经电极导管传送入心脏的射频电流产生超高频的热效应来发挥作用。它的电磁能被局部心脏组织吸收后引起心脏组织温度升高使浸润的心肌细胞脱水干燥，血液凝固，蛋白变性呈现界限清楚的凝固性坏死灶。射频消融术较化学消融法简便，安全且并发症少。在有条件的实验室，应优先选用射频消融术建立缓慢型心律失常模型。

（2）化学消融是利用化学物质、无水乙醇或 37% 福尔马林等注射入心脏组织造成缺血坏死或直接对心脏组织造成化学损伤结果都可导致心脏传导路径的破坏，导致房室传导阻滞。与化学消融不同，在组织形态学上，导管射频消融的部位与正常组织分界清楚，外观呈圆形或类圆形，中心凹陷部分呈灰色或棕色。化学消融方法尽管对设备要求不高，但房室结定位困难，注射化学物质对心肌刺激会引起心律失常，增加实验的难度，而且术中术后的并发症、感染、大出血等和死亡率明显高于射频消融组。

七、心肌缺血模型动物模型

（一）疾病概述

心肌缺血（myocardial ischemia）是指心脏的血液灌注减少，导致心脏的供氧减少，心肌能量代谢不正常，不能支持心脏正常工作的一种病理状态。心脏活动所需要的能量几乎完全靠有氧代谢提供，所以即便在安静的时候，心肌的血氧摄取率也很高（约为70%）。正常情况下，机体可通过自身调节，促使血液供需相对恒定，保证心脏正常工作。当某种原因导致心肌血液供需失衡，就构成了真正意义上的心肌缺血。而冠心病是引起心肌缺血最主要、最常见的病因。随着人民生活水平的提高，目前心肌缺血在我国的患病率呈逐年上升的趋势，已成为中老年人的常见病和多发病，一些20～30岁的年轻人也出现心肌缺血的表现。

（二）模型制备

方法1： 分离冠状动脉前降支中段诱导急性心肌缺血动物模型。

健康成年犬，雌雄兼用，体重（10.97±1.98）kg，动物经戊巴比妥钠（30 mg/kg）静脉麻醉，气管插管，连接呼吸机；左侧第四肋间开胸，暴露心脏，剪开心包，做心包床；分离冠状动脉左旋支，放置TS420型超声多普勒1.5 PRB型探头，测定心脏冠脉血流量（cardiac coronary blood flow，CBF）；分离冠状动脉前降支中段，穿线以备结扎，造成急性实验性心肌缺血模型；缝置多点固定式心外膜电极（30个标测点），用于描记心外膜电图（epicardial electrogram，EECG），结果记录于MP-150多导生理记录仪。经颈外静脉插管至冠状静脉窦，并行颈总动脉插管，分别用于抽取冠状静脉窦血及动脉血。

方法2： 放置Ameroid缩窄环诱导慢性心肌缺血动物模型。

普通级巴马小型猪，雌雄不限，体重18～30 kg，7～8月龄。术前24 h禁食水，采用戊巴比妥钠进行诱导麻醉，选取耳缘静脉建立液体通道，吸入异氟烷维持麻醉。小型猪麻醉后，插入气管内导管，呼吸机辅助呼吸，连接心电监护仪备用。手术区备皮并常规消毒铺巾。于左侧第 3 肋间前外侧作长约 8 cm 的横切口入胸并注意止血。在左冠状动脉左前降支第一对角支分叉处以下约 1 cm 处放置 Ameroid 缩窄环。于左心耳水平处剪开心包并悬吊，于左心耳肺动脉之间寻找左前降支（left anterior descending branch，LAD）主干，小心分离动脉表面的心外膜及脂肪组织，尤其应注意不要损伤小的深穿支以防出血。游离长度约为 1.5 cm，小心地用直角镊挑起游离出的 LAD 主干两端，同时，用血管钳夹持 Ameroid 环，使侧口对准冠状动脉，将 LAD 迅速套入环中。缩窄环植入完毕后，调整环的位置，使其位于左心耳与肺动脉之间的沟内，同时缺口朝向心包方向，以防缝合心包后压迫损伤心肌或使缩窄环脱出。观察有无出血及缩窄环位置有无阻碍血流。确认无误后关闭心包，膨肺后关胸。待自主呼吸恢复后，拔除气管插管，送回动物房。术后连续肌注青霉素 3 天预防感染，定期观察切口情况及动物的一般状态。

（三）判断标准

结扎冠脉前降支稳定 15 min 后，心外膜电图出现明显 ST 段抬高为模型成功。

八、颈动脉狭窄动物模型

（一）疾病概述

颈动脉狭窄（carotid artery stenosis）是作为血液由心脏通向脑和头其他部位的主要血管的颈动脉，出现狭窄的症状。颈动脉狭窄多是由于颈动脉的粥样斑块导致的颈动脉管腔的狭窄，其发病率较高，在 60 岁以上人群中患颈动脉狭窄者约占 9%，多发生于颈总动脉分叉和颈内动脉起始段。有些狭窄性病变甚至可能逐渐发展至完全闭塞性病变。颈动脉狭窄可以通过药物控制或外科手术治疗。

（二）模型制备

方法 1：血管再狭窄诱导颈动脉狭窄动物模型。

BALB/c-nude（20 g）小鼠经 1% 戊巴比妥钠腹腔注射麻醉。在小鼠颈部切一正中切口，长约 2 cm，分离暴露颈总动脉，在左颈总动脉分支处，完全结扎阻断血流。动物在恢复 2 周和 8 周过程中，无动物死亡。动物经再麻醉，依上述方法，在生理盐水和 4% 甲醛内固定后，在距离结扎处上下各取大约 2.5 mm 长度的动脉，同时也取同样大小长度的右颈总动脉作为对照。

方法 2：可控制狭窄程度颈动脉狭窄动物模型。

日本大耳白兔，体重 2.0 ~ 2.5 kg，乙醚持续麻醉，仰卧固定。颈正中去毛，碘酒乙醇消毒后，行颈正中切口，仔细分离皮肤和肌肉。以无菌技术显露并游离双侧颈总动脉，在颈总动脉近心侧距颈内动脉和颈外动脉分叉处约 1.5 cm 处用 0 号丝线将颈总动脉和两种不同型号注射器针头一起绕 2 周，并仔细扎紧丝线，然后小心拔出针头，青霉素（溶于生理盐水中）滴于术野中。

（三）判断标准

模型可见内弹力板处局部细胞开始增殖、血管平滑肌细胞向内膜下迁移和增殖，一些增生的中膜层平滑肌细胞开始向内膜下迁移、肌源性的泡沫细胞增生。

小贴士：

排除 T 淋巴细胞的免疫排斥反应，更好地对血管狭窄的机理进行研究，建立 BALB/c-nude 动脉狭窄模型。

第三节　消化系统循环障碍类疾病动物模型

本节介绍胆管狭窄动物模型。

一、疾病概述

胆管狭窄（biliary stricture）是由于胆管损伤和复发性胆管炎所致或是先天性而导致的胆管腔瘢痕性缩窄。胆管狭窄可由医源性损伤、腹部外伤和胆囊结石、胆管结石、胆管炎症等问题刺激，导致胆管壁纤维组织增生、管壁变厚、胆管内腔逐渐缩窄。

二、模型制备

方法 1：可调控胆管狭窄动物模型。

实验用巴马小型猪，雌雄不限，3 ~ 5 月龄，体重 15 ~ 18 kg，于标准实验条件下适应饲养 1 周。动物术前禁食 24 h，自由饮水。导管为医用输液管。肌注复合麻醉剂鹿眠灵（0.5 ml/kg 体重）后，建立耳缘静脉输液通道，气管插管，心电监护。常规消毒，取正中线切口进腹，充分显露肝门，距离十二指肠上缘 2 cm

处游离并切开胆总管下端，范围不超过 1 cm。用导管置入胆总管后（其外径约 3.0 mm）用 5-0 可吸收缝线紧贴置入导管间断缝合胆总管切开部分，然后抽除导管并关闭端口，随之依次关腹，结束手术。假手术组开腹后仅暴露胆总管后即关腹，呼吸平稳后拔管送回饲养间，自由饮食。

方法 2： 电凝法诱导胆管狭窄动物模型。

健康新西兰白兔，雌雄各半，体重 3.0 kg 左右，Olympus PSD-20 高频电发生器预先调至纯电凝 5 W 挡，将电极垫隔湿纱布垫于兔背部待用。无菌操作下经上腹正中切口 5 cm 左右进入腹腔，沿十二指肠找到胆总管汇合部。在汇合点近端约 2 cm 处钝性分离胆总管（约 0.5 cm），用眼科镊子夹住胆总管游离段约 2 mm 稍向上提起，使用 Olympus 针状刀前端接触镊子头端，靠近但不接触胆总管，以 5 W 功率、持续 2 s 电凝，松开胆管看到胆管组织稍变白即可，如组织无变化，可重复应用。术后探查胆管无渗漏立即消毒，逐层间断缝合并纱布包扎创口。对照组动物除不电凝胆总管外，其余过程同模型组。 空白对照组则不做任何处理。

全部动物肌注硫酸庆大霉素，剂量 4 万 U/ 只，连续 3 天，以预防术后感染，标准条件常规饲养。

三、判断标准

（1）一般情况。每天观察动物的活动、精神状况，巩膜以及皮肤颜色，饮食情况及体重变化等，观察并计数 28 天内动物生存情况。

（2）大体形态观察。解剖腹腔观察有无胆漏、腹腔脓肿或粘连，游离胆总管并检查是否狭窄以及狭窄程度、肝脏质地及形态变化。

第四节　泌尿系统循环障碍动物模型

本节介绍肾动脉栓塞动物模型.

一、疾病概述

肾动脉栓塞（thrombosis of renal artery，PCNL）包括肾动脉栓子和肾动脉血栓形成。由于其相当罕见，症状无特异性，故容易误诊或延误诊断。肾动脉栓塞可引起高血压及急性肾功能衰竭。

二、模型制备

方法：经导管诱导急性肾动脉栓塞动物模型。

（1）麻醉及兔股动脉置管。新西兰白兔，体重 2.0 ~ 2.5 kg，25% 乌拉坦按 1 g/kg 耳缘静脉麻醉，全麻后后背固定于手术台，右侧腹股沟区局部备皮、消毒和铺巾，切开皮肤，依次分离皮肤、筋膜及肌肉组织，钝性分离股动脉鞘，暴露股动脉、股静脉和股神经。动脉两端予以橡皮筋拉紧阻断血流，采用儿科头皮穿刺针直视下穿刺，穿入动脉血管后，调整穿刺针方向，沿穿刺针内推入 Runthrough 导丝至腹主动脉，沿 Runthrough 导丝缓慢置入经石蜡油润滑涂过的 Cordis 公司 6 F 桡动脉鞘管，鞘管内肝素盐水抗凝。

（2）栓塞血栓制作。经兔股动脉鞘管抽动脉血 10 ml，加入凝血酶 20 U 混匀，37 ℃冰箱敷育 2 h，见大块血栓形成，然后用手术刀片把血栓细分为 2 ~ 3 mm × 2 ~ 3 mm 大小血栓，血栓大小适于通过 5 F 导管即可。排气，调整指引导管头端，高压手推造影剂行双侧肾动脉造影，记录相应造影图片，观察肾动脉走行，同时记录主动脉压力变化情况。

（3）兔肾动脉血栓栓塞建立过程。造影后定位肾动脉开口，稍调节指引导管头端，让指引导管对准肾动脉开口，把 BMW 导丝头端塑性，导丝沿指引导管缓慢通过肾动脉至肾动脉远端分支，沿导丝缓慢推送指引导管使其进入肾动脉内，5 ml 注射器轻轻吸取自制血栓 1 枚，缓慢注入三接头高压注射器内，然后予以注射器缓慢推造影剂，使血栓缓慢注入肾动脉内，栓塞成功后行肾动脉造影，观察记录肾动脉血流变化情况，肾动脉造影见肾动脉内血栓影，并出现远端肾动脉不显影为栓塞模型成功。

（4）兔肾动脉造影。充分肝素化后，X 线透视并在超滑导丝导引下，经 6 F 桡动脉鞘管送入人冠状动脉，5 F 右指引导管至兔降主动脉，退出超滑导丝。

三、判断标准

肾脏标本大体肉眼观栓塞动物模型肾表面多点状出血，颜色为暗红及灰白相间，稍水肿。重者可见左肾坏死区与非坏死区分界明显，坏死区颜色发黑及灰白。光镜 HE 染色表现为栓塞肾可见肾皮质梗死约占肾皮质的 70% ~ 90%，梗死灶部分相互融合，部分多灶融合，梗死灶周围肾脏组织充血、出血伴中性粒细胞浸润。

第五节 血液系统循环障碍类疾病动物模型

一、血友病动物模型

（一）疾病概述

血友病（hemophilia）分为 A 、B 两型。血友病 A（hemophilia A）是凝血因子 VIII 缺乏所导致的出血性疾病，约占先天性出血性疾病的 85%。血友病 B（hemophilia B），称因子 IX 缺乏症或 Christmas 病，发病率约 1.0 ~ 1.5/105，占血友病的 15% ~ 20%。

（二）模型制备

方法： 获得性血友病 A 动物模型。

健康新西兰兔，体重约 1.5 kg。在室温 18 ℃ ~ 25 ℃下、不锈钢笼内分笼对照组及实验组给予正常饮食，未做任何特殊处理。1 周后，以 2% 戊巴比妥（1.5 ml/kg）耳缘静脉麻醉，然后分离兔左侧股静脉并暴露作注射用。将获得性血友病 A 患者血浆按 2 ml/kg 兔体重静脉注射入实验组兔；对照组兔静脉注射等量正常人血浆，分别于注射血浆前 30 min 及注射血浆后 30 min、60 min、90 min、120 min 时间点耳缘静脉抽血检测造模成功与否。

（三）判断标准

出血量检测：血友病模型兔麻醉后，距尾尖 2 cm 处将兔尾迅速割断，收集 5 min 内流出的血液，然后测量血液的总流出量。采用热凝固法止血。

二、弥漫性血管内凝血动物模型

（一）疾病概述

弥漫性血管内凝血（disseminated intravascular coagulation，DIC）是以不同原因所致的凝血因子和血小板被激活、继发性纤溶亢进，并引起广泛微血栓形成和出血为病理特征的获得性临床综合征，是临床一种常见病、多发病，是引起多器官功能衰竭的重要原因。鼠类盲肠结扎穿孔模型（cecal ligation and puncture, CLP）模仿临床上阑尾炎穿孔或憩室炎穿孔的特点，并一直被认作是脓毒症研究动物模型的"金标准"。

（二）模型制备

方法1：盲肠结扎穿孔（CLP）建立小鼠弥漫性血管内凝血动物模型。

采用昆明（KM）雄性小鼠，8周龄，体重18～24 g，术前8 h禁食。将模型动物进行常规消毒腹部，皮肤正中切开，打开腹腔寻找盲肠，小心分离其远端与大肠的系膜，避免碰伤肠系膜血管。盲肠内如有粪便，则轻轻将其挤向与其相连的结肠。中度CLP组用无菌4号丝线紧紧结扎盲肠远端1/2处，重度CLP组结扎盲肠远端3/4处，并用无菌7号针头在已结扎盲肠远端中央处贯通穿刺，然后把盲肠推回腹腔，关闭腹腔，逐层缝合。假手术组分离盲肠末端后，不进行结扎穿孔，直接关闭腹腔，逐层缝合。所有动物均在术后立即背部皮下注射生理盐水（50 ml/kg），行液体复苏治疗。整个实验过程在室温22 ℃～25 ℃环境进行，术后小鼠自由饮食饮水。

方法2：腔静脉结扎法诱导深静脉血栓（deep vein thrombosis, DVT）动物模型。

采用昆明（KM）雄性小鼠，8周龄，体重18～24 g，将实验动物麻醉后，沿腹白线切开腹腔，将小肠用一块湿纱布置于动物左侧，利用缝线结扎周围所有静脉分支，或可通过灼烧方式闭塞后方的静脉分支，于左肾静脉下方结扎下腔静脉，关闭腹腔。

方法3：下腔静脉狭窄法诱导深静脉血栓动物模型。

采用昆明（KM）雄性小鼠，8周龄，体重18～24 g。将实验动物麻醉后，取腹部正中切口并将小肠牵至腹外，不结扎周围分支。用外科神经血管钳在15 s内钳夹肾静脉以下的下腔静脉2次，再用1根5-0缝线纵向置于下腔静脉腹面，另1根4-0丝线绕在下腔静脉和缝线周围，之后移除缝线让血液流过。通过外力加压下腔静脉致血流减少，导致层状血栓形成，在保证血栓形成稳定性的同时，保持近心端通畅。

方法4：氯化铁法诱导深静脉血栓动物模型。

采用昆明（KM）雄性小鼠，8周龄，体重18～24 g，在实验动物麻醉后，在腹部做一正中切口显露下腔静脉，将周围组织与起自肾下静脉到髂腰静脉水平之间下腔静脉段分离，用1块在3.5%氯化铁溶液里浸泡好的约2 mm×4 mm大小的过滤纸覆盖在该段静脉表面2～3 min。

方法 5： 解下腔静脉法诱导弥漫性血管内凝血动物模型。

采用昆明（KM）雄性小鼠，8 周龄，体重 18 ～ 24 g。先用与下腔静脉结扎模式同样的麻醉及手术操作路径，下腔静脉周围分支用 7-0 缝线结扎，保留后部的分支开放。分别用 1 个 25 号针头，连接到 1 个镀银的铜线并插入皮下组织（阴极）和尾部的下腔静脉（阳极），施加 250 μAmp 的直流电 15 min，引起内皮细胞产生反应形成血栓，并认为造模 2 天后是急性 DVT，14 天后是慢性 DVT。

（三）判断标准

动物模型 DIC 判断标准：凝血酶原时间（PT）、活化部分凝血酶原时间（APTT）明显延长；纤维蛋白原定量（FIB）、血小板计数（PLT）明显降低；D- 二聚体明显升高；并以器官组织切片显示微血管中出现纤维蛋白微血栓作为判断 DIC 的关键指标。

小贴士：

（1）深静脉血栓（deep venous thrombosis，DVT）是在深静脉形成的血栓，常形成于下肢或骨盆部位深处的静脉，有时也形成于上肢的静脉。DVT 出现时一般情况下四肢会疼痛、肿大、发红、发热，可能使浅静脉胀大，但有时也可能没有任何症状。

（2）通过对血流的完全阻塞导致静脉壁的损伤从而加强内皮细胞中细胞因子的表达而形成 DVT。

（3）氯化铁溶液会影响血管的通透性导致血栓阻塞堆积。

（4）电解法是狭窄模型的一种替代方法，原理是通过直流电作用于血管，激发内皮细胞产生反应。

参考文献

[1] WANG M, HONG X, CHANG CF, et al. Simultaneous detection and separation of hyperacute intracerebral hemorrhage and cerebral ischemia using amide proton transfer (apt) mri[J]. Magnetic Resonance in Medicine, 2015, 74: 42–50.

[2] BEDERSON JB, GERMANO IM, GUARINO L. Cortical blood flow and cerebral

perfusion pressure in a new noncraniotomy model of subarachnoid hemorrhage in the rat[J]. Stroke; a journal of cerebral circulation, 1995（26）: 1086.

[3]　VEELKEN JA, LAING RJ, JAKUBOWSKI J. The sheffield model of subarachnoid hemorrhage in rats[J]. Stroke; a journal of cerebral circulation, 1995（26）: 1279.

[4]　BROWN L, MILLER J, DAGGER A, et al. Cardiac and vascular responses after monocrotaline-induced hypertrophy in rats[J]. Journal of Cardiovascular Pharmacology, 1998, 31: 108.

[5]　彭成, 王昌恩, 曹小玉. 中医药动物实验方法学 [M]. 北京：人民卫生出版社, 2008.

[6]　TSENG MT, DOZIER A, HARIBABU B, et al. Transendothelial migration of ferric ion in fecl3 injured murine common carotid artery[J]. Thrombosis Research, 2006（118）: 275-280.

[7]　FRIEDBERG DZ, NADAS AS. Clinical profile of patients with congenital corrected transposition of the great arteries. A study of 60 cases[J]. New England Journal of Medicine, 1970（282）: 1053-1059.

[8]　SASAKI T, MARUYAMA H, KASE Y, S, et al. Antianginal effects of lercanidipine on the vasopressin or methacholine induced anginal model in rats[J]. Biological & Pharmaceutical Bulletin, 2005（28）: 811-816.

[9]　FRANCIS J, WEISS RM, WEI SG, et al. Progression of heart failure after myocardial infarction in the rat[J]. American Journal of Physiology Regulatory Integrative & Comparative Physiology, 2001（281）: R1734-1745.

[10]　CORNELIS FH, DURANCK JC, KIMM SY, et al. A comparative study of ablation boundary sharpness after percutaneous radiofrequency, cryo-, microwave, and irreversible electroporation ablation in normal swine liver and kidneys[J]. Cardiovascular & Interventional Radiology, 2017（40）: 1600-1608.

[11]　KUMAR A, LINDNER V. Remodeling with neointima formation in the mouse carotid artery after cessation of blood flow[J]. Arterioscler Thromb Vasc Biol, 1997（17）: 2238-2244.

[12]　SHEN CY, PENG H, SHI B, et al. Establishment of rabbit model of acute renal artery thrombosis through catheter[J]. China Journal of Modern Medicine, 2015（25）:69-72.

[13]　RITTIRSCH D, HUBERLANG MS, FLIERL MA, et al. Immunodesign of experimental

sepsis by cecal ligation and puncture[J]. Nature Protocols, 2009（4）: 31.

[14] HUMPHRIES J, GOSSAGE JA, MODARAI B, et al. Monocyte urokinase-type plasminogen activator up-regulation reduces thrombus size in a model of venous thrombosis[J]. Journal of Vascular Surgery, 2009（50）: 1127-1134.

[15] KESSLER CM, TANG Z, JACOBS HM, et al. The suprapharmacologic dosing of antithrombin concentrate for staphylococcus aureus-induced disseminated intravascular coagulation in guinea pigs: Substantial reduction in mortality and morbidity[J]. Blood, 1997（89）: 4393-4401.

[16] ZHOU J, MAY L, LIAO P, et al. Inferior vena cava ligation rapidly induces tissue factor expression and venous thrombosis in rats[J]. Arteriosclerosis Thrombosis & Vascular Biology, 2009（29）: 863.

[17] COOLEY BC. In vivo fluorescence imaging of large-vessel thrombosis in mice[J]. Arterioscler Thromb Vasc Biol, 2011（31）: 1351-1356.

第八章　代谢障碍类疾病动物模型

第一节　心血管代谢障碍类疾病动物模型

一、动脉粥样硬化动物模型

（一）疾病概述

动脉粥样硬化（atherosclerosis，AS）是冠心病、脑梗死、外周血管病的主要原因。脂质代谢障碍为动脉粥样硬化的病变基础，其特点是受累动脉病变从内膜开始，一般先有脂质和复合糖类积聚、出血及血栓形成，进而纤维组织增生及钙质沉着，并有动脉中层的逐渐蜕变和钙化，导致动脉壁增厚变硬、血管腔狭窄。病变常累及大中肌性动脉，一旦发展到足以阻塞动脉腔，则该动脉所供应的组织或器官将缺血或坏死。由于在动脉内膜积聚的脂质外观呈黄色粥样，因此称为动脉粥样硬化。

（二）模型制备

方法 1：　载脂蛋白 E（apolipoprotein E，ApoE）基因敲除联合高脂饲料诱发 AS 动物模型。

ApoE 基因（ApoE$^{-/-}$）敲除的雄性小鼠（品系名称：B6.129P2-Apoe^{tmlUnc}/J），随机抽取测初始血脂浓度，给予高脂饲料（脂肪 15%、胆固醇 1.25%、胆酸盐 0.5%），饮水不限，饲养 8 周，分别在喂养 0 周、8 周时眼眶采血，测血脂。

方法 2：　高脂饲料诱导 AS 动物模型。

纯系日本大耳白家兔，雌雄各半，体重（2.5±0.25）kg，家兔每天每只给予

50 g 高脂饲料（脂肪 15%、胆固醇 1.25%、胆酸盐 0.5%），再饲以普通饲料 150 g，连续 12 周。

（三）判断标准

模型动物麻醉后打开胸腔，用等渗生理盐水进行快速左心室灌注，冲净全身血液。待右心耳流出液体澄清时，将心脏、血管及肾脏留于原位。在体视显微镜下分离主动脉弓，沿脊柱前缘使用微型手术器械轻柔分离主动脉组织，小心剥离血管周围的脂肪组织，之后分离出整根主动脉（从与心脏连接处至双侧髂总动脉分支处分离）。使用微型剪刀插入主动脉管腔并纵向剪开整根血管，使整根血管的内壁充分暴露。用 70% 乙醇轻轻冲洗 5 min，待乙醇挥发后，将整根血管浸入油红 O 溶液 15 min，80% 乙醇溶液分化，然后进行图像扫描。

小贴士：

（1）目前用于建立 AS 模型的动物有大鼠、小鼠、猪、兔和灵长类动物等。其中猪类和猴类能够形成最接近于人类的 AS 病理特点，但是由于其个体大、成本高、造模时间长以及遗传研究困难等使其应用受到了限制。兔类可由高脂和酪蛋白等不规则膳食诱导产生 AS，而且高脂虽然能够诱导泡沫细胞产生，但是诱导 AS 晚期病变所需时间较长，而长期的高脂饮食诱导大量炎症反应和肝脏毒性，引起兔死亡率增加，而且这种大量炎症反应与人类 AS 的慢性炎症反应的发病机制相差较大。而鼠类由于成本低、易繁殖、基因操作方便以及能够定期监测 AS 等优点，是应用最多的动物模型。

（2）AS 的病变由多种危险因素引起，其中血脂异常是其主要危险因素。ApoE 是血浆脂蛋白的重要成分，对脂质的运输和代谢发挥主要作用，敲除小鼠 ApoE 基因（ApoE$^{-/-}$）且给予高脂饲料饲养后可成功诱发 AS 模型，这种方法可减少造模时间。

二、冠心病动物模型

（一）疾病概述

冠心病（coronary heart disease，CHD）是冠状动脉粥样硬化性心脏病的简称，是冠状动脉血管发生动脉粥样硬化病变而引起血管腔狭窄或阻塞，造成心肌缺血、缺氧或坏死而导致的心脏病，常常被称为"冠心病"。但是冠心病的范围可能更广泛，还包括炎症、栓塞等导致管腔狭窄或闭塞。

（二）模型制备

方法 1： 高脂饮食联合左冠脉结扎术诱导冠心病动物模型。

（1）高脂饮食。雄性 Wistar 大鼠，体重 220 ~ 260 g。根据体重随机分为普食假手术组、高脂假手术组（高脂组）、普食结扎组（结扎组）、高脂结扎组。假手术组和结扎组喂养基础饲料，高脂组和高脂结扎组喂养高脂饲料（配方：胆固醇 1%、蛋黄粉 5%、猪油 10%、胆酸钠 0.5%、基础饲料 83.5%），7 天后，结扎组和高脂结扎组行左冠状动脉前降支结扎术，假手术组和高脂组进行假手术，术后继续原饲料喂养。

（2）左冠脉结扎。1% 戊巴比妥钠腹腔注射麻醉，45 mg/kg，鼠板固定，用 16 G 静脉留置针经口行气管插管，术区备皮，消毒。连接呼吸机，参数设定为呼吸频率 80 次 /min、潮气量 2 ml、吸呼比 2：1。于左胸前第 3、4 肋间开胸，暴露心脏，5-0 线自左心耳下 1 mm 结扎左冠状动脉前降支，心脏表面滴 1 滴利多卡因，2-0 线逐层关胸、脱机。腹腔注射呋塞米、利多卡因各 0.2 ml。术后在电热毯上苏醒后放回笼子。假手术组只套线不结扎，其余步骤相同。

方法 2： Ameroid 收缩环法诱导冠心病动物模型。

中华小型猪，体重（25±5）kg，雌雄不限。药物麻醉、辅助呼吸，无菌条件下开胸，分离出小型猪左冠状动脉前降支。在第一对角支远端的前降支主干上放置 Ameroid 缩窄环，造成冠心病慢性心肌缺血模型。术后 4 周冠脉造影显示前降支缩窄 85% 以上甚至完全闭塞，且心电图胸前多导联均有异常 Q 波及 ST 段改变，支持冠心病的诊断。

方法 3： 高脂饲料联合 VD_3 诱导冠心病动物模型。

健康雄性 Wistar 大鼠，体重（180±20）g。饲喂高脂饲料（4% 胆固醇、10% 猪油、5% 白糖、0.5% 胆酸钠、0.2% 丙基硫氧嘧啶、80.3% 基础饲料）12 周，并在饲养开始时，腹腔注射 VD_3 2 ml /kg（60 万 U/kg），分 3 次，连续 3 天完成。正常组大鼠仅饲喂基础饲料，并在饲养开始时，腹腔注射生理盐水 2 ml/kg，分 3 次，连续 3 天完成。12 周后，禁食水 12 h，正常组和模型大鼠各随机处死检测心脏病理，确认造模成功。

（三）判断标准

动物麻醉后，右侧卧位，分别于造模前正常状态、造模后进行超声评价。采用动态图像观测与瞬时停祯结合的方法，检查二维、M 型及多普勒超声心动图，获取胸骨旁左室长轴，二尖瓣、乳头肌、心尖部 3 个水平的胸骨旁左室短轴及心尖两腔、四腔切面。采用左室舒张末内径（LVEDd），左室收缩末内径（LVEDs），室间隔厚度，左室前壁厚度（二尖瓣、乳头肌、心尖部 3 个水平），左室舒张末容积（EDV），左室收缩末容积（ESV），二尖瓣 E 峰、A 峰等指标，并计算出 E/A，射血分数（EF），短轴缩短率（FS），每搏输出量（SV），收缩期室壁增厚率（AT%）等值，以评价心肌整体与局部的收缩、舒张功能。EDV、ESV、EF 值采用 Simpson 法测定、计算：$SV = EDV-ESV$；$FS =（LVEDd-LVEDs）/LVEDd \times 100\%$；$\triangle T\% =（收缩期室壁厚度 - 舒张期室壁厚度）/ 舒张期室壁厚度 \times 100\%$。

小贴士：

Ameroid 收缩环是一种内径 2.0 ~ 2.5 mm 的双层环，外层材料为金属、塑料或其他，内层为酪蛋白，吸水后会膨胀。由于外层不可变形，酪蛋白膨胀后只能向内挤压，逐渐缩窄血管最终闭塞，造成慢性心肌缺血。Ameroid 收缩环造成血管完全闭塞平均需要（26±4）天，同时由于血栓的形成，能使管腔狭窄达 95%以上，4 ~ 6 周后可形成一个依靠侧支循环具有存活能力的缺血区。这一模型较为接近临床上最常见的冠心病患者的慢性心肌缺血。

三、高血压性心脏病动物模型

（一）疾病概述

高血压长期控制不佳可引起心脏结构和功能的改变，称为高血压性心脏病（hypertensive heart disease），包括：早期左室舒张功能减退、左室肥厚，逐步发展出现心肌收缩功能减退，最终发生心力衰竭。有研究显示：70% 的心力衰竭由高血压所致；同时可能出现与之相关的冠心病、心房颤动等心脏合并症。

（二）模型制备

方法： 主动脉弓缩窄法诱导高血压性心脏病动物模型。

4 ~ 5 周龄的雄性 C57BL/6J 小鼠，经腹腔注射 3% 水合氯醛（0.3 g/kg）麻醉小鼠，采用 22 G 动脉穿刺针外鞘行气管插管，接呼吸机控制呼吸。取胸前正中切口，分离胸腺，暴露主动脉弓，使用 27 G 针头和 7-0 丝线在主动脉弓的无名动脉与左颈总动脉之间进行缩窄，结扎后拔出针头，使主动脉弓缩窄至 0.4 mm，造成主动脉弓缩窄模型。1～2周后模型可产生明显的左室肥厚，舒张功能下降，左心室僵硬度增加，以及血液中血管加压素和心房利钠肽的增加。但不激活肾素血管紧张素系统，也不导致左心室收缩功能障碍。

（三）判断标准

小鼠血流动力学检测，取颈部正中切口，钝性分离双侧颈总动脉，先分离左侧，结扎远心端，应用26 G动脉穿刺针内芯穿刺血管，将1.2导管插入左颈总动脉，连接多道生理信号采集系统，记录动脉收缩压。同样方法穿刺右颈总动脉测压记录（用来与左侧对比）并将导管依次注送入升主动脉和左心室内，记录左心室舒张末压。

小贴士：

主动脉弓缩窄法通过缩窄主动脉，使主动脉压力升高而增加后负荷，根据缩窄的动脉的位置不同可以分为主动脉弓缩窄和腹主动脉缩窄。主动脉弓缩窄法是通过手术的方法在主动脉弓的无名动脉和左颈总动脉之间进行缩窄。

四、高脂血症动物模型

（一）疾病概述

由于脂肪代谢或运转异常使血浆一种或多种脂质高于正常，称为高脂血症（hyperlipoidemia，HLP），脂质不溶或微溶于水必须与蛋白质结合以脂蛋白形式存在。因此，高脂血症常为高脂蛋白血症，表现为高胆固醇血症、高甘油三酯血症或两者兼有，临床上分为两类：①原发性，罕见，属遗传性脂代谢紊乱疾病；②继发性，常见于控制不良糖尿病、饮酒、甲状腺功能减退症、肾病综合征、肾透析、肾移植、胆道阻塞、口服避孕药等。

（二）模型制备

方法1： 高脂膳食诱导HLP动物模型一。

SD大鼠，雌雄各半，体重180～200 g，在大鼠的基础饲料中添加5%胆固醇、0.5%猪胆盐、5%蛋黄、10%猪油和0.2%丙基硫氧嘧啶，连续4周造模。

方法2： 高脂膳食诱导HLP动物模型二。

（1）高浓度配方脂肪乳剂。30%猪油、10%胆固醇、1%丙基硫氧嘧啶、5%

胆酸钠及 20% 吐温 -80。

（2）灌胃。Wistar 大鼠，雌雄各半，体重 150 ~ 220 g，正常对照组大鼠每日给予基础饲料喂养，高浓度脂肪乳剂组大鼠于每天 16：00 分别给予高浓度配方脂肪乳剂灌胃 1 次，剂量为 1 ml/100 g 体重，其余时间给予基础饲料喂养，喂养 2 周。

方法 3： 高脂膳食诱导 HLP 动物模型三。

（1）高脂乳剂配制。用 20% 猪油、10% 胆固醇、2% 胆酸钠和 1% 丙基硫氧嘧啶的高脂乳剂（即 20 g 猪油、10 g 胆固醇、2 g 胆酸钠、1 g 丙基硫氧嘧啶、20 毫升 吐温 -80 和 20 毫升丙二醇不断搅拌，最后用蒸馏水调至 100 毫升即成）。

（2）灌胃。昆明小鼠，雌雄各半，体重 18 ~ 22 g，剂量为 10 ml/kg，每日上午定时灌胃小鼠，连续 6 周造模。

方法 4： 高脂膳食诱导 HLP 动物模型四。

（1）高脂配制。用 75% 的蛋黄乳液（即用 60 g 左右的新鲜鸡蛋，蛋清去除，用灭菌过的生理盐水按 3：1 比例充分混匀配制而成）。

（2）给药。ICR 小鼠，雌雄各半，体重 18 ~ 20 g，腹腔注射 75% 蛋黄乳（0.5 ml/ 只），连续 6 周。

方法 5： 高脂膳食诱导 HLP 动物模型五。

（1）高脂乳剂配制。取 80 g 猪油加热融化，加入 40 g 胆固醇、8 g 胆酸钠和 4 g 丙基硫氧嘧啶片，使之溶化并充分搅拌，再加入 80 ml 吐温 -80、80 ml 丙二醇及适当的蒸馏水，不断搅拌成均匀状，最后用双蒸水调至 400 ml，充分混匀，即制成脂肪乳剂。

（2）给药。新西兰白兔或日本大耳白兔，雄性，体重 2.5 ~ 3.0 kg，采用脂肪乳剂灌胃，1 次 / 天，每次每只灌胃量 2 ml/ kg，连续 2 周造模。

方法 6： TritonWR-1339 诱导 HLP 动物模型

KM 小鼠，雄性，体重 18 ~ 22 g，用生理盐水稀释 TritonWR-1339，给小鼠尾静脉注射 TritonWR-1339 剂量 300 mg/kg，注射后 18 h，造模完成。

（三）判断标准

模型心脏采血 4 ml，3 000 r/min 离心 10 min，测定血清总胆固醇（total cholesterol，TC）、甘油三酯（triglyceride，TG）、高密度脂蛋白胆固醇（high density lipoprotein-cholesterol，HDL-C）及低密度脂蛋白胆固醇（low density lipoprotein-cholesterol，LDL-C）水平。

小贴士：

（1）高脂膳食诱导 HLP 模型是通过高脂膳食中的猪油、胆固醇、胆酸钠、甲基硫氧嘧啶或丙基硫氧嘧啶等主要成分的喂食，诱导大鼠 HLP 模型。造模机理是：高脂肪、高胆固醇饲料，喂食一段时间后，动物体内的脂肪堆积，进而诱导动物形成 HLP。在饮食中，加入的胆酸钠可以促进胆固醇的吸收，加入的甲基硫氧嘧啶或丙基硫氧嘧啶是甲状腺抑制药，可促进和加重病变形成的进程。

（2）高脂乳剂复制小鼠 HLP 动物模型，由于具有周期短、价格经济、饲养方便、易于采样等优点，所以用小鼠建立的 HLP 模型动物，在研究中占据重要地位，尤其是高脂乳剂灌胃的方法值得推广。

（3）Triton 诱发疾病模型是通过 TritonWR-1339（简称 Triton）一种表明活化剂来复制小鼠 HLP 模型。一般选用 KM 小鼠或 NIH 小鼠，大多是雄性，体重 18 ~ 22 g。该模型的造模机理是：Triton 对体内脂蛋白酯酶的活性起着抑制作用，从而增加极低密度脂蛋白胆固醇（very low density lipoprotein cholesterol, VLDL-C）的含量，并且由于 VLDL-C 的大量堆积，致使血浆中 TG、TC 的量增多。该模型操作简单，造模时间短，用于筛选调节血脂的药物。而且复制该模型的 Triton 的剂量与血脂升高的量成正相关趋势，另外血脂量的变化也与造模后在一定时间内延长有关系。

第二节　肝胆胰代谢障碍类疾病动物模型

一、脂肪肝病动物模型

（一）疾病概述

脂肪肝（fatty liver）是指由于各种原因引起的肝细胞内脂肪堆积过多的病变，是一种常见的肝脏病理改变，而非一种独立的疾病。正常人肝组织中含有少量的脂肪，如甘油三酯、磷脂、糖脂和胆固醇等，其重量约为肝重量的 3% ~ 5%。如果肝内脂肪蓄积太多，超过肝重量的 5% 或在组织学上肝细胞 50% 以上有脂肪变性时，就可称为脂肪肝。目前主要分为酒精脂肪肝（alcoholic fatty liver, AFL）和非酒精脂肪肝（nonalcoholic fatty liver disease, NAFLD）。

（二）模型制备

方法 1： 四氯化碳（CCl_4）加高脂乳剂诱发非酒精脂肪肝病动物模型。

（1）复合高脂饲料的制备。基础饲料中添加成分（2% 胆固醇 +10% 猪油 +0.2% 丙基硫氧嘧啶 +0.5% 胆酸钠，构成比均为质量分数）。

（2）注射 CCl_4。雄性昆明小鼠，鼠龄 12 周，体重 26 ～ 28 g。腹腔注射体积分数 5% 的 CCl_4 食用油（0.01 ml/g，2 次 / 周），注射 8 周。于高脂乳剂饲养第 8 周末，改为普通饮食，自由饮水 1 周。

方法 2： 高糖饲料诱发非酒精脂肪肝病动物模型。

SD 大鼠，雄性，体重 210 ～ 230 g，对照组给予正常饮食饮水，果糖组给予 10% 的果糖水，两组均给予标准饲料，每天记录进水量和进食量，每 3 天记录大鼠体重。第 5 周末结束造模。果糖饲料喂食，共 5 周。

方法 3： 氧四环素诱发非酒精脂肪肝病动物模型。

SD 大鼠，雄性，体重 210 ～ 230 g，模型组给予高脂饮食（即普通饲料加 15% 猪油、2 % 胆固醇、0. 5% 胆酸钠、5% 蛋黄粉），并按 10 mg /100 g 剂量给予氧四环素（每 1 ml 针剂含药物 20 mg）腹腔注射，每 5 天给药一次。正常对照组给予普通饲料喂养，在模型组注射氧四环素的同一时间，给予相同体积的生理盐水腹腔注射。两组饮料均为自来水，自由饮用。模型组中于造模第 4 周末结束。

方法 4： 无水乙醇诱发酒精脂肪肝动物模型。

昆明种小鼠，雌雄各半，体重 18 ～ 25 g，将小鼠随机分为实验组和对照组，称重后按体重确定灌胃量（0. 2 ml /10 g），正常组灌服蒸馏水，1 次 / 天，模型组每天清晨灌服 50% 无水乙醇，各组小鼠连续灌胃 15 天。

（三）判断标准

主要观察指标：光镜下观察小鼠肝脏形态和病理变化，血清丙氨酸氨基转移酶、天冬氨酸氨基转移酶、胆固醇和三酰甘油，以及肝脏胆固醇和三酰甘油水平。取出完整肝脏，滤纸吸干表面水分后称质量，计算肝指数，肝指数 = 肝脏质量（mg）/ 体质量（g）× 100%。完整分离肝脏左叶，40 g/l 多聚甲醛固定、脱水、包埋、切片、苏木精 - 伊红染色、封固，光镜下观察肝组织病理变化并进行分级和评分。评分如表 8-1 所示。

表8-1　脂肪肝组织病理变化分级及评分

分　级	含脂滴细胞数 / 总细胞数比值	评　分
–	0	0
+	< 1/3	1
++	1/3~2/3	2
+++	2/3~1	3
++++	≈ 1	4

小贴士：

（1）复方高脂饮食结合低浓度 CCl4 腹腔注射的方法诱导的 NAFLD 模型，符合非酒精性脂肪肝病理演变的过程，也缩短了常规高脂饮食方法的成模周期。

（2）氧四环素诱发非酒精脂肪肝病方法的优点是时间短、费用低、药物毒性较 CCl_4 低等，可模拟某些环境因素所致的 NAFLD 模型。

（3）果糖摄取过量是 NAFLD 的一个重要危险因素，该造模机制可能与肠道菌群过度生长和肠黏膜屏障通透性增高有关，进而导致门静脉内毒素浓度增加，激活 Kupffer 细胞而引起致敏的肝组织脂肪变性造成肝损伤。

二、新生溶血性黄疸动物模型

（一）疾病概述

新生儿高胆红素血症（hyperbilirubinemia of newborn）是新生儿最常见的疾病，发病率近年有上升趋势，大约 60% 的足月儿和 80% 的早产儿在出生后一周可出现黄疸，母乳喂养的婴儿在出生后一个月时仍然可能存在黄疸。而造成高胆红素血症的原因中新生儿血型不合溶血病（Hemolytic disease of the newborn，HDN）占 28% ~ 30%。

（二）模型制备

方法：　兔抗猪红细胞血清诱导溶血性黄疸动物模型。

（1）新生猪红细胞抗原制备。7 日龄纯种大约克白猪，雌雄不限，体重 2 600 ~ 3 760 g。通过股静脉采取 15 ml 猪全血，置于 ACD 全血保存液中，4 ℃冰箱保存。免疫前取适量抗凝血于离心管中，200 r /min 离心 10 min，弃去上清，加入约 8 倍的无菌生理盐水悬起红细胞，2 000 r /min 离心 10 min，吸去上清液。

连续洗涤 3 次后制成终浓度为 2% ~ 5% 的红细胞悬液，检查无溶血现象后即可用于免疫。

（2）兔抗猪红细胞血清的制备。成年新西兰大白兔，体重 2 650 g。通过兔耳缘静脉注射制备的猪红细胞悬液，第 1 天 0.5 ml，以后逐日递增 0.5 ml，第 5 天达 2.5 ml，共 5 次。第 13 天从兔的耳静脉或心脏采血分离血清，做免疫溶血试验，滴定抗血清，效价达到 1 : 16 以上为合格。在无菌条件下，达到要求标准。从心脏采集全部血液，4 000 r/min 离心 20 min，分离血清，实验组新生猪静脉注射制备的兔抗猪红细胞血清 5 ml。

（三）判断标准

注射后，观察皮肤颜色变化，并每 6 h 采静脉血检测血常规，以验证体内红细胞及胆红素的变化。对照组予以静脉注射 5 ml 生理盐水，常规喂养，与实验组在相同时间点采血检测血常规。

三、糖尿病动物模型

（一）疾病概述

糖尿病（diabetes mellitus，DM）是一组以高血糖为特征的代谢性疾病。高血糖则是由于胰岛素分泌缺陷或其生物作用受损，或两者兼有引起。糖尿病时长期存在的高血糖，导致各种组织，特别是眼、肾、心脏、血管、神经的慢性损害，功能障碍。

（二）模型制备

方法 1：手术切除胰腺诱导糖尿病动物模型。

（1）术前准备。采用 2 ~ 3 岁成年杂种健康狗，均为雄性，体重 11 kg 左右。动物实验前喂养一段时同，使实验人员与动物建立一定的熟悉。术前 1 周内进行静脉糖耐量试验（50% 葡萄糖 0.5 g/kg），超声引导下肝穿刺活检。术前 48 h 起开始进食流质食物。术前 24 h 称重、备皮，抽血测血常规、肝功能等，术前禁食 12 h，禁水 6 h。

（2）麻醉与术中监测。3% 戊巴比妥钠 0.8 ml/kg、安定 10 mg 肌肉注射麻醉后，进行气管插管建立人工呼吸，由小动物呼吸机控制呼吸。经后腿浅静脉建立静脉通道。术中给予生理盐水及林格液，视麻醉深度同时静脉给予氯胺酮、万可松、戊巴比妥钠维持麻醉。术中输液 500 ~ 1 000 ml。术中术后血糖监测采用便携式血糖仪测静脉全血血糖。腹正中切口，从剑突至外阴上缘，进腹后上翻大网膜，先游离并切除脾脏。打开大网膜进入小网膜腔，显露胰腺上段及下段、硬膜外管测量胰腺长度，注意游离胰腺，避免挤压胰腺。由十二指肠上动脉进入胰腺处至胰腺角部胰管开口，保留胰头部组织约10%（术中根据胰腺全长估算），所属部分主胰管保留；切除胰腺后检查腹腔，确认无活动性出血后缝合后腹膜，固定十二指肠，逐层关腹。本实验未放置腹腔引流管，术中使用电刀，切除胰腺称重。

（3）术后处理。术后伤口予敷料及腹带包扎，术后3天内适当给予安定肌肉注射镇静。术后禁食禁水、给予静脉营养液3天，按 I 型糖尿病病人配方，热量30 KJ/kg。葡萄糖与胰岛素（猪胰岛素）比为 4 g/1 U。另给予林格液、生理盐水、先锋 V 号及止血剂。输液前给予镇静剂并制动。实验动物第四天起逐渐给予流质、半流、普通饮食，不给予胰酶制剂。动物每天上、下午喂食2次，术后每天喂食量及食物结构大致同术前。动物术后1周内每天测空腹血糖1次及随机血糖1次以上。1周后每周测空腹血糖 2～4 次。术后第七天给予静脉糖耐量试验。术后10天拆线。动物成模1周后，给予胰岛素皮下注射控制血糖，胰岛素用量逐渐增至 10～28 U，分 2～3 次注射（上午、下午餐前，傍晚）。间断测餐后2小时血糖，观察胰岛素治疗效果并调整胰岛素使用剂量。动物术后，每4周检测肝功能及称体重1次。每8周于 CT 引导下行肝脏穿刺活检1次。确认造模成功后，动物死亡后，解剖分离残存胰腺组织并称重，肝脏进行病理检查。

方法 2： 链脲佐菌素（Streptozocin，STZ）诱导迟发型糖尿病动物模型。

纯系 Wistar 大鼠，雄性，体重 200～250 g，大鼠第1天腹腔注射福氏佐剂0.5 ml，次日按 25 mg/kg 腹腔注射 STZ 溶液，每周1次，连续3周。

方法 3： 链脲佐菌素（Streptozocin，STZ）诱导速发型糖尿病动物模型。

纯系 Wistar 大鼠，雄性，体重 200～250 g，动物喂以高糖高脂饲料 1～2 个月（饲料组成：10% 猪油、20% 蔗糖、2.5% 胆固醇、1% 胆酸盐、66.5% 常规饲料），诱导出胰岛素抵抗后，按 25～30 mg/kg 腹腔注射 STZ，一周后断尾取血测空腹血糖或口服葡萄糖耐量试验。

方法 4： 四氧嘧啶（Alloxan）联合 STZ 诱导糖尿病动物模型。

健康 SD 大鼠，雌雄不限，体重 180～240 g，Alloxan 和 STZ 用 50 mmol/l 无菌枸橼酸钠缓冲液（pH = 4.5）分别配成 200 mg/ml 和 120 mg/ml 的溶液。实验动物禁食 24 h 后，在氯胺酮麻醉下，进行股静脉穿刺，留置导管，经导管分别注入上述浓度的 Alloxan 50 mg/kg 和 STZ 30 mg/kg。给药后 24 h 血糖升高，且持续两周维持在此高血糖水平。

方法 5 ： 病毒诱导糖尿病动物模型。

Swiss 小鼠，雄性，3 ~ 4 周龄，体重 16 ~ 18 g，实验动物随机分为模型组与对照组。感染病毒株为柯萨奇 B_4 病毒（CB_4V）、CB_4V MK5P8 株。模型组每只腹腔注射 400 $TCID_{50}$ CB_4V 0.2 ml。对照组每只腹腔注射生理盐水 0.2 ml。在感染后 6 ~ 8 周检测造模是否成功。

方法 6 ： 自发性糖尿病动物模型——NOD 小鼠。

NOD 小鼠（nonobeso diabetes mouse）是由 ICR/JCL 品系小鼠衍生的 CTS（白内障易感亚系）糖尿病小鼠近亲杂交而来，NOD 小鼠是自发性自身免疫 I 型糖尿病的一个很好的模型，是由 T 细胞介导的。β 细胞损伤继发于自身免疫过程，引起低胰岛素血症。雌性小鼠发病率高于雄性。

方法 7 ： 自发性糖尿病动物模型——ob/ob 小鼠。

ob 基因突变（ob/ob）导致遗传性肥胖，表现为高胰岛素血症、高糖皮质激素血症，高摄食症和中枢神经系统活动改变，以及褐色脂肪代谢率下降，体内脂肪增多及脂肪细胞肥大等。纯合体动物表现为肥胖、高血糖及高胰岛素血症。症状的轻重取决于遗传背景，ob/ob 小鼠（obese mouse）与 C57BL/KsJ 品系小鼠交配的子代症状严重，而 ob/ob 与 C57BL/6J 交配的子代症状较轻。

方法 8 ： 自发性糖尿病动物模型——NSY（nagoya-shibata.yasuda）小鼠。

NSY 小鼠是一近交系自发性糖尿病模型，是从远交 ICR/JCL 小鼠中选择糖耐量异常株培育而成的。其糖尿病发生具有年龄依赖性。24 周龄时胰岛素分泌功能严重受损，48 周的累积发病率，雄性为 98%，雌性为 31%。

方法 9 ： 自发性糖尿病动物模型——Zucker fa/fa 大鼠。

Zucker fa/fa 大鼠是一种典型的高胰岛素血症肥胖模型。隐性基因名称为 fa，动物有轻度糖耐量异常，高胰岛素血症和外周胰岛素抵抗，无酮症表现，类似人的非胰岛素依赖型糖尿病，血糖正常或轻度升高。

方法 10 ： 转基因糖尿病动物模型一。

选择体重约 20 g 的 8 周龄雄性转基因 ApoE-/- 小鼠，在空腹状态下，连续称重 3 天，以 3 天平均体重作为标准，在每日早上 8 ： 00 小鼠空腹状态下，按 40 mg/（kg/d）量进行腹腔注射 STZ 连续 3 天，并于末次 STZ 注射后 48 小时及 72 小时分别测定 FBG。选取出两次 FBG 均 ≥ 11.1 mmol/l 者，余下则再次用同一方法连续注射 STZ 两日并于末次 STZ 注射后 48 小时及 72 小时分别测定 FBG。选取出两次 FBG 均 ≥ 11.1 mmol/l 者，视为转基因 ApoE-/- 糖尿病模型鼠。

方法 11 ：转基因糖尿病动物模型二。

选择 GK/IRS-1 双基因剔除小鼠，IRS-1$^{-/-}$ 小鼠表现为胰岛素抵抗，但由于

β 细胞代偿性增生，胰岛素分泌增多，糖耐量正常。β 细胞特异 GK 表达降低的小鼠，显示轻度糖耐量异常。两者杂交产生的 GK/ IRS-1 双基因剔除小鼠，表现 Ⅱ 型糖尿病症状，既有胰岛素抵抗，又有糖耐量异常。

方法 12： 转基因糖尿病动物模型三。

选择 MKR 鼠，即骨骼肌胰岛素样生长因子 -1 及胰岛素双受体功能缺失（MKR）转基因 Ⅱ 型糖尿病小鼠。

（三）判断标准

观察指标：造模前后血糖（空腹血糖及随机血糖）；造模前后静脉糖耐量试验，测给药 0 min、10 min、20 min、30 min、60 min、90 min 血糖及血 C 肽；造模前后体重变化；造模前后肝功能变化；造模前及手术后肝脏病理检查。

小贴士：

（1）四氧嘧啶诱导糖尿病模型的优点：用药量少，操作方法简便且价廉。由于血浆半衰期仅 1～2 min，故能快速成模，且注射速度越快成模率越高；缺点：大剂量的四氧嘧啶可致动物酮症酸中毒而死亡，可致肝、肾组织中毒性损害。因此，使用四氧嘧啶制备糖尿病模型时，要严格控制剂量。

（2）STZ 诱导糖尿病动物模型优点：STZ 对组织毒性小，诱发动物糖尿病模型成功率高，且一般不表现自发性缓解；缺点：STZ 剂量过大易导致动物死亡。因多尿、高糖，体重明显减轻，故体重较轻的动物易死亡。

（3）Alloxan 和 STZ 两药合用，减少二者剂量，既降低了由于单用 alloxan 对肝、肾的损害，又弥补了单用 STZ 剂量过大而致动物死亡或剂量过小而致成模率低的不足。

（4）ob/ob 小鼠属于 Ⅱ 型糖尿病动物模型，属常染色体隐性遗传。ob/ob 小鼠 leptin（ob 基因产物）缺乏，引起肝脂肪生成和肝糖原异生，高血糖又刺激胰岛素分泌，引起胰岛素抵抗恶性循环。

（5）NSY 小鼠在任何年龄阶段都不表现严重肥胖和显著的高胰岛素血症，胰岛也无肿大或炎性变化。

（6）MKR 鼠不仅有骨骼肌胰岛素样生长因子 -1 受体（IGF-IR）的功能缺失，还表现为胰岛索受体的功能缺失，因而 MKR 鼠是迄今为止非常良好的研究 Ⅱ 型糖尿病的动物模型之一。

第三节　肥胖症类动物模型

一、肥胖症动物模型

（一）疾病概述

肥胖症（obesity）是一种慢性脂代谢和糖代谢紊乱病，主要特征是脂肪组织及内脏器官过度的脂肪沉积。体内过度的脂肪堆积会导致全身性氧化应激，后者被认为是肥胖相关代谢综合征，包括胰岛素抵抗、糖尿病、动脉粥样硬化，血脂异常等的主要诱因。

（二）模型制备

1. 高脂饲料的配制

按配方（基础饲料 100 g、奶粉 10 g、猪油 10 g、白糖 10 g、鸡蛋黄 1 个）配制高脂饲料。添加维生素 E 的高脂饲料配制：取 5 粒天然维生素软胶囊（每粒含 3.8 mg 维生素 E）加入到 500 g 配好的高脂饲料中，配成浓度为 38 mg/kg 的富含维生素 E 的高脂饲料。

2. 进食

对照组（饲喂基础饲料）、高脂组（饲喂高脂饲料）饲喂 8 周，实验末空腹测体重，动物自由采食和饮水。

第四节　泌尿系统代谢障碍类疾病动物模型

一、糖尿病性肾病动物模型

（一）疾病概述

糖尿病性肾病（diabetic nephropathy，DN）是糖尿病引起的严重和危害性最大的一种慢性并发症，由糖尿病引起的微血管病变而导致的肾小球硬化，是本症的特点，亦是 DM 患者的主要死因。糖尿病患者出现的感染性病变如肾盂肾炎、肾乳头坏死，大血管病变如肾动脉硬化，不属糖尿病肾病的范畴。随着糖尿病治疗手段及技术的不断进步，死于糖尿病急性并发症如酮症酸中毒的患者越来越少，而糖尿病并发的心血管疾病和肾脏疾病却成为近年来糖尿病患者的主要致死、致残原因。糖尿病性肾病不仅出现在Ⅰ型糖尿病，近年来发现Ⅱ型糖尿病也会发展成为糖尿病性肾病。

（二）模型制备

方法 1： 新西兰肥胖小鼠诱导的糖尿病性肾病动物模型。

新西兰肥胖小鼠是新西兰从伦敦的帝国肿瘤研究基金实验室的远交系繁育出的纯系。新西兰肥胖小鼠较重、体积较大，幼年即表现为肥胖，成年以高胰岛素血症、血糖和高血压为特征。约 50% 雄性该鼠发展为肥胖相关的病症。该鼠的胰岛 β 细胞在体内外均存在葡萄糖刺激的胰岛素分泌缺陷，主要并发症是肾病。

方法 2： 自发性糖尿肾病动物模型——KK 小鼠。

采用 8 周龄Ⅱ型糖尿病 KK-Ay 小鼠建立糖尿病性肾病模型，设立 C57BL/6J 小鼠为空白组，空白组小鼠予以普通饲料喂养、KK-Ay 小鼠予以高脂饲料喂养。4 周后测定 24 小时尿白蛋白排泄率（urinary albumin excretion rate，UAER）及血糖，明显升高视为糖尿病肾病性模型建立成功。

方法 3： STZ 诱导 NOD（nonobeso diabetes mouse）小鼠糖尿病动物模型。

20 周龄的 NOD 小鼠，STZ 以 pH 4.2 的 0.1 mol/l 枸橼酸缓冲液配成 0.2% 浓度，以 50 mg/kg 剂量腹腔注射，每周一次，连续 4 次。

方法 4： 自发性糖尿病性肾病动物模型——db/db 小鼠模型。

db/db 小鼠（diabetes mouse）由 C57BL/KsJ 小鼠近亲交配株常染色体隐性遗传衍化而来，属Ⅱ型糖尿病模型。采用 C57BL/KsJ-db/db 小鼠，动物在一个月时开始贪食及发胖，继而产生高血糖、高血胰岛素，胰高血糖素也升高，会发生明显的糖尿病性肾病，一般在 10 个月内死亡。

小贴士：

（1）db/db 小鼠是 Leptin 受体基因缺陷导致的先天性Ⅱ型糖尿病小鼠，具有高血糖、高血脂、胰岛素抵抗等特性，其发病过程与人的Ⅱ型糖尿病非常相似。db/db 小鼠与 ob/ob 小鼠不同，可发生明显的肾病。

（2）新西兰肥胖小鼠糖尿病肾病性并发症特点为，年龄依赖的肾小球血管丛和肾小球系膜胞质增多以及 IgA 沉积导致的肾小球基底膜轻度增厚，而雌性的改变更明显。高脂喂养的新西兰肥胖小鼠发生显著肥胖，且血清和组织中瘦素水平增高。新西兰肥胖小鼠肥胖的特点是皮下和内脏广泛的脂肪堆积，同时伴有肝脏和外周的胰岛素抵抗相关的糖耐量异常。

二、原发性醛固酮增多症动物模型

（一）疾病概述

原发性醛固酮增多症（简称原醛症）（primary aldosteronism，PA），是由于肾上腺皮质发生病变，从而分泌过多的醛固酮，导致水钠潴留，血容量增多，肾素-血管紧张素系统的活性受抑制，临床表现为高血压、低血钾为主要特征的综合征。大多数是由肾上腺醛固酮腺瘤引起，也可能是特发性醛固酮增多症。

（二）模型制备

方法：醛固酮皮下泵药诱导原醛症动物模型。

8周龄健康雄性 SD 大鼠，20% 乌拉坦腹腔麻醉（0.5 ml/100 g），将大鼠肩胛区背部皮肤用 8% 硫化钠进行脱毛，清水洗净，常规消毒脱毛区，沿肩胛区做一约 1.5 cm 的横行皮肤切口，用长弯血管钳向尾侧纵向分离皮下间隙，置入微量渗透泵，泵内灌注醛固酮，释放速度 1 g/h，大鼠正常分泌量为（0.056 ~ 0.075）g/h，缝合关闭切口。术后予以青霉素 4 万 U/d 肌注，连续 3 d。所有实验动物均单笼喂养，自由采食与饮水，室温 20℃ ~ 25℃，相对湿度 45% ~ 60%，人工照明 / 黑暗各 12 h。

（三）判断标准

1. 一般情况观察

观察大鼠切口愈合情况，有无感染破溃、异物排斥反应；大鼠精神、食欲与活动状态，以及尿量变化（通过垫料潮湿程度间接反映）。每周对大鼠进行称重。

2. 尾套法测量鼠尾血压

大鼠在安静清醒状态下，用 RM6240BD 生理多导仪记录大鼠脉搏，HX-II 型小动物血压计测量大鼠尾动脉血压，每周 1 次。测量时每只连续记录 3 次，取均值。

3. 24 h 尿钾、尿钠含量测定

实验结束前 3 天将大鼠置于代谢笼中，收集 24 小时尿液，测定尿钾、尿钠含量。共采集 3 天，取均值。

4. 血生化指标检测

4 周后处死大鼠，20% 乌拉坦腹腔麻醉，沿腹中线纵向剪开腹壁，行下腔静脉穿刺抽血，分别检测血清 K、Na 及醛同酮浓度及肾素。

第五节　分泌系统障碍类疾病动物模型

一、甲状腺肿动物模型

（一）疾病概述

甲状腺组织有强大的浓集碘的能力，人的甲状腺每天需要 60 ~ 80 μg 的碘，以产生具有生理活性的甲状腺激素。在体内，甲状腺所分泌的甲状腺激素和垂体所分泌的促甲状腺激素（thyroid stimulating hormone，TSH）间存在着相互依赖、相互制约的反馈关系。缺碘时，甲状腺细胞不能合成足够的甲状腺激素，血中甲状腺激素浓度下降，甲状腺激素对垂体分泌的抑制作用减弱，垂体 TSH 的分泌增加，血中 TSH 水平升高，引起甲状腺肥大增生。

（二）模型制备

方法 1：　丙基硫氧嘧啶诱导甲状腺肿动物模型。

SD 雄性大鼠，体重 170 ~ 220 g，每天上午定时灌胃，给予大鼠 0.15 g/kg 丙基硫氧嘧啶进行造模，连续 10 天。

方法 2：　缺碘性甲状腺肿动物模型。

SD 雄性大鼠，体重 170 ~ 220 g，所有大鼠均食用由缺碘地区粮食配制的低碘饲料，碘含量为 60 μg/kg，缺碘大鼠饮用去离子水。喂养 3 个月后进行下一步试验。

（三）判断标准

甲状腺激素及抗体测定，放射免疫法测定血清中 T_3、T_4 及酶联免疫法测甲状腺球蛋白抗体，甲状腺微粒体抗体及甲状腺过氧化物酶抗体的含量。

二、甲状腺功能亢进动物模型

（一）疾病概述

甲状腺功能亢进症简称"甲亢"（hyperthyroidism），是由于甲状腺合成释放过多的甲状腺激素，造成机体代谢亢进和交感神经兴奋，引起心悸、出汗、进食和便次增多及体重减少的病症。多数患者还常常同时伴有突眼、眼睑水肿、视力减退等症状。

（二）模型制备

方法 1： 优甲乐诱导甲亢动物模型。

SD 雌性大鼠，体重 200 g 左右，灌胃给予优甲乐 50 μg/100 g 鼠重，给药 21 d。于造模后眼底取血，同时于代谢笼中接取造模后的 12 h 尿液，尿液样品于 4 ℃、12 000 r/min 离心 10 min，取上清液进 UPLC-MS 检测。

方法 2： L 甲状腺素（L-thyroxine，T_4）诱导甲亢动物模型

新西兰大耳白家兔，体重 2.0 ~ 2.3 kg，家兔皮下以 0.5 mg /（kg·d）的剂量注射 T_4，连续 14 天，正常对照组仅给予等量的生理盐水。

（三）判断标准

1. 心率及血压检测

用 1% 戊巴比妥钠溶液（30 mg /kg，iv）麻醉家兔后，仰卧位固定，颈部正中皮肤做 7 cm 长纵形切口，行气管插管，用玻璃分针剥开左侧颈动脉鞘，并分离颈总动脉，插入充有肝素的动脉插管，经压力换能器将心率和血压变化输入配有 BL-420 E 系统的电脑，进行数据记录和处理。

2. 血浆心房利钠肽水平检测

血样从家兔耳缘静脉取出，放入含乙二胺四乙酸二钠和抑肽酶的抗凝剂中，混匀，4 ℃、3 000 ×g 离心 15 min。取上层液 1 ml，利用 C18 固相萃取小柱处理

后，以 3 ml 60% 的乙腈（含 0.1% 三氟乙酸）洗脱，将洗脱液用真空浓缩仪干燥，采用放免法检测血浆心房利钠肽水平。

参考文献

[1] GETZ GS, REARDON CA. Animal models of atherosclerosis[J]. Arterioscler Thromb Vasc Biol, 2012（32）: 1104–1115.

[2] 郭淑贞，王伟，刘涛，等. 小型猪冠心病 (心肌缺血) 血瘀证模型血液流变学及超声评价 [J]. 中华中医药学刊，2007, 25: 702–705.

[3] HUANG W, KINGSBURY MP, TURNER MA, et al. Capillary filtration is reduced in lungs adapted to chronic heart failure: Morphological and haemodynamic correlates[J]. Cardiovascular Research, 2001（49）: 207–217.

[4] 张强，周姗红，景东华，等. 大鼠高脂血症模型建立效果评价 [J]. 延安大学学报：医学科学版，2016, 14: 6–8.

[5] 周星，刘黎明，孙海涛，等. 脂肪乳剂建立大鼠高脂血模型的研究 [J]. 中国普外基础与临床杂志，2012（19）: 1085–1088.

[6] 胡常菊. 苜蓿总皂苷对高脂血症小鼠血清血脂水平的影响 [J]. 实用中医药杂志，2014（30）：385–386.

[7] 岳淑梅，王金梅，康文艺. 桂花三萜类成分及降血脂作用的研究 [J]. 中国实验方剂学杂志，2013, 19: 126–128.

[8] 王维丽，王磊，柳丽松，等. 黄藤素对高脂血症模型小鼠降血脂作用研究 [J]. 云南中医中药杂志，2015（36）: 69–71.

[9] 贾媛媛，培春生，常锐碧，等. 四逆汤加味对高脂血症小鼠降血脂作用研究 [J]. 云南中医中药杂志，2015（36）: 76–78.

[10] 马建林，马立宁，刘时武，等. 脂肪乳剂灌胃诱导家兔红细胞膜脂质过氧化损伤及其流动性改变的实验研究 [J]. 心脏杂志，2014（26）：21–23.

[11] 翟羽佳，陈邦添，李善兵，等. Triton wr-1339 诱发小鼠高脂血症模型的研究 [J]. 中国药理学通报，2011（27）: 1178–1179.

[12] 卓俊城，曾晓会，曾巧煌，等. Triton wr-1399 通过影响 vldl-c 代谢通路和 rct 诱导急性 hlp 小鼠模型的研究 [J]. 中国药理学通报，2017（33）: 433–439.

[13] 贾银芝,杨中林.竹节参总皂苷对 triton wr-1339 诱发的高脂血症小鼠降血脂作用研究 [J]. 亚太传统医药,2015(11):9-11.

[14] 高莹,李可基,唐世英,等.几种高脂血症动物模型的比较 [J]. 卫生研究,2002(31):97-99.

[15] 吴仕孝.新生儿溶血病的研究进展 [J]. 中国实用儿科杂志,1999(21):72-74.

[16] 李聪然,游雪甫,蒋建东.糖尿病动物模型及研究进展 [J]. 中国比较医学杂志,2005(15):59-63.

[17] SD S, DD M, MB S, et al. Pentoxifylline prevents autoimmune mediated inflammation in low dose streptozotocin induced diabetes[J]. Developmental Immunology, 2001(08): 213.

[18] 朱禧星.现代糖尿病学 [M]. 上海:上海医科大学出版社,2000.

[19] ONYIRIUKA AN, OFOEZE CA. Prediabetes in three siblings of a nigerian boy with type 1 diabetes mellitus: Is this a case of familial clustering?[J]. 2015, 42(24)-27.

[20] NICOLETTI F, DI MR, BAECELLINI W, et al. Protection from experimental autoimmune diabetes in the non-obese diabetic mouse with soluble interleukin-1 receptor[J]. European Journal of Immunology, 1994(24): 1843-1847.

[21] HUNGER RE, CARNAUD C, GARCIA I, et al. Prevention of autoimmune diabetes mellitus in nod mice by transgenic expression of soluble tumor necrosis factor receptor p55[J]. European Journal of Immunology, 1997(27): 255-261.

[22] KUHLMANN J, NEUMANNHAEFELIN C, BELZ U, et al. Intramyocellular lipid and insulin resistance[J]. Diabetes, 2003(52): 138-144.

[23] KADOWAKI T. Insights into insulin resistance and type 2 diabetes from knockout mouse models[J]. Journal of Clinical Investigation, 2000(106): 459-465.

[24] WOLF G. Insulin resistance associated with leptin deficiency in mice: A possible model for noninsulin-dependent diabetes mellitus[J]. Nutrition Reviews, 2001(59): 177-179.

[25] RAHIMIAN R, MASIHKHAN E, LO M, et al. Hepatic over-expression of peroxisome proliferator activated receptor $\gamma 2$ in the ob/ob mouse model of non-insulin dependent diabetes mellitus[J]. Molecular & Cellular Biochemistry, 2001(224): 29.

[26] LEITER EH, REIFSNYDER PC. Differential levels of diabetogenic stress in two new mouse models of obesity and type 2 diabetes[J]. Diabetes, 2004(53).

[27] KOZA RA, FLURKEY K, GRAUNKE DM, et al. Contributions of dysregulated energy metabolism to type 2 diabetes development in nzo/h1lt mice with polygenic obesity[J]. Metabolism–clinical & Experimental, 2004（53）: 799–808.

[28] UEDA H, IKEGAMI H, YAMATO E, et al. The nsy mouse: A new animal model of spontaneous niddm with moderate obesity[J]. Diabetologia, 1995（38）: 503–508.

[29] MELEZ KA, HARRISON LC, GILLIAM JN, et al. Diabetes is associated with autoimmunity in the new zealand obese (nzo) mouse[J]. Diabetes, 1980（29）: 835–840.

[30] 马鑫, 王超, 欧阳金芝, 等. 原发性醛固酮增多症大鼠模型的建立 [J]. 中华实验外科杂志, 2009, 26: 791–793.

[31] KIM S, SCHIFF BA, YIGITBASI OG, et al. Targeted molecular therapy of anaplastic thyroid carcinoma with aee788[J]. Molecular Cancer Therapeutics, 2005（04）: 632.

[32] 胡方林, 刘仙菊, 易法银, 等. 内外合治对甲亢模型大鼠甲状腺激素及甲状腺病理改变的影响 [J]. 中华中医药学刊, 2009（27）: 543–545.

[33] 张子泰, 侯英萍, 汪静, 等. 用左旋 t4 建立大鼠甲状腺功能亢进模型的实验研究 [J]. 西北国防医学杂志, 2006（27）: 34–36.

第九章　功能障碍类疾病动物模型

第一节　神经系统障碍类疾病动物模型

一、血管性痴呆动物模型

（一）疾病概述

血管性痴呆（vascular dementia，VD）是指由缺血性卒中、出血性卒中和造成记忆、认知和行为等脑区低灌注的脑血管疾病所致的严重认知功能障碍综合征。

（二）模型制备

方法：　反复缺血再灌注法诱导血管性痴呆动物模型。

采用 3 月龄雄性昆明小鼠，用 0.3% 戊巴比妥（75 mg/kg）腹腔麻醉，取仰卧位，门齿及四肢固定，分离双侧颈动脉，动脉夹阻断供血 15 min 后恢复供血 10 min，再次阻断供血 15 min 后移除动脉夹，术中观察小鼠呼吸、心跳，术毕缝合皮肤，置于恒温板上复苏，小鼠清醒后放回笼中饲养。术后 14 天和 28 天进行检测。

（三）判断标准

采用跳台试验，记录小鼠首次由通电铜栅找到安全台所需时间，即反应时间（reaction time）。动物跳下圆台次数，即错误次数（number of error），作为学习测试成绩。采用水迷宫试验，记录小鼠游完全程时间（swimming time）和进入盲端的次数即错误次数，3 min 内不能游出者按 3 min 计。术后第 28 天的测试成绩为学习成绩。术后第 3 天，直接让小鼠游水迷宫进行测试，同样记录其游完全程时间、错误次数，作为记忆测试成绩。

二、肝性脑病动物模型

（一）疾病概述

肝性脑病（hepatic encephalopathy，HE）又称肝性昏迷，是指严重肝病引起的、以代谢紊乱为基础的中枢神经系统功能失调的综合征，其主要临床表现是意识障碍、行为失常和昏迷。有急性与慢性脑病之分。

（二）模型制备

方法 1： 四氯化碳诱发肝性脑病动物模型。

采用健康 Wistar 大鼠，3 ~ 4 月龄，体重 150 ~ 200 g，给予 40%CCl_4 和橄榄油混合溶液腹部皮下注射（CCl_4：橄榄油 = 1：2.5），5% 乙醇自来水溶液自饮。首次给药每只鼠 0.5 ml/100 g，以后每只 0.3 ml/100 g，每周注射 2 次，共 9 周。

方法 2： 硫代酰胺（Thioacetamide，TAA）诱发肝性脑病动物模型。

采用 SD 雄性大鼠，体重约 220 ~ 250 g。用 300 mg/kg TAA 腹腔注射，每 24 小时一次，共 4 次。

（三）判断标准

水迷宫逃避潜伏期；脑电图描记器（electroencephalo-graph，EEG）；生化指标；切片；动物活动情绪行为观察。

三、轻微型肝性脑病动物模型

（一）疾病概述

轻微型肝性脑病（minimal hepatic encephalopathy，MHE）主要意指某些肝病患者缺乏临床常规手段可检测的大脑功能失调，但具有可计量的智力检测和脑诱发电位异常，过去多被称为亚临床型肝性脑病（SHE）。最新共识认为，SHE 和 MHE 为概念不同的两个术语，前者重在区别"临床肝性脑病"概念，后者侧重于描述临床症状的轻重。

（二）模型制备

方法： TAA 诱导轻微型肝性脑病动物模型。

选用雄性 SD 大鼠，体重 220 ~ 250 g。采用每日 200 mg/kg 剂量的 TAA 隔日行腹腔内注射，共 2 次，注射结束后，1 天分别行以脑干听觉诱发电位（brainstem auditory evoked potential，BAEP）和内毒素定量检测，必要时辅以 50 g/l 葡萄糖盐水溶液 5 ml 腹腔注射进行补液。

（三）判断标准

血清肝功能指标测定：血清丙氨酸转氨酶（ALT）、天冬氨酸转氨酶（AST）、白蛋白和总胆红素水平均采用全自动生化分析仪检测。静脉血氨检测：采用快速血氨测定仪于 BAEP 检测后，测定大鼠尾静脉血氨。

四、高血压脑病动物模型

（一）疾病概述

高血压脑病（hypertensive encephalophy）是指当血压突然升高超过脑血流自动调节的阈值（中心动脉压大于 140 mmHg）时，脑血流出现高灌注，毛细血管压力过高，渗透性增强，导致脑水肿和颅内压增高，甚至脑疝的形成，引起的一系列暂时性脑循环功能障碍的临床表现。

（二）制备方法

方法： 重酒石酸间羟胺诱导高血压脑病动物模型。

选取体重为 4 ~ 5 kg 的成年新西兰大白兔，对动物肌内注射重酒石酸间羟胺，每日 1 次，每次 2.5 mg/kg 体质量，建立高血压脑病模型。单笼饲养观察。整个实验过程中，记录动物精神状态、呼吸及肢体运动功能的改变。

（三）判断标准

用血压计测量右后腿血压（测 3 次，取中间值）作为基础血压，并计算平均动脉压（mean arterial pressure，MAP），MAP = 2/3 舒张压 +1/3 收缩压。每天记录基础血压与诱发的高血压值。

五、一氧化碳中毒迟发性脑病动物模型

（一）疾病概述

一氧化碳（CO）中毒的患者经抢救在急性中毒症状恢复后，经过数天或数周表现正常或接近正常的"假愈期"，可能再次出现以痴呆、精神症状及锥体外系症状为主的急性 CO 中毒后迟发性脑病（delayed encephalopathy after Acute carbon monoxide poisoning，DEACMP）。

（二）模型制备

方法： 腹腔间隔注射 CO 气体诱导一氧化碳中毒迟发性脑病动物模型。

选用雄性 SD 大鼠，体重约 220 ~ 250 g。将 150 ml/kg CO 气体快速注入大鼠腹腔，每间隔 4 h 腹腔注射一次，从第 2 次开始气体量减半，共注入气体 3 次。动态监测大鼠尾静脉血碳氧血红蛋白（HbCO）水平，观察染毒后大鼠的症状及体征。

（三）判断标准

血 HbCO 浓度测定分别于大鼠中毒后 0.5 h、4 h 及 4.5 h 测定 HbCO 浓度。采用双波长定量法检测各组大鼠血 HbCO 浓度；取大鼠尾血 0.1 ml 加 0.4 mol/l 氢氧化铵 20 ml，混匀，加 20 mg 低亚硫酸钠混匀；10 min 内于 535 nm 及 578 nm 波长下测定其吸光度，按照下列公式计算 HbCO 含量（%）：HbCO（%）=（2144 × A535/ A578 − 2168）× 100 %。

六、缺氧缺血性脑病动物模型

（一）疾病概述

缺氧缺血性脑病（hypoxic-ischemic encephalopathy，HIE）是新生儿期常见的脑损伤，致残率高，中重度 HIE 存活者中 25% 或更多遗留脑性瘫痪、智力落后等后遗症，极大地影响了患儿的生存质量，给家庭和社会带来沉重负担。

（二）模型制备

方法： 夹闭气管诱导缺氧缺血性脑病动物模型。

7 日龄 SD 大鼠，局部消毒后，缺氧 8 min 组、缺氧 10 min 组、缺氧 12 min

组及缺氧 14 min 组大鼠采用 5% 利多卡因局部麻醉，钝性分离气管，用血管夹夹闭气管（见图 9-1），分别夹闭 8 min、10 min、12 min、14 min 后，松开血管夹，气管仍可自行扩张至接近夹闭前状态，缝合切口，给予保温，部分大鼠需胸外按压复苏。实验对照组仅钝性分离气管，术毕创面消毒，缝合。术后，放入饲养笼中继续母鼠哺乳。

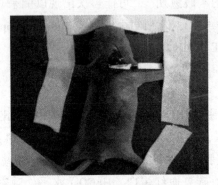

图 9-1　血管夹夹闭气管示意图

（三）判断标准

缺氧发生后，大鼠有肤色青紫、苍白、意识改变、大小便失禁、抽搐等表现，与 HIE 典型临床表现一致。

第二节　心血管功能障碍类疾病动物模型

一、心力衰竭动物模型

（一）疾病概述

心力衰竭（heart failure，HF）是指心肌受到严重的伤害，令心脏无法正常地泵出足够的血液来供应身体各个器官活动及代谢的需求，心脏因此渐渐变得肥大，失去心脏功能，这样叫做心脏衰竭。

（二）模型制备

方法 1： 主动脉弓横向结扎（transverse aortic constriction，TAC）诱导心力衰竭动物模型。

采用雄性昆明小鼠，体重约 22 ~ 25 g。小鼠使用 1% 戊巴比妥麻醉（70 mg / kg 体重），从颈部剪开皮肤，游离甲状腺，剪开胸骨，游离胸腺及主动脉弓周围结缔组织，充分暴露主动脉弓。使用 5-0 棉线结扎主动脉弓，以 27 号针为垫针结扎。结扎后撤出 27 号针头，缝合胸骨和皮肤。对照组小鼠仅麻醉后，剪开颈部皮肤，剪开胸骨，并暴露主动脉弓后进行缝合。所有小鼠均普通饮食饲养，自由进食、进水。分别于术前、术后 1 周、2 周、4 周、8 周进行小鼠称重。术后 1 周，通过小动物超声检测主动脉弓流速，以流速 ≥ 2500 mm /s 为模型成功标准。

方法 2： 醋酸脱氧皮质酮诱导舒张性心力衰竭动物模型。

实验动物为 12 月龄兰德瑞斯猪，在兰德瑞斯猪皮下，将醋酸去氧皮质醇（100 mg/kg）以长效制剂的形式缓慢释放 90 天，同时给予高盐、高脂、高糖和高胆固醇饮食 12 周。

方法 3： 冠状动脉结扎法诱导缺血致舒张性心力衰竭动物模型。

SD 大鼠，雄性，体重 250 g 左右，置肺动脉圆锥和左心耳间，距主动脉根部约 3 mm，用 5-0 号无创伤性丝线结扎左冠状动脉主干。术后第 2 周开始，左心室射血分数（left ventricular ejection fraction，LVEF）下降至 65% 左右，但左心室舒张末期内径（left ventricular internal diameter at end-diastole，LVIDd）和左室收缩末期内径 (left ventricular internal dimension systole，LVIDs) 都发生改变，直到第 6 周，左室舒张末压（left ventricular end-diastolic pressure，LVEDP）、左室收缩末期压力 (left ventricular end systolic pressure，LVESP)、平均动脉压（MAP）、舒张压（DBP）和收缩压（SBP）等都发生改变，但 LVEF 仍然大于 50%。

（三）判断标准

模型鼠病理检查：心肌纤维染色变淡，呈波纹状排列，横纹消失，变性的心肌纤维呈波浪状排列，其间可见残存的、粗大的、浓染的心肌细胞，细胞核淡染，或看不清楚，并可见大量蓝染、增生的胶原纤维。电镜见线粒体大量增生、肿胀、嵴排列不规则，细胞核内染色质分布不均匀，呈团块状，细胞核形状不规则，滑面内质网分布不均匀，粗面内质网有脱颗粒现象，肌丝排列疏松不规则。

二、扩张型心肌病动物模型

（一）疾病概述

扩张型心肌病（dilated cardio myopathy，DCM）的特点是以左心室（多数）或右心室有明显扩大，且均伴有不同程度的心肌肥厚，心室收缩功能减退，以心脏扩大、心力衰竭、心律失常、栓塞为基本特征。以往曾被称为充血性心肌病。本病常伴有心律失常，病死率较高。约 20% 的 DCM 患者有心肌病的家族史。

（二）模型制备

方法 1： 阿霉素诱导扩张型心肌病动物模型。

雄性新西兰大白兔，体重 1.5 ~ 2.0 kg，用生理盐水配置 1 mg /ml 的阿霉素注射液，经耳缘静脉注射 1 ml /kg 阿霉素注射液，每周 2 次，连续注射 8 周。

方法 2： 心肌腺嘌呤核苷转位酶（adenine neucleotide translocator，ANT）诱导扩张型心肌病动物模型。

雄性同源近交系 BALB/c 小鼠，6 ~ 8 周龄，体重 16 g 左右，用固相多肽合成法合成具有抗原决定簇的 ANT 多肽氨基酸序列（纯度应大于 95%）。将小鼠的背部和腹部少量多次注射，初次免疫用完全福式佐剂如花，再次免疫不用完全弗氏佐剂。共免疫 5 次：第 1 周、第 3 周、第 5 周、第 7 周、第 9 周各一次。检验结果显示造模成功，小鼠出现 DCM 表型特点。

方法 3： 呋喃唑酮诱导扩张型心肌病动物模型。

2 周龄的近交系 SD 大鼠，体重约 220 ~ 250 g。将呋喃唑酮配成 43 mg/ml 的溶液，按 0.3 mg/g 体重，下胃管喂饲，每日 1 次，每周按体重调整用药剂量，喂饲 8 周。

方法 4： 猪心肌球蛋白诱导扩张型心肌病动物模型。

7 周龄雄性 Lewis 大鼠。将 10 mg/ml 的猪心肌球蛋白与等体积的弗氏完全佐剂（含有结核分枝杆菌 H37Ra 1 mg/ml）进行充分乳化后，在大鼠左右后肢足垫皮下，实验第 1 天和第 8 天各注射上述乳化液 0.1 ml。每周称重 1 次，观察足部溃疡的形成。实验第 60 天，大鼠禁食 12 h、禁饮 2 h，麻醉后进行超声检测及病理组织学检查。

方法 5： 柯萨奇病毒诱导扩张型心肌病动物模型。

4 周龄 BALB/c 小鼠，腹腔内注射 0.1 ml 10^{-5} TCID50 CVB$_{3m}$（柯萨奇病毒 B$_{3m}$ 为 Nancy 株，在 Hela 细胞中测 50% 组织感染率），以后每 4 周腹腔内重复接种 0.1

ml 10^{-6} TCID$_{50}$ CVB$_{3m}$，分别于接种病毒后第 1 个月、第 3 个月、第 6 个月、第 9 个月随机取部分小鼠，先进行心脏超声检查心功能后，再称体重。

（三）判断标准

模型动物病理组织形态学检测表现为心肌细胞有不同程度的变性、坏死，且心肌细胞细胞核增大、深染、异性，相邻细胞间隙明显增宽、细胞排列紊乱，可见大量的炎性细胞。与正常动物模型相比，模型动物心室壁活动度减弱，心腔普遍明显扩大从而引起二、三尖瓣反流。心电图提示心律失常及病理性的 Q 波。模型动物的左室收缩期末内径（LVES）、左室舒张期末内径（LVED）较正常模型动物明显增加。

小贴士：

（1）阿霉素是一种蒽环类，非特异性周期抗肿瘤抗生素，对心肌有着特殊的亲和力。它对心脏的慢性毒性作用主要表现为心肌细胞形态学与心功能的改变，最终导致心律失常、心功能不全或（或）充血性心力衰竭，并伴有左室、右室或双室心腔的继发性扩大，与临床上 DCM 合并心力衰竭相类似。静脉用药后，阿霉素迅速分布全身各组织器官，形成超氧自由基，破坏细胞膜结构和功能。因此，阿霉素的心肌毒性与其引起氧自由基损伤和肌质网摄 Ca^{2+} 功能障碍有关，可导致心肌脂质过氧化损伤，抑制心肌肌浆网 Ca^{2+}-ATP 酶活性，致使细胞内钙超负荷。

（2）ANT 是一种有器官特异性并位于心肌线粒体内膜上的一种重要的蛋白抗原，它可以参与线粒体和胞质间转运 ATP，调控心肌细胞能力代谢。此外，抗 ANT抗体与 ANT 结合可干扰细胞能量代谢，促使 Ca^{2+} 内流，最终导致心肌细胞的损害，引起 DCM 相关症状。

（3）呋喃唑酮是一种单胺氧化酶抑制剂，可能抑制体内儿茶酚胺的清除，后者浓度过高，具有强烈的心脏毒性，导致心肌细胞过度兴奋、变性、坏死；呋喃唑酮也可改变心肌细胞内 Ca^{2+} 稳态，引起细胞内 Ca^{2+} 超载导致心肌收缩功能受损，但此机制并未被相关证据所证实。此外，呋喃唑酮在引起心脏毒性的同时，也表现为神经毒性：如精神沉郁、站立不稳、不食，继而可出现趴在地上头转圈，两腿伸直作游泳姿势，或表现为角弓反张状等症状。

（4）心肌肌球蛋白（CM）主要是通过活化的自身免疫反应 T 细胞介导的损伤机制来诱导自身免疫性心肌炎（EAM）。事实上，在动物模型中，CM 与 MHC-II 在心肌细胞表面的表达先于自身免疫性心肌炎的发生，故在 CM 分子中存在一个特异的 T 细胞抗原表位，可特异性地呈递给 T 细胞识别，诱导其活化。人本身对诱导 EAM 的方式有抵抗性，但是当 MHC-Ⅱ类分子与辅助性 T 细胞的相互作用系统发生改变时，其对 EAM 诱导的抵抗性消失，可诱发出严重的 EAM，而心肌炎所致的心肌损伤可进一步向 DCM 转化。

（5）柯萨奇病毒后，第 1～3 个月为慢性心肌炎期，3 个月后为扩张型心肌病期，故可以认为，病毒性心肌炎和病毒性扩张型心肌病是同一疾病的不同阶段。然而关于病毒性心肌炎转感染后自身免疫介导的心肌组织损伤；病毒感染后心肌细胞凋亡等机制有关。

三、肥厚型心肌病动物模型

（一）疾病概述

肥厚型心肌病（hypertrophic cardiomyopathy，HCM）是一种以心肌进行性肥厚、心室腔进行性缩小为特征，以左心室血液充盈受阻、舒张期顺应性下降为基本病理特点的原因不明的心肌疾病。根据左室流出道有无梗阻可将其分为梗阻型和非梗阻型两型。二者的区别在于静息状态下，做可引起左室舒张末期容积减小的动作时，流出道有无梗阻，以及是否有收缩期压力阶差形成。

（二）模型制备

方法：肥厚型心肌病转基因动物模型。

选用 Tnzol 法提取心脏总 RNA，用逆转录 PCR（RT-PCR）扩增人 cTnT 全长 cDNA，用点突变方法使 cDNA 在 275 碱基产生 G-A 的突变，编码的氨基酸由 Arg 突变为 Gln，DNA 序列分析证实突变的正确性，把 cTnT^{R92Q} 基因克隆人心脏特异表达的 α 肌球蛋白重链启动子（α-MHC）的下游构建 cTnT^{R92Q} 转基因载体。转基因载体用 Not I 线性化，调整浓度至 5 ng/μl，用显微注射法将线性化的转基因载体注射到成年 C57BL/6J 小鼠的受精卵中，用 ICR 小鼠作假孕受体，制备转基因小鼠。

（三）判断标准

根据病史及体格检查，超声心动图（心脏核磁共振成像或计算机断层扫描）检测显示，并非完全因心脏负荷异常引起的单纯性室间隔缺损（IVSd）≥ 15 mm 或多个节段室壁厚度 ≥ 15 mm 或 IVSd/LVPWd（左室后壁舒张期厚度）≥ 1.3；排除其他引起肥厚的相关疾病外，临床最终确诊为 HCM。

在肥厚型心肌病中，发现了多种 cTnT 突变，cTnT 在 HCM 发病中发挥着重要的作用。其中 cTnT^{R92Q} 突变与 HCM 有关。

四、心律失常动物模型

（一）疾病概述

心律失常（arrhythmia）是由于窦房结激动异常或激动产生于窦房结以外，激动的传导缓慢、阻滞或经异常通道传导，即心脏活动的起源和（或）传导障碍导致心脏搏动的频率和（或）节律异常。心律失常是心血管疾病中重要的一组疾病。它可单独发病，也可与其他心血管病伴发。其预后与心律失常的病因、诱因、演变趋势，是否导致严重血流动力障碍有关，可突然发作而致猝死，也可持续累及心脏而致其衰竭。

（二）模型制备

方法 1： CaCl$_2$ 诱导心律失常动物模型。

成年雄性 SD 大鼠，体重约 220 ~ 250 g。大鼠腹腔注射水合氯醛（30 mg/kg）麻醉后，仰卧位固定，连接 Powerlab 生物信号采集系统。用注射泵经颈静脉通路分别注入 CaCl$_2$ 溶液（0.4 mg/kg），1 s 内快速推注，每次给药间隔 10 min。最后给予两倍剂量的溶液诱发致死性心律失常处死动物。

方法 2： BaCl$_2$ 诱导心律失常动物模型。

成年雄性 SD 大鼠，体重约 220 ~ 250 g。将大鼠腹腔注射水合氯醛（30 mg/kg）麻醉后，仰卧位固定，连接 Powerlab 生物信号采集系统。用注射泵经颈静脉通路分别注入 BaCl$_2$ 溶液（0.04 mg/kg），1 s 内快速推注，每次给药间隔 10 min。最后给予两倍剂量的溶液诱发致死性心律失常。对照组以等量生理盐水替代，在相应的时间点颈椎脱位处死动物。

（三）判断标准

以标准 II 导联为心电图（ECG）指标，记录正常 ECG 筛选动物，稳定 10 min 后注射 BaCl$_2$，记录观察心律失常出现、持续时间及心律失常类型。

小贴士：

（1）注入 $BaCl_2$ 溶液后，大鼠产生室性心律失常，主要以持续及非持续性的室性心动过速为主。两倍剂量处死动物时，所有动物均死于室颤。

（2）注入 $BaCl_2$ 溶液后，心电监测出多种不同类型的心律失常。初次注射后，大鼠均出现窦性心动过速、窦性停搏及传导阻滞等较轻微的窦性心律失常。心律失常的持续时间较为短暂，数秒内即可恢复。随着给药次数的增加，少部分动物出现室性心动过速。当两倍剂量处死动物时，所有大鼠均出现室性心动过速、室颤、房颤等致死性心律失常。

第三节　胃肠道功能障碍类疾病动物模型

功能性便秘动物模型

（一）疾病概述

功能性排便障碍（functional constipational disorder，FC）是临床较为常见的胃肠功能疾病，发病率高达 20% 左右。目前研究认为，其发病原因主要有胃肠动力异常、神经内分泌及免疫异常、内脏高敏感性、感染及菌群失调、心理精神因素、遗传因素及环境因素、食物因素等。

（二）模型制备

方法：醋酸刺激诱导功能性便秘动物模型。

成年 SD 大鼠，体重约 220 ~ 250 g，大鼠每天给予直肠中醋酸刺激，复制肠道高敏模型；并采用夹尾激怒法导致气滞便秘，用止血钳包裹纱块钳夹大鼠尾部，将大鼠置于同一笼内，保持与其它大鼠撕打，导致整笼大鼠处于激怒状态，4 次 / 天，每次刺激 30 min，2 次刺激间隔 3 h，总共刺激 14 天造模。

（三）判断标准

观察大鼠一般状态，大鼠精神状态、皮毛、食量、活动度，体重增长率，粪便形状，首次黑便排出时间，大鼠 24 小时粪便粒数和体重，大鼠粪便含水量等。

第四节　骨骼肌系统功能障碍类疾病动物模型

一、骨质疏松动物模型

（一）疾病概述

骨质疏松（osteoporosis）即骨质疏松症，是多种原因引起的一组骨病，骨组织有正常的钙化，钙盐与基质呈正常比例，以单位体积内骨组织量减少为特点的代谢性骨病变。在多数骨质疏松中，骨组织的减少主要由于骨质吸收增多所致。以骨骼疼痛、易于骨折为特征。

（二）模型制备

方法1：　维甲酸诱导骨质疏松动物模型。

5～6月龄雄性SD大鼠，用维甲酸80 mg/（kg·d）灌胃，给药15天后停药，观察大鼠是否造模成功。

方法2：　卵巢切除诱导骨质疏松动物模型。

Swiss-Weber小鼠，雌性，周龄6～8周，施行卵巢切除手术，制成雌激素缺乏的骨质疏松模型。术后每天给小鼠4.0 g的饲料，允许自由饮水。实验开始4周后，小鼠在麻醉下处死，取出子宫进行称量；摘出双侧股骨，分别用于骨密度测定和骨组织。

（三）判断标准

胫骨光镜观察动物模型表现为骨小梁排列稀疏，数目减少，小梁明显变细，间距加宽，骨小梁结构出现较大的空白区域。进行检测指标骨密度测定、血清钙、磷、尿钙磷，尿肌酐测定。

二、肌肉功能障碍动物模型

（一）疾病概述

肌肉萎缩（muscular atrophy）是指横纹肌营养障碍，肌肉纤维变细甚至消失等导致的肌肉体积缩小。病因主要有：神经源性肌萎缩、肌源性肌萎缩、废用性肌萎缩和其他原因性肌萎缩。肌肉营养状况除肌肉组织本身的病理变化外，更与神经系统有密切关系。脊髓疾病常导致肌肉营养不良而发生肌肉萎缩。肌萎缩患者由于肌肉萎缩、肌无力而长期卧床，易并发肺炎、褥疮等，加之大多数患者出现延髓麻痹症状，给患者生命构成极大的威胁。肌萎缩患者除请医生治疗外，自我调治十分重要。

（二）模型制备

1. 细胞模型

方法： 肌肉功能障碍细胞模型。

C_2C1_2小鼠成肌细胞，37 ℃、5% 二氧化碳的增殖培养基且含 10% 胎牛血清的 DMEM，分化培养基为添加 2% 马血清的 DMEM。两种培养基都添加了青霉素和链霉素。细胞每隔 3 天传代一次，胰酶浓度为 2.5 mg/ml。实验时，先将 C_2C1_2小鼠成肌细胞以密度约为 1×10^5（个 /ml）接种到增殖培养皿，皿底面达 95%，此时换分化培养基继续培养以诱导分化，每隔 48 h 换液。

2. 动物模型

方法 1： 坐骨神经去神经诱导肌肉功能障碍动物模型。

雄性 Sprague-Dawley 大鼠，体重 200 ~ 250 g，大鼠在麻醉下（氯胺酮 60 ~ 80 mg / kg 加甲苯噻嗪 8 ~ 10 mg / kg 腹腔注射）进行坐骨神经切除手术。右侧后肢通过在紧邻腓骨和胫骨分支的近端将坐骨神经压碎而用止血钳去神经支配。对侧腿完好无损。通过观察手术后对下肢的不使用，以及对坐骨神经分布区中的缩小的撤回反应的丧失，可知去神经支配是完全的。

方法 2： A 型肉毒毒素诱导肌肉功能障碍动物模型。

Wistar 大鼠，体重 220 g 左右，采用氯胺酮（0.2 ml/kg）和速眠新（0.2 ml/kg）肌注对 Wistar 大鼠麻醉，取仰卧位，在股骨背侧中部做一 0.5 cm 切口，暴露股四头肌，右侧实验组肌肉缓慢单点肌注 2 U（0.2 ml）注射用 A 型肉毒毒素，左侧股四头肌注射等量（0.2 ml）的生理盐水作为对照组，逐层缝合切口。分别于模型建立后的第 8 周取肌肉大体、组织学观察肌肉大体。

（三）判断标准

肌肉组织学观察：肉毒素侧较生理盐水侧明显萎缩，肌束变细，同视野下肉毒素侧肌束数量明显增加，细胞核聚集，核与核之间距离缩小；400 倍视野下，肉毒素侧单个肌纤维周径较生理盐水侧明显减小，肌纤维与肌纤维之间的间隙也较生理盐水侧减小，间隙内的结缔组织也相对减少。

三、重症肌无力动物模型

（一）疾病概述

重症肌无力（myasthenia gravis，MG）是乙酰胆碱受体抗体（AchR-Ab）介导的、细胞免疫依赖的和补体参与的神经－肌肉接头（NMJ）处传递障碍的自身免疫性疾病，病变主要累及 NMJ 突触后膜上乙酰胆碱受体（acetyl cholinergic receptor，AChR）。本病应称为获得性自身免疫性重症肌无力，通常简称重症肌无力。20 世纪 70 年代，由于烟碱型乙酰胆碱受体（nAchR）能够从电鱼放电器得到提纯，以及同位素标记蛇毒 α－神经毒素放射免疫分析的应用，发病机制的研究取得了突破性进展，国内外证实 MG 主要是横纹肌肌膜烟碱型乙酰胆碱受体（nAchR）自体免疫性疾病。基本病理变化是突触后膜表面面积减少、nAchR 含量降低。临床特征是骨骼肌活动时容易疲劳，休息或用胆碱酯酶抑制药可以缓解。

（二）模型制备

方法 1： 免疫乳剂诱导重症肌无力动物模型。

（1）首次免疫。选用 8 周龄的雌性近交系 Lewis 大鼠，首先将 R97-116、弗氏完全佐剂、PBS 三者按 1：1.5：1.5 的比例充分混匀制成免疫乳剂用于首次免疫，取乳剂 200 微升于造模鼠足垫、腹部、背部多点皮下注射，对照组皮下注射等量 PBS。

（2）强化免疫。首次免疫后 30 天及 45 天，将 R97－116、IFA、PBS 三者按 1：3：3 的比例充分混匀制成免疫乳剂后，再取乳剂 200 微升强化接种，对照组同样注射等量 PBS。

方法 2： 自身免疫性重症肌无力动物模型。

C57BL/C 小鼠，6 周龄左右，体重约 18～20 g，将含有 30 微克乙酰胆碱受体的弗氏完全佐剂 200 微升注射于鼠两后足垫皮内进行初次免疫；3 周后行二次免疫，将含有 20 微克乙酰胆碱受体的弗氏完全佐剂 200 微升注射于鼠两前足垫皮内。

方法 3： 重症肌无力的非免疫性模型。

选用健康、雄性 8 周龄 Lewis 大鼠。每 48 小时将大鼠用 3～5 微克 α－银环蛇毒素注射一次，持续 5 周。

（三）判断标准

肌力评分标准，对于轻度肌无力鼠给予疲劳试验，即让实验动物重复抓握笼顶 30 s 再测量肌力。具体分级为：0 级，正常肌力；1 级，活动轻度减少、抓握力或叫声减弱，尤其在重复抓握后更加明显；2 级，在抓握前就出现震颤、低头、隆背、抓握力弱；3 级，在抓握前即有严重的肌无力表现、无力抓握、濒死状态；4 级，死亡。评定结果以每个时间点的分级平均数表示。实验前及接种后每周 2 次称体重。

小贴士：

微型终板电位和 ^{125}I-alpha- 银环蛇毒素结合在伸趾长肌中严重减少。来自 α- 银环蛇毒素处理的大鼠的隔膜中由电和化学（50 mM KCl）刺激诱发的乙酰胆碱释放高于来自对照动物的那些。结论是乙酰胆碱受体的活性影响神经肌肉接头中递质释放速率，并且提示突触调控过程可能在重症肌无力中起作用。目前，用于重症肌无力的动物模型似乎非常适合研究这种递质释放的调节。

四、颈椎病动物模型

（一）疾病概述

颈椎病（cervical spondylosis）又称颈椎综合征，是颈椎骨关节炎、增生性颈椎炎、颈神经根综合征、颈椎间盘脱出症的总称，是一种以退行性病理改变为基础的疾患，主要由于颈椎长期劳损、骨质增生，或椎间盘脱出，韧带增厚，致使颈椎脊髓、神经根或椎动脉受压，出现一系列功能障碍的临床综合征。表现为颈椎间盘退变本身及其继发性的一系列病理改变，如椎节失稳，松动；髓核突出或脱出；骨刺形成；韧带肥厚和继发的椎管狭窄等，刺激或压迫了邻近的神经根、脊髓，椎动脉及颈部交感神经等组织，并引起各种各样症状和体征的综合征。

（二）模型制备

方法 1： 切除棘间韧带诱导颈椎病兔动物模型。

雄性新西兰大白兔，体重 1.5 ~ 2.0 kg，将兔颈后部剪毛及清洁后，按 0.1 g/kg 体重进行氯氨酮肌注麻醉。麻醉后，俯卧位固定于手术台上，碘酒、酒精消毒后铺巾，取颈背部正中纵向切口（从环枕关节至第二胸椎棘突处）长约 7 ~ 8 cm，切开皮肤后，充分暴露棘突。将脊柱两侧附着于棘突椎板及小关节的肌肉全部分离开，依次切除 C1 ~ C7 的棘上及棘间韧带。术后依序缝合皮下筋膜及皮肤。切口处外敷纱布，自行脱落后不再更换，术后放至笼中，让其自由活动。按计划对动物进行观察，主要研究内容包括：颈椎 X 线正、侧位片及光镜下组织观察。

方法 2：重组人骨形态发生蛋白 –2（BMP）与载体聚乙烯吡咯烷酮（PVP）复合诱导颈椎病动物模型。

实验动物选用短毛豚鼠，雌雄不限，6 ~ 8 周龄，体重 250 ~ 350 g。取定量 BMP 溶于适量盐酸胍 / 氯化钙缓冲液中（10 mg/ml），加蒸馏水低温透析 24 h，得混悬液。将 PVP 粉剂溶入 BMP 混悬液中，分装后，用环氧乙烷消毒备用。将模型动物的颈椎前路显露，在 X 线引导下，确认颈 C4–5 或 C5–6 间隙，并将 4 号空针插入椎间隙距椎体后缘约 0.5 mm 处（进钳深度约 2 ~ 3 nm）。向椎间隙注入 BMP/PVP 混悬液 0.1 ml。

方法 3：后柱失稳诱导颈椎病动物模型。

健康雄性 8 周龄的 Lewis 大鼠，用 1% 戊巴比妥钠（40 mg/kg，ip）后颈后部备皮，严格无菌操作，后正中切口长约 2 ~ 3 cm，切开皮肤、皮下，严格止血。大鼠保留颈后部肌肉，椎旁剥离，切除 C3–7 棘突、棘上韧带、棘间韧带，用剪刀破坏 C3–7 关节囊、关节突至上下椎体明显失稳，逐层缝合。术后连续 3 天注射青霉素（1 000 u/kg,ip），不拆线，让线自然脱落。大鼠颈椎病模型建立后（2 个月、4 个月，1% 戊巴比妥钠（400 mg/kg, ip）后分别摄颈椎的正、侧位 X 光片。

方法 4：物理因素诱导颈椎病兔动物模型。

新西兰大白兔，体重约 2.0 ~ 2.5 kg，剃除家兔颈部毛，将动物置于 SHH–250GS 人工气候造模箱内，接通超声喷雾器，调节造模箱内环境至刺激要求，即风力 6 级、温度（5±0.5）℃、湿度 100%，按轻度、中度、重度刺激的不同要求，分别给予 32，64 和 128 的间断重复刺激，每日刺激 4 小时。刺激结束后，次日耳静脉栓塞处死家兔，取颈椎间盘待测。

（三）判断标准

颈椎生理弯曲（0 ~ 3 分）：生理弯曲存在（0 分）；生理弯曲轻度僵硬（1 分）；生理弯曲丧失（2 分）；生理弯曲完全丧失并有反屈（3 分）。椎体前后缘骨赘（0 ~ 3 分）：无（0 分）；轻度增生（1 分）；中度增生（2 分）；重度增生（3 分）。椎间隙狭窄（0 ~ 3 分）：正常（0 分）；轻度狭窄（1 分）；中度狭窄（2 分）；重度狭窄（3 分）。钩椎关节及关节突关节（0 ~ 3 分）：正常（0 分）；模糊不清（1 分）；轻度增生硬化（2 分）；明显增生硬化（3 分）。

五、腰椎管狭窄动物模型

（一）疾病概述

腰椎管狭窄（lumbar spinal canal stenosis，LSCS）是导致腰痛或腰腿痛的常见病之一，是一组慢性进行性脊髓及脊神经根疾病。由椎管狭窄引起脊髓脊神经根受压而出现相应的神经功能障碍。随着社会的老龄化，腰椎管狭窄的发病率越来越高。

（二）模型制备

方法： 手术诱导腰椎管狭窄动物模型。

选用 Wistar 雄性大鼠，体重约 300 g。用戊巴比妥溶液（50 mg/kg）进行腹腔内麻醉，先进行腰部椎管手术，将大鼠置于俯卧位，从第 3 腰椎开始至骶骨纵形切开。剥离两侧椎旁肌，切除第 5 腰椎的椎板及上下关节突起，切除第 4 腰椎的下关节突起和切除第 6 腰椎的上关节突起，取右侧髂骨，将切除腰椎椎板碎骨片移植于硬膜外，同时注意不要损伤马尾神经，结束逐层缝合。

（三）判断标准

术后 1 个月观察步态，确认无急性及亚急性损伤。术后 8 个月均进行步行分析、知觉过敏的评价及电生理学分析。术后 9 个月，除以上观察指标外，再进行组织学分析。

六、迟发性运动障碍动物模型

（一）疾病概述

迟发性运动障碍（迟发性多动症）（tardive dyskinesia，TD）是一种特殊而持久的锥体外系反应，主要见于长期服用大剂量抗精神病药的患者减量或停服后最易发生。一般认为，在长期医药阻断纹状体多巴胺能受体后，后者反应超敏所致，也可能与基底节氨基丁酸功能受损有关。

（二）模型制备

方法： 氟哌啶醇诱导迟发性运动障碍动物模型。

成年雄性 SD 大鼠，每日腹腔注射氟哌啶醇 2 mg/kg，连续 9 周。每周第 7 天

9 时对模型大鼠进行观察和评分，计数大鼠 5 分钟口部空嚼运动（VCM）次数进行评分，评价造模与疗效。在第 4 周末，模型大鼠评分达峰值，出现明显的口部空嚼运动、下颌爆发性颤抖及突发性伸舌异常运动，提示造模成功。此后，继续造模至 9 周。

（三）判断标准

行为观察：所有大鼠每周第 7 天评分 1 次，共 9 次；评分在 20 cm × 30 cm × 30 cm 镜箱中，适应 1 min 后，计数大鼠在 5 min 内发生口部空嚼运动（记为 1 分／次）和下颌爆发性颤抖、突发性伸舌（记为 2 分／次）的次数，计算总分。

七、佝偻病动物模型

（一）疾病概述

佝偻病（rickets）即维生素 D（vitaminD，VitD）缺乏性佝偻病，是由于婴幼儿、儿童、青少年体内维生素 D 不足，引起钙、磷代谢紊乱，产生的一种以骨骼病变为特征的全身、慢性、营养性疾病。主要的特征是生长着的长骨干骺端软骨板和骨组织钙化不全，维生素 D 不足，使成熟骨钙化不全。这一疾病的高危人群是 2 岁以内（尤其是 3 ~ 18 个月的）婴幼儿，可以通过摄入充足的维生素 D 得以预防。近年来，重度佝偻病的发病率逐年降低，但是北方佝偻病患病率高于南方，轻、中度佝偻病发病率仍较高。在体检时，可以被发现，也可能首发表现为低钙惊厥、生长迟缓、萎靡、易激惹或者婴儿期易于发生呼吸道感染。

（二）模型制备

方法 1： 缺乏 VitD 饲料诱导佝偻病动物模型。

选用 SD 大鼠，体重约 220 ~ 250 g，缺乏 VitD 饲料配方（%）：玉米粉 76、蛋清粉 5、小麦麸质 13、碳酸钙 5、氯化钠 1，喂缺乏维生素 D 饲料和纯净水，喂养 6 周做鼠全身 X 线片检测。

方法 2： 1- 羟基亚乙基二磷酸盐（1-Hydroxyethylidene Diphosphate，HEDP）诱导佝偻病大鼠动物模型。

选用 SD 大鼠，体重约 220 ~ 250 g，大鼠每天皮下注射 HEDP 25 mg/kg，连续 7 天，可诱导佝偻病大鼠模型。

（三）判断标准

缺乏 VitD 避光饲养大鼠皮毛杂乱，易激惹，不喜活动，常蹲踞于笼中一角，进食及饮水量较正常老鼠偏低。取实验动物左侧胫骨行病理学检查，在佝偻病大鼠的骨组织病理切片中，可见骺板厚薄不一，主要表现为肥大的软骨细胞层增加，细胞柱扭曲，软骨岛向干侧呈灶状分布，骨化线不规则。

第五节　免疫系统功能障碍类疾病动物模型

脾功能亢进症动物模型

（一）疾病概述

脾功能亢进症（hypersplenism）简称脾亢，是一种综合征，临床表现为脾脏肿大，一种或多种血细胞减少，而骨髓造血细胞相应增生，脾切除后血象恢复，症状缓解。

（二）模型制备

方法 1：　脾静脉结扎诱导继发性脾功能亢进动物模型。

选用健康成年杂种犬，雌雄不限，体重 12 ~ 17 kg。采用脾静脉结扎法，并在杂种犬的侧支支行诱导充血性脾肿大。每周测定外周血的血细胞计数，并定期通过放射线检查，检查脾脏大小及病理组织学变化。脾静脉结扎术后第 2 周，观察是否出现脾脏组织病理改变符合充血性脾的变化。

方法 2：　脾静脉栓塞诱导继发性脾功能亢进动物模型。

选用健康猪，体重 35 ~ 40 kg，雌雄不限。采用 CT 引导下经皮穿刺脾静脉栓塞术，及在猪的旁枝上建立充血性脾肿大。脾静脉栓塞一周后，观察周围红细胞和血小板计数是否减少和脾脏是否出现被动拥塞现象。

方法 3：　甲基纤维素诱导脾功能亢进症动物模型。

选用健康成年杂种犬，雌雄不限，体重 12 ~ 17 kg，在注射前，将甲基纤维素的溶液立即用生理盐水稀释至 1.2%，在为期三周的控制期后，模型狗被给予 50 ml。每周 5 天静脉注射 1.2% 的甲基纤维素，直到 2 g/kg。

脾静脉结扎后的脾脏肿大，脾窦明显扩张、充血，内见大量红细胞破坏后形成的含铁血黄素巨噬细胞。

第六节　甲状腺功能减退动物模型

甲状腺功能减退动物模型

（一）疾病概述

甲状腺功能减退症（hypothyroidism）是由于甲状腺激素合成、分泌或生物效应不足或缺少，所致的以甲状腺功能减退为主要特征的疾病。发病始于胎儿及新生儿期，表现为生长和发育迟缓、智力障碍，称为呆小症。成人发病表现为全身性代谢减低，细胞间黏多糖沉积，称为黏液性水肿。

（二）模型制备

方法 1： 丙基硫氧嘧啶（propyl thio uracil，PTU）诱导甲状腺功能减退动物模型。

选用 6 周龄 SD 雄性大鼠，将 PTU 与生理盐水配成 0.1% 的溶液，给药剂量为体重 1 mg/100 g，每日灌胃一次，灌胃 15 天后，检测甲状腺激素。

方法 2： 他巴唑诱导甲状腺功能减退动物模型。

雄性健康成年的 Wistar 大鼠，体重约 220 ~ 250 g。按体重 1.35 ml/200 g 给予 0.04% 他巴唑混悬液灌胃，共计造模 45 天。

（三）判断标准

大鼠一般情况观察包括体重、饮食、精神、体温、皮毛、鼻唇、眼睛、尾部、粪便等。甲状腺激素含量的测定，甲状腺激素 > 10 μU/ml 为造模成功。

小贴士：

化学诱导甲减模型目前应用最多的造模方式，常用的药物主要有丙基硫氧嘧啶、他巴唑、[131]I 等。他巴唑造模其作用机理为抑制甲状腺激素的合成。PTU 造模其作用机制为通过抑制甲状腺过氧化物酶所介导的酪氨酸的碘化及偶联而抑制甲状腺激素的合成，PTU 还可抑制外周 T4 转变为 T3。腹腔注射、灌胃或溶入饮用水为常见的用药方式，多采用灌胃的方式进行造模。

第七节　肾功能障碍动物模型

一、慢性肾功能不全动物模型

（一）疾病概述

慢性肾功能不全（chronic renal function failure，CRF）又称慢性肾功能衰竭（简称慢性肾衰），是指各种原因造成的慢性进行性肾实质损害，致使肾脏明显萎缩，不能维持其基本功能。临床出现以代谢产物潴留，水、电解质、酸碱平衡失调，全身各系统受累为主要表现的临床综合征，也称为尿毒症。

（二）模型制备

方法：　切除肾诱导慢性肾功能不全动物模型。

8 周龄成年的 C57BL / 6 小鼠，小鼠右肾施用皮质电灼，然后再用氯胺酮（80 mg/kg）和甲苯噻嗪（8 mg/kg）麻醉，在小鼠 10 周龄时，进行左全肾切除术。

（三）判断标准

肉眼可见肾脏肥大苍白，表面凹凸不平显著，重量增加。病理镜下可见模型动物肾小管显著扩张；有颗粒管型及蛋白管型，但无棕色管型，有钙盐沉积，局部有灶性坏死。

二、急性肾衰动物模型

（一）疾病概述

急性肾衰竭（acute renal failure，ARF）是全世界发病率和死亡率均较高的一种疾病，其影响人数超过 13 亿人，特别是在经济不发达的地区，这些地区由于缺少肾脏替代治疗的资源，死亡人数逐年上升。

（二）模型制备

方法： 结扎双侧肾动脉诱导肾衰动物模型。

选用雄性西藏小型猪，8 ~ 9 个月龄，体重 40 ~ 50 kg，实验前适应性喂养 1 周，术前禁食水 12 h，自由饮水。速眠新Ⅱ肌肉注射诱导麻醉，于股动静脉处备皮、消毒、铺单、切开皮肤，暴露股动静脉，进行股动静脉插管，抽血进行血生化、血常规和凝血功能检测，经股静脉持续泵入丙泊酚维持麻醉。待麻醉满意后，进行心电监护，观察实验过程中心电图、心率、呼吸频率、血氧饱和度。于颈静脉搏动处备皮、消毒、铺单、切开皮肤逐层分离，暴露颈静脉，进行颈内静脉置管用于血液透析，腹正中区域备皮消毒，用利多卡因局部浸润麻醉，切开皮肤，逐层打开腹腔，暴露膀胱，进行膀胱造瘘，以便于计算尿量。暴露双侧肾脏，解剖分离双侧肾动脉，结扎双侧肾动脉，消毒关腹，将模型猪放入饲养室，给予补液静待其苏醒，并取血检测肾功能。

（三）判断标准

血液学检测指标：白细胞（WBC）、中性粒细胞（NEUT）、淋巴细胞（LYMPH）、单核细胞（MONO）、嗜酸性粒细胞（EO）、嗜碱性粒细胞（BASO）、红细胞（RBC）、血红蛋白（HGB）、血小板（PLT）。

三、肾病综合征动物模型

（一）疾病概述

肾病综合征（nephrotic syndrome，NS）可由多种病因引起，以肾小球基膜通透性增加，表现为大量蛋白尿、低蛋白血症、高度水肿、高脂血症的一组临床症候群。

（二）模型制备

方法： 阿霉素致肾病综合征动物模型。

选用健康雄性 SD 大鼠，体重 180 ~ 200 g。第一天，大鼠尾静脉注射阿霉素（4 mg /kg）；第 8 天，尾静脉注射阿霉素（3.5 mg /kg）。

（三）判断标准

造模成功评定以 24 h 蛋白定量 >100 mg /24 h。

第八节　眼部疾病功能障碍类疾病动物模型

一、青光眼动物模型

（一）疾病概述

青光眼（glaucoma）是一组以视乳头萎缩及凹陷、视野缺损及视力下降为共同特征的疾病，病理性眼压增高、视神经供血不足是其发病的原发危险因素，视神经对压力损害的耐受性也与青光眼的发生和发展有关。在房水循环途径中，任何一环发生阻碍，均可导致眼压升高而引起的病理改变，但也有部分患者呈现正常眼压青光眼。青光眼是导致人类失明的三大致盲眼病之一，总人群发病率为1%，45岁以后为2%。临床上根据病因、房角、眼压描记等情况将青光眼分为原发性、继发性和先天性三大类。继发性青光眼由于某些眼病或全身疾病干扰了正常的房水循环而引起，如眼外伤所致的青光眼、新生血管性青光眼、虹膜睫状体炎继发性青光眼、糖皮质激素性青光眼等，其致病原因均较为明确。先天性青光眼是由于胚胎发育异常、房角结构先天变异所致。

（二）模型制备

方法1：　激光诱发的青光眼动物模型。

选用新西兰白兔，体重约2～2.5 kg，用氩激光照射兔眼的小梁，引起眼压升高和出视乳头凹陷和视网膜神经节细胞丧失，所有眼的眼压升高后随之下降。大约一半眼球发生牛眼和高眼压。房水流畅系数大约下降60%，分别用0.5% L-噻吗心安、2.0%毛果芸香碱点眼，眼压明显下降。

方法2：　胰凝乳蛋白酶诱发的青光眼动物模型。

选用新西兰白兔，体重约2～2.5 kg，将胰凝乳蛋白酶注射到兔的右眼后房诱发青光眼，然后增加腹腔内压力15 mmHg，观察眼压的变化。发现气腹伴有头低位时，说明青光眼的眼压明显升高。

方法3：　注射高渗盐水诱发的青光眼动物模型。

选用雄性Wistar大鼠，体重约220～250 g，在大鼠的一只眼的上巩膜静脉内注射高渗盐水，使房水排出途径产生瘢痕，从而引发高眼压。

方法 4： 烧灼巩膜上静脉诱发的青光眼动物模型。

选用雄性 Wistar 大鼠，体重约 220 ~ 250 g，氯胺酮（80 mg/kg）和甲苯噻嗪（120 mg/kg）的混合制剂给大鼠进行全麻，然后切开结膜，用小肌肉钩在眼球赤道部钩起上巩膜静脉，最后用眼科烧灼器对静脉进行烧灼，使之闭塞。每只鼠的一只眼闭塞 3 根上巩膜静脉。

方法 5： 透明质酸诱发的青光眼动物模型。

选用雄性 Wistar 大鼠，体重约 220 ~ 250 g，在手术显微镜下，将透明质酸溶液（10 mg/ml 透明质酸溶于盐水中）25 微升注入到全麻的大鼠前房内，对侧眼注入等量的生理盐水作为对照。在注射后 24 小时之内，几乎所有动物角膜缘注射点周围都有局部角膜水肿。

方法 6： 激光照射诱导青光眼猴模型。

选用健康成年恒河猴，雌雄不限，初始体重 3.5 ~ 7 kg，初始年龄 3 ~ 4 岁。用氯胺酮 10 mg/kg 混与氯丙嗪 12.5 mg 肌肉注射，0.4% 盐酸奥布卡因点眼局部麻醉。在房角镜下，将激光瞄准置于功能小梁网区进行激射。每次激射要求使激射区小梁组织发白或稍变黄，相邻两个激射点的烧灼斑相连续，如此进行 360° 范围激射。两周后重复 1 次，共 3 ~ 5 次。激光参数是：光斑直径 50 μm，能量 800 mw，时间 0.5 ~ 1.0 s。眼压测量，每次激光激射前，由专人用修兹眼压计测量眼压并记录。末次激射后，最短 21 天、最长 97 天（平均 38 天），再次测眼压。

（三）判断标准

青光眼成功的模型眼房角开放，偶见虹膜周边点片状前粘连于后部小梁网，并有弥散的色素沉着。

二、白内障动物模型

（一）疾病概述

白内障（cataract）是指各种原因，如老化、遗传、局部营养障碍、免疫与代谢异常、外伤、中毒、辐射等，都能引起晶状体代谢紊乱，导致晶状体蛋白质变性而发生混浊的病症，此时光线被混浊晶状体阻扰，无法投射在视网膜上，导致视物模糊。多见于 40 岁以上，且随年龄增长而发病率增多。

（二）模型制备

方法 1： 亚硒酸钠诱导白内障动物模型。

选用成年 SD 大鼠，体重约 220～250 g，将大鼠颈背部皮下注射小剂量（3.46 mg/kg）亚硒酸钠隔日 1 次，连续 5 次，最后给药后，第 3 天用裂隙灯显微镜观察晶状体变化，可见晶状体混浊，为建模成功。

方法 2： D 半乳糖诱导白内障动物模型。

Wistar 大鼠，性别不限，3～6 周龄。每天注射质量分数为 5% 的 D 半乳糖生理盐水溶液（3 ml/kg）连续 35 天。

方法 3： 链脲佐菌素（strepto zotocin，STZ）诱导白内障动物模型。

选用 5～7 周龄的 Wistar 大鼠 或 SD 大鼠，禁食 12～24 h。配制质量分数为 2%STZ 的枸橼酸钠缓冲液（pH = 4.5，0.1 mol/l），按 55～70 mg/kg 剂量腹腔内注射。3 天测量大鼠是否出现空腹血糖值 >0.011 mol/l（糖尿病模型成功标准），3 周后观察动物晶状体是否开始混浊，12 周可出现核性白内障。

方法 4： 四氧嘧啶诱导白内障动物模型。

SD 大鼠，性别不限，体重 200 g 左右，注射新鲜配置的四氧嘧啶溶液，实验前，大鼠禁食 12 h，将新鲜配置的四氧嘧啶柠檬酸缓冲液（pH 4.5，0.003 mol/l）按 120 mg/kg 剂量注入大鼠体内。大鼠晶状体混浊度随时间不断加深，到 100 天后观察是否已完全混浊。

（三）判断标准

晶状体混浊的过程，在实验过程中，对晶状体混浊程度分级并记录。分级标准如下，0：透明；1：一级核并且晶状体出现轻微缝隙；2：二级核；3：三级核；4：三级核并且晶状体出现裂痕；5：四级核并且晶状体出现裂痕；6：四级核并且晶状体出现放射状混浊；7：晶状体完全混浊，已经无法看见放射状混浊。

小贴士：

（1）白内障可分先天性和后天性。先天性白内障又叫发育性白内障，多在出生前后即已存在，多为静止型，可伴有遗传性疾病，有内生性与外生性两类，内生性者与胎儿发育障碍有关，外生性者是母体或胎儿的全身病变对晶状体造成损害所致，先天性白内障分为前极白内障、后极白内障、绕核性白内障及全白内障。后天性白内障是指出生后因全身疾病或局部眼病、营养代谢异常、中毒，变性及外伤等原因所致的晶状体混浊，分为 6 种：①老年性白内障，最常见，又叫年龄相关性白内障，多见于40岁以上，且随年龄增长而增多，与多因素相关，如老年人代谢缓慢发生退行性病变有关，也有人认为与日光长期照射、内分泌紊乱，代谢障碍等因素有关，根据初发混浊的位置可分为核性与皮质性两大类。②并发性白内障（并发于其他眼病）。③外伤性白内障。④代谢性白内障。⑤放射性白内障。⑥药物及中毒性白内障。

（2）亚硒酸盐经体液循环到达眼组织晶状体，可与房水中的微量双氧水反应，生成各种活性氧，使晶状体蛋白缠结，形成的不溶性高分子产物聚集在晶状体上，导致晶状体混浊。此外，氧化晶状体中（特别是上皮）的巯基可以导致谷光甘肽（glutathione，GSH）丧失，晶状体上皮细胞受损，部分晶状体蛋白水解变性，最终硒性白内障形成。高浓度硒的晶状体组织培养液、口服以及注射，其中注射最为常用，分为皮下注射（小剂量多次注射、大剂量一次注射）和腹腔注射。

（3）糖性白内障为糖尿病的主要并发症之一，其发病机制主要有多元醇通道活性增加、晶状体的氧化损伤及糖基化的发生等。D半乳糖该模型形成有两种解释，一是渗透应力学说：过量半乳糖使细胞内渗透压增高，水分进入使晶状体纤维肿胀、崩解坏死，形成晶状体混浊；二是氧化应力学说：还原单糖可自身氧化产生自由基，使细胞膜脂质过氧化，破坏晶状体结构形成白内障。

（4）STZ是从链霉菌属的无色菌株分离出的一种抗生素，诱导的动物糖尿病模型与Ⅱ型人类糖尿病的临床表现以及胰岛改变等方面有很多相似之处，是目前较常用的糖尿病动物模型。

第九节　女性生殖器官功能障碍疾病动物模型

一、功能性子宫出血动物模型

（一）疾病概述

功血（dysfunctional uterine bleeding）是功能失调性子宫出血的简称，医生的习惯用语。由于生殖内分泌轴功能紊乱造成的异常子宫出血，分为无排卵性功血和有排卵性功血。临床上常见的典型症状有月经持续时间延长或月经增多 >80 ml，但月经周期规律；月经变频，月经期间隔少于21天；月经周期不准，间隔时间增长，有时次数过频且伴有月经量增多及持续时间增长；月经中期出血。功血是一个排除性的诊断，排除了子宫、阴道、外阴器质性病变和妊娠、血液病及其他消耗性疾病才可以诊断。

（二）模型制备

方法：功能失调性子宫出血动物模型。

选用 SD 大鼠，雌性（未孕），体重 250 ～ 300 g。将大鼠按雌：雄 2：1 合笼，次晨检查雌鼠阴栓与阴道涂片，以发现阴栓或阴道涂片，有精子为妊娠第 1 天，于怀孕第 7 天 8：00，腹腔注射给予米非司酮 8.3 mg/kg，于 18：00 时腹腔注射给予米索前列醇 100 μg/kg，造成早孕大鼠不完全流产模型。

（三）判断标准

采用全自动血凝分析仪测定凝血酶原时间（prothrombin time，PT）、活化部分凝血活酶时间（activated partial thromboplastin time，AnT）、凝血酶时间（thrombin time，Tr）、血浆纤维蛋白原（fibrinogen，FIB）；血浆 TXA2 和 PGI：均采用试剂盒测定，采用固相夹心法酶联免疫吸附法进行检测。

二、子宫内膜异位症动物模型

（一）疾病概述

子宫内膜异位症（endometriosis）是指有活性的内膜细胞种植在子宫内膜以外的位置而形成的一种女性常见妇科疾病。内膜细胞本该生长在子宫腔内，但由于子宫腔通过输卵管与盆腔相通，因此使得内膜细胞可经由输卵管进入盆腔异位生长。目前对此病发病的机制有多种说法，其中被普遍认可的是子宫内膜种植学说。本病多发生于生育年龄的女性，青春期前不发病，绝经后异位病灶可逐渐萎缩退化。子宫内膜异位症的主要病理变化为异位内膜周期性出血及其周围组织纤维化，形成异位结节，痛经、慢性盆腔痛、月经异常和不孕是其主要症状。病变可以波及所有的盆腔组织和器官，以卵巢、子宫直肠陷凹、宫骶韧带等部位最常见，也可发生于腹腔、胸腔、四肢等处。

（二）模型制备

方法 1：种植诱导子宫内膜异位症动物模型一。

选取有规律月经周期的雌猕猴，按普通方法饲养，用氯胺酮麻醉（15 mg/kg），在子宫底部做一个 1 cm 长的垂直切口剖开子宫，从子宫腔内取出约 100 mg 的子宫内膜并置于 0.9% 的无菌盐水中，再用 4-0 的肠线全层缝合子宫切口。将取下的子宫内膜切碎并注入到膀胱子宫反折腹膜，子宫切口，左、右阔韧带和子宫直肠陷凹处。或者将切下的子宫内膜切成直径 2 ~ 3 mm 的碎片，于接受位点上先用小刀划一痕，再用丝线将子宫内膜碎片的一边缝至划痕上。如选卵巢为种植位点，应将子宫内膜种植于卵巢实质内。所有种植物均需经病理证实是否有子宫内膜腺体和间质存在。

方法 2：　种植诱导子宫内膜异位症动物模型二。

选未交配过的雌性新西兰白兔，体重约 3 kg。为使其子宫内膜生长肥厚以利移植，每只家兔在开腹术前第 3 天及第 6 天各肌注 1 次环戊丙酸雌二醇 30 μg/kg。开腹术需无菌操作，静注戊巴比妥钠 30 μg/kg，或肌注盐酸氯胺酮 50 mg/kg 和肌注盐酸甲苯噻嗪 19 mg/kg 麻醉。切除长约 4 cm 的一侧子宫角部，并用 4-0 的铬制肠线作端端吻合。在切除双侧子宫角后，将切下的子宫角纵形切开，并迅速刮取子宫内膜组织，将其切成 2 cm×5 cm×5 cm 大，用 4-0 铬线分散缝至前、后腹膜上，勿直接种植于卵巢或输卵管上。开腹术后，家兔均每隔 4 天肌注 1 次环戊丙酸雌二醇 30 μg/kg，25 天后作第 2 次开腹术，观察种植部位子宫内膜生长情况。

方法 3：　种植诱导子宫内膜异位症鼠模型三。

选用成熟的 10 周龄雌性 SD 大鼠，每日检查其阴道细胞学涂片以监测性周期，将连续 4 次或更多的 4 ~ 5 天性周期的大鼠列为实验对象。实验时乙醚麻醉大鼠后仰卧，剃去腹部毛后用酒精清洗。术中无菌操作，于腹中线上距耻骨联合 1 cm 处做一 2 ~ 3 cm 长的纵形切口进腹，切下右侧子宫角远端及其相连的卵巢 2 cm 处，置于 37 ℃ Ham's F-10 营养培养基中。修去子宫角周围多余脂肪，纵形切开，再切成 1 ~ 2 mm² 的小片，分别种植于肠系膜和子宫卵巢韧带上。经约 10 个月的观察，实验动物的子宫内膜在腹腔内成功生长。

（三）判断标准

建模后观察到模型动物异位子宫内膜生长良好，体积明显增大，呈隆起透亮的小囊状，内部充满积液，表面血管清晰可见。

参考文献

[1]　YAN B, HE J, XU H, et al. Quetiapine attenuates the depressive and anxiolytic-like behavioural changes induced by global cerebral ischemia in mice[J]. Behavioural Brain

Research, 2007（182）: 36–41.

[2] ALBRECHT J, HILGIER W, ZIELIńSKA M, et al. Extracellular concentrations of taurine, glutamate, and aspartate in the cerebral cortex of rats at the asymptomatic stage of thioacetamide–induced hepatic failure: Modulation by ketamine anesthesia[J]. Neurochemical Research, 2000（25）: 1497–1502.

[3] 赵红军, 周义成, 周坦峰. 高血压导致可逆性后部白质脑病综合征动物模型的建立 [J]. 中国综合临床, 2009（25）: 267–268.

[4] LIU FY, LIU W.Y, SHI H, et al. Generation of neural cells from children bone marrow stromal cells in vitro[J]. Chinese Journal of Pediatric Surgery, 2005（26）: 9–13.

[5] 韦育林, 李楚强, 伍卫, 等. 大鼠骨髓间充质干细胞生长特性和表面标志与培养基中胎牛血清浓度的关系 [J]. 中国组织工程研究, 2006（10）: 28–30.

[6] MOEY M, GAN XT, HUANG C.X, et al. Ginseng reverses established cardiomyocyte hypertrophy and postmyocardial infarction–induced hypertrophy and heart failure[J]. Circulation Heart Failure, 2012（5）: 504.

[7] KEMI OJ, MACQUAIDE N, HOYDAL MA, et al. Exercise training corrects control of spontaneous calcium waves in hearts from myocardial infarction heart failure rats[J]. Journal of Cellular Physiology, 2012（227）: 20–26.

[8] ZHANG Y, WANG L, WU Y, 等. Paeoniflorin attenuates hippocampal damage in a rat model of vascular dementia[J]. Experimental & Therapeutic Medicine, 2016（12）: 3729.

[9] 袁璟, 张丽华, 廖玉华, et al. 抗 cd22 单克隆抗体对自身免疫性心肌病小鼠 b 细胞体外增殖功能的影响 [J]. 中国分子心脏病学杂志, 2007（7）: 43–46.

[10] 丁乐, 钟家蓉, 白永虹, et al. 呋喃唑酮诱导大鼠扩张性心肌病模型的实验研究 [J]. 重庆医科大学学报, 2007（32）: 718–721.

[11] 熊然, 唐其柱. 自身免疫性心肌炎 / 自身免疫性心肌病动物模型的诱导 [J]. 国际心血管病杂志, 2005（32）: 152–154.

[12] KAWAI C From myocarditis to cardiomyopathy: Mechanisms of inflammation and cell death: Learning from the past for the future[J]. Circulation, 1999（99）: 1091.

[13] THIERFELDER L, WATKINS H, MACRAE C, et al. Alpha–tropomyosin and cardiac troponin t mutations cause familial hypertrophic cardiomyopathy: A disease of the sarcomere[J]. Cell, 1994（77）: 701–712.

[14] CAO Z.P, ZHANG Y, MI L, et al. The expression of b-type natriuretic peptide after cacl2-induced arrhythmias in rats[J]. American Journal of Forensic Medicine & Pathology, 2016（37）: 1.

[15] 苏丹, 任东林, 林宏城. 功能性排便障碍的肛肠动力学研究 [J]. 胃肠病学和肝病学杂志, 2010（19）: 265-267.

[16] 郑倩. 便秘动物模型的研究进展 [J]. 广州中医药大学学报, 2007（24）: 174-176.

[17] 张卫平, 江滨. 慢传输型便秘动物模型的结肠神经病理学研究 [J]. 现代中西医结合杂志, 2011（20）: 4042-4044.

[18] 许鹏, 郭雄, 张银刚, 等. 维甲酸诱导骨质疏松模型大鼠的效果及机理 [J]. 四川大学学报 (医学版), 2005（36）: 229-232.

[19] 王新祥, 张允岭, 吴坚, 等. 葛根对骨质疏松模型小鼠骨密度和骨组织构造的作用 [J]. 中国骨质疏松杂志, 2008（14）: 349-354.

[20] 陈小琼, 黄平, 黄菁, 等. 糖皮质激素引起肌肉萎缩细胞模型的建立 [J]. 军事体育学报, 2007（26）: 117-120.

[21] BEEHLER BC, SLEPH PG, BENMASSAOUD L, et al. Reduction of skeletal muscle atrophy by a proteasome inhibitor in a rat model of denervation[J]. Experimental Biology & Medicine, 2006（231）: 335-341.

[22] 刘俊宁, 王庆莲, 牛素生, 等. 补气活血通络法对大鼠神经吻合术后肌萎缩的影响 [J]. 云南中医学院学报, 2017（40）: 7-10.

[23] 马永成, 郝永强. 大鼠局部肌肉萎缩实验模型的设计与建立 [J]. 中国组织工程研究, 2010（14）: 1223-1226.

[24] NAGPAL P, PLANT PJ, CORREA J, et al. The ubiquitin ligase nedd4-1 participates in denervation-induced skeletal muscle atrophy in mice[J]. Plos One, 2012（7）: e46427.

[25] VAN LE, MOYER M, KAMINSKI HJ, et al. Adverse effects of myasthenia gravis on rat phrenic diaphragm contractile performance[J]. Journal of Applied Physiology, 2004（97）: 895-901.

[26] 宋雅芳, 胡任飞, 刘友章, 等. 健脾祛湿方对重症肌无力模型大鼠骨骼肌线粒体及神经肌肉接头处超微结构的影响 [J]. 中药药理与临床, 2010.

[27] MOLENAAR PC, OEN SS, PLOMP JJ, et al. A non-immunogenic myasthenia gravis

model and its application in a study of transsynaptic regulation at the neuromuscular junction[J]. European Journal of Pharmacology, 1991（196）: 93.

[28] 彭宝淦, 施杞. 一个新的实验性颈椎病动物模型 [J]. 中国中医骨伤科杂志, 1996.

[29] 戎利民, 李佛保, 蔡道章. 脊髓型颈椎病动物模型的初步建立 [J]. 解剖学研究, 2001（23）: 313–315.

[30] 宋沛松, 孔抗美, 齐伟力, 等. 肌力失衡与后柱失稳大鼠颈椎病模型的研究 [J]. 汕头大学医学院学报, 2004（17）: 70–71.

[31] 王拥军, 施杞, 周泉, 等. 兔风寒湿痹证型颈椎病模型的建立 [J]. Journal of Integrative Medicine(结合医学学报 (英文)), 2007（5）: 39–44.

[32] YIN J, REN K, HUANG Y, et al. Exploration about changes of il–10, nf–κb and mmp–3 in a rat model of cervical spondylosis [J]. Molecular Immunology, 2018（93）: 184–188.

[33] DIANA M, COLLU M. D1 receptors mediated vacuous chewing in the rat: A model of tardive dyskinesia[J]. Pharmacological Research, 1990（22）: 45–45.

[34] ZHAO L, LI Y, ZHU D, et al. Establishment of rickets rats model and study of its bone mineral density[J]. Academic Journal of Kunming Medical College, 2004（52）: 1796–1805.

[35] 董训兰, 钱幼琼, 徐波. 大剂量维生素 D 对佝偻病模型的实验观察 [J]. 蚌埠医学院学报, 1999（24）: 308–310.

[36] LIU Q.D, KUAN S.M, ZHEN P.H, et al. Rapid establishment of a canine model of secondary hypersplenism[J]. Acta Academiae Medicinae Militaris Tertiae, 2003（25）: 301–304.

[37] SU W, WEI Z, JI HONG H, et al. The establishment of animal models with secondary hypersplenism by using percutaneous embolism of splenic vein technique and the study on radiofrequency ablation[J]. Journal of Interventional Radiology, 2014.

[38] WEISSMAN SM, WALDMANN TA, LEVIN E, et al. An attempt to produce hypersplenism in the dog, using methylcellulose[J]. Blood, 1961.

[39] RES AAC. "Lysergic acid diethylamide as an analgesic agent" [J]. Anesth. Analg. Curr:res.

[40] Bárány E. Exp[J]. Eye res, 1968.

[41] LI H, ELDRED W, CARRAWAY R, et al. Invest. Ophthalmol[J].Vis. Sci, 1984,

[42] DAWSON WW, BEOOKS DE, HOPE GM, et al. Primary open angle glaucomas in the rhesus monkey[J]. Br J Ophthalmol, 1993（77）: 302–310.

[43] ALP A, BUYUKBAS S, ALP H, et al. Effects of exercise and caffeic acid phenethyl ester after chronic exercise rat model[J]. Journal of Sports Science & Medicine, 2011（10）: 649–654.

[44] 祁明信, 黄秀榕, 汪朝阳, 等. 复方 sz 滴眼液对实验性半乳糖白内障的防治作用 [J]. 中国病理生理杂志, 2002（18）: 1206–1208.

[45] VATS V, YADAV SPBISWAS NR, GROVER JK, et al. Anti–cataract activity of pterocarpus marsupium bark and trigonella foenum–graecum seeds extract in alloxan diabetic rats[J]. Journal of Ethnopharmacology, 2004（93）: 289.

[46] 李宝瑗, 张富赓, 王士贤, 等. 实验性糖性与萘性白内障动物模型的制作及评价 [J]. 天津医药, 2002（30）: 424–426.

[47] XIAO–B.L, HUANG C.Q, YANG D.J, et al. Effect of yunnan hongyao on serum thromboxane a_2 and epoprostenol in dysfunctional uterine bleeding rats[J]. Chinese Journal of Pharmacology & Toxicology, 2011（25）: 558–561.

[48] HADFIELD RM, YUDKIN PL, COE CL, et al. Risk factors for endometriosis in the rhesus monkey (macaca mulatta): A case–control study[J]. Human Reproduction Update, 1997（3）: 109–115.

[49] ROCK JA, PRENDERGAST RA, BOBBIE D, et al. Intraocular endometrium in the rabbit as a model for endometriosis [J]. Fertility & Sterility, 1993（59）: 232–235.

[50] 易晓芳, 徐丛剑, 刘惜时. 子宫内膜异位症动物模型的研究进展 [J]. 现代妇产科进展, 2001（10）: 291–293.

第十章　其他类疾病动物模型

第一节　脑系统其他疾病动物模型

颅内压增高动物模型

（一）疾病概述

颅内压增高（increased intracranial pressure）是神经外科常见临床病理综合征，是颅脑损伤、脑肿瘤、脑出血、脑积水和颅内炎症等所共有征象，由于上述疾病使颅腔内容物体积增加，导致颅内压持续在 2.0 kPa（200 mmH20）以上，从而引起的相应的综合征，称为颅内压增高。颅内压增高会引发脑疝危象，可使病人因呼吸循环衰竭而死亡，因此对颅内压增高及时诊断和正确处理十分重要。

（二）模型制备

方法：　脂多糖注入小脑延髓池诱导颅内压增高动物模型。

健康日本长耳白兔，雌雄各半，体重 1.8 ~ 2.4 kg。将动物随机分为正常对照组、假手术组、颅内高压模型组。在第 1 颈椎和枕骨隆凸间的凹陷处刺入小脑延髓池，见透明脑脊液流出后匀速注入脂多糖（大肠杆菌 O55：B5；l mg/m1）100 μl，留针 2 min 后缓慢退针。假手术组注入等体积的生理盐水。对照组只进针，不注药。模型组在注入脂多糖前及注入后相应时间点，分别进行小脑延髓池穿刺直接测量颅内压，颅内压力超过初压 1 倍以上，标志模型制备成功。

（三）判断标准

组织含水量测定各时间点处死动物后，取顶叶脑组织约 100 mg（含灰、白质），称重后放入 105 ℃电干燥箱烤至恒重（两次干重之差 <0.2 mg），根据干湿法测定，脑组织含水量（%）=（湿重 – 干重）/ 湿重 × 100%。

第二节　血液系统其他疾病动物模型

一、营养性缺铁性贫血动物模型

（一）疾病概述

营养性缺铁性贫血（iron deficiency anemia）是小儿贫血中最常见的一种类型，临床主要特点为小细胞低色素贫血。任何年龄均可发病，以 6 个月至 2 岁最多见。起病较为隐匿，不少患儿因其他疾病就诊时才被诊断。根据临床表现结合发病年龄，喂养史及血象特点可作出诊断。血红蛋白量比红细胞数降低明显及红细胞的形态改变对诊断意义较大。通常缺铁性贫血症的研究及治疗建立动物模型，常用大鼠饲以低铁饲料，并且每周尾静脉放血 2 次，每次 1 ~ 1.5 ml。8 周后，尾静脉采血测血红蛋白 HB 及红细胞 RBC 计数，均显著低于正常值，从而证明低铁饲料喂养，放血是建立大鼠缺铁性贫血的好方法。

（二）模型制备

方法：低铁饲料诱导营养性缺铁性贫血动物模型。

（1）低铁饲料配方。组成成分（g/kg）如下，脱脂奶粉 500、蛋氨酸 2、氯化胆碱 2、玉米油 50、混合维生素（AIN-76）10、混合无机盐（AIN-76，不加铁盐）35、纤维素 5、葡萄糖 396，配方饲料铁含量为 <7 mg/kg。

（2）饲养。SD 大鼠，雌雄各半，体重 200 g 左右，实验组 SD 大鼠喂养低铁饲料，饮用去离子水。第三周起，实验组大鼠每周尾静脉放血，每次 1 ~ 1.5 ml，同时测定血红蛋白。

（三）判断标准

血红蛋白浓度、红细胞数及全血铁指标血红蛋白浓度测定采用氰化高铁法。

第 3 周起，每周测血红蛋白。取血 20 µl 加到 5 ml HiCN 试剂充分混合，静置 5 min，置于分光光度计波长 540 nm 处，1 cm 光径比色杯比色，测其吸光度，根据公式得出血红蛋白浓度。红细胞数采用红细胞计数板通过低倍显微镜计数。全血铁指标采用原子吸收法测定。

二、再生障碍性贫血动物模型

（一）疾病概述

再生不良性贫血也叫再生障碍性贫血（aplastic anemia，AA），是指骨髓未能生产足够或新的细胞来补充血液细胞的情况。一般贫血是指低的红血球统计，但患有再生不良性贫血的病人会在三种血液细胞种类（红血球、白血球及血小板）均出现低统计的情况。

（二）模型制备

方法 1： 胸腺淋巴结细胞诱导 AA 疾病动物模型。

（1）胸腺淋巴结细胞悬液制备。DBA/2 小鼠，全雌，体重（18±2）g，作为细胞供者。将 DBA/2 小鼠断颈处死，95% 酒精浸泡消毒 5 min 后，无菌取出胸腺及颈、腋下、腹股沟等处的淋巴结，加磷酸盐缓冲液，除去表面血污及黏附的结缔组织。再次清洗后，用手术刀、剪刀反复剪切组织，研磨直到成糊状，再经尼龙滤血网过滤，使之成为单细胞悬液。计数后配成 1×10^6/ml 浓度备用。

（2）AA 模型建立。近交系 Balb/c 小鼠，全雌，体重（18±2）g，Balb/c 小鼠经 $6.0 \, \text{Gy}^{60}\text{Co} \, \gamma$ 射线亚致死量全身 3 min 照射后，4 h 内由尾静脉输入 DBA/2 小鼠的胸腺、淋巴结混合细胞悬液 0.2 ml，输注细胞数为 1×10^6/0.2 ml/ 只。

方法 2： γ 射线联合环磷酰胺和氯霉素诱导 AA 动物模型。

ICR 小鼠，全雄，体重（18±2）g，模型鼠一次全身 $3.0 \, \text{Gy}^{60}\text{Co} \, \gamma$ 射线照射（剂量率 1.353 1 Gy/min，距离 170 cm，照射时间 2 min13 s。照射后第 4 天、第 5 天、第 6 天时，腹腔注射环磷酰胺 50 mg/kg 及氯霉素 62.5 mg/kg。

方法 3： 玉米油诱导 AA 动物模型。

ICR 小鼠，全雄，体重（18±2）g，模型鼠给予饲料（1ml 苯 +1ml 玉米油（1：1 配制）），2 ml/kg，背部皮下注射 3 次 / 周（周一、周三、周五），总共注射 15 次。同时，腹腔注射环磷酰胺溶液 50 mg/kg1 次 / 天，共 7 次，造模持续 35 天。

（三）判断标准

动物造模后，用 l ml 20 ml/l 冰醋酸冲出骨髓。小鼠右股骨骨髓 0.1 ml 涂片，骨髓涂片和 Wright 染色，光镜观察；左股骨骨髓制成细胞混悬液，主要检测骨髓有核细胞数和骨髓粒系、红系、淋巴细胞系和巨核系细胞，并对每个细胞进行分类，计算每组各种细胞所占的百分率。

三、溶血性贫血动物模型

（一）疾病概述

溶血性贫血（hemolytic anemia）是由于红细胞破坏速率增加（寿命缩短），超过骨髓造血的代偿能力而发生的贫血。骨髓有 6 ~ 8 倍的红系造血代偿潜力。如红细胞破坏速率在骨髓的代偿范围内，则虽有溶血，但不出现贫血，称为溶血性疾患，或溶血性状态。正常红细胞的寿命约 120 天，只有在红细胞的寿命缩短至 15 ~ 20 天时才会发生贫血。

（二）模型制备

方法 1：　苯肼诱发溶血性贫血动物模型。

6 ~ 8 周龄健康 C57BL/6 小鼠，雌雄各半，采用腹腔注射苯肼溶液，除对照组注射生理盐水外，实验组小鼠腹腔注射剂量为体重 120 mg/kg，分 2 次注射苯肼，间隔时间 24 h，小鼠贫血状态可维持 7 天。

方法 2：　乙酰苯肼诱发溶血性贫血动物模型。

5 周龄 SD 大鼠，雌雄不限，体重 105 ~ 125 g，常规饲养，自由摄食饮水。实验组大鼠分别于实验的第 1 天、第 4 天、第 7 天腹腔内注射 2% 乙酰苯肼生理盐水溶液，第 1 天剂量为体重 l ml/100 g。第 4 天、第 7 天剂量减半为体重 0.5 ml/100 g，对照组大鼠分别注射等量生理盐水。实验第 8 天检测实验室指标判断动物模型是否成功。

（三）判断标准

（1）一般生长状态观察。一般行为、毛发、出血点及死亡情况。

（2）外周血常规参数测定。于实验第 8 天采用断尾采血法采集大鼠血液，用 EDTA-K2 抗凝，血液分析仪检测其外周血红细胞计数、白细胞计数、血小板计数、血红蛋白等参数。血清间接胆红素、血浆游离血红蛋白测定。

（3）网织红细胞计数。实验第 8 天，在洁净干燥的试管中加入 10 g/l 煌焦油蓝染色液 2 滴，快速加入等量新鲜采集的未抗凝全血，立即混匀后，室温放置 l0 ~ 15 min，取 l 滴制成薄片自然干燥后，再行瑞氏染色，油镜下进行网织红细胞计数。

（4）骨髓象检查。在实验第 8 天采血完成后，断颈处死大鼠。钝性分离出股骨，用生理盐水将血液冲洗干净。以细针小心吸取骨髓，制作骨髓涂片自然干燥后，进行瑞氏染色，油镜下观察。

第三节　积气疾病动物模型

一、气胸疾病动物模型

（一）疾病概述

气胸（pneumothorax）是指气体进入胸膜腔，造成积气状态，称为气胸。多因肺部疾病或外力影响使肺组织和脏层胸膜破裂，或靠近肺表面的细微气肿泡破裂，肺和支气管内空气逸入胸膜腔。因胸壁或肺部创伤引起者称为创伤性气胸；因疾病致肺组织自行破裂引起称"自发性气胸"，如因治疗或诊断所需人为地将空气注入胸膜腔称"人工气胸"。气胸又可分为闭合性气胸、开放性气胸及张力性气胸。自发性气胸多见于男性青壮年或患有慢支、肺气肿、肺结核者。本病属肺科急症之一，严重者可危及生命，及时处理可治愈。

（二）模型制备

方法 1：　刺破山羊胸腔诱导气胸动物模型。

成年健康山羊，雌雄不限，年龄 6 ~ 13 个月，平均 9 个月，平均体重 20 kg。山羊麻醉满意后，平卧位固定于手术台上，常规消毒铺巾。首先切开胸壁皮肤穿透胸壁肌肉至胸腔，观察山羊的呼吸和心率变化。切口宽度约 4 cm，深度刚好穿透胸壁，不伤及肺。然后进行开放性气胸的急救，用大块凡士林纱布、加厚纱布垫在山羊深呼吸末覆盖伤口，并用三角巾牢固包扎固定。最后，行胸腔闭式引流术，观察引流管内水柱的波动及引流液性状。观察 1 h 后，缝合伤口。挑选部分山羊（生命体征最平稳者）于对侧胸部制作第 2 次气胸模型。

二、肺气肿疾病动物模型

（一）疾病概述

肺气肿（emphysema）是指远端终末细支气管，包括呼吸末细支气管、肺泡管、肺泡囊和肺泡，长期过度充气膨胀，使得终末小气道发生不可逆的损害，造成终末小气道的弹性严重减退。

（二）模型制备

方法1： 蛋白酶诱导肺气肿动物模型。

（1）动物麻醉。健康成年杂种犬，雌雄不限，体重 13.7 ~ 19.2 kg，麻醉前 30 min 肌内注射阿托品（0.3 mg/kg），安定 10 mg。氯胺酮（15 mg/kg）及异戊巴比妥钠（80 mg/kg）肌内注射麻醉，成功后固定于外科动物实验台。

（2）双侧肺气肿建立。静脉给予肌松剂 Penlon（0.02 mg/kg），气管插管机控呼吸。将 4 g/L 木瓜蛋白酶 30 ml 分次经气管插管内注入，每次 10 ml，每 30 min 给药1次，3次/天。用药后调整呼吸机参数，潮气量 20 ~ 25 ml/kg，呼吸频率 14 ~ 16 次/min，呼气末正压通气（PEEP）12 ~ 16 cm H_2O。持续正压通气 2 h 转为正常通气，动物清醒后拔管饲养。

方法2： 被动吸烟建立肺气肿动物模型。

雄性 C57BL6 小鼠，鼠龄 12 周，体重（21.2+1.9）g。将小鼠置于自制的有机玻璃染毒箱内，80 cm×60 cm×58 cm，箱顶留有直径 1.5 cm 的通气孔，箱内放置钠石灰吸收二氧化碳，以无水氯化钙吸收水蒸汽。纸烟（焦油含量 14 mg）点燃后置染毒箱内，5 支/次，持续 30 min/次，2 次/天，两次吸烟间隔 4 h，吸烟之外的时间正常饲养，连续吸烟 180 天。吸烟组小鼠于吸烟完成后当日。对照组小鼠于饲养第 180 天摘眼球放血处死。开胸游离心肺，气管插管并固定气管插管后，完整取出心肺组织。

（三）判断标准

模型组动物处死时，同前述麻醉后，用气管插管机控呼吸，胸骨正中切开，充分暴露双侧肺组织。①控制呼吸潮气量 13 ~ 15 ml/kg，频率 16 min⁻¹。观察双侧肺组织表面有无肺大泡形成；②拔除气管插管观察肺回缩情况；③自气管分叉分别切除左右侧肺叶，排水法测量肺体积；④每叶肺前、中、后侧取材，体积分数为 10% 福尔马林固定，常规石蜡包埋切片，进行 HE 染色，光镜下进行病理组织学检查。

小贴士：

诱蛋白酶诱导肺气肿动物方法，促弹性蛋白分解酶类诱导的肺气肿，这种动物模型的建立大多是一次或者多次往气管内滴入一定量的弹性蛋白酶，使肺泡壁溶解，肺泡融合从而形成肺气肿，常见的有木瓜蛋白酶。

第四节 泌尿系统疾病动物模型

前列腺增生动物模型

（一）疾病概述

前列腺增生（hyperplasia of prostate），常称作良性前列腺增生（benign prostatic hyperplasia，BPH）是中老年男性常见疾病之一，随全球人口老年化发病日渐增多。前列腺增生的发病率随年龄递增，但有增生病变时不一定有临床症状，多数患者随着年龄的增长，排尿困难等症状随之增加。城镇发病率高于乡村，而且种族差异也影响增生程度。

（二）模型制备

方法：酸睾酮（testosterone propionate，TP）诱导良性前列腺增生动物模型。

2 ~ 3 岁龄年轻雄性 Beagle 犬，体重 10 ~ 15 kg。在无菌操作下，模型组 Beagle 犬于动物手术室进行手术切除双侧睾丸，并给予青霉素 160 万 U 臀部肌注。连续 3 天。去势后 1 个月后注射 TP，每只 Beagle 犬 TP 用量为 2.5 mg/kg，溶于 1 ml 生理盐水，混匀后于 Beagle 犬臀部肌肉注射，1 次 / 日，连续 3 个月。

（三）判断标准

前列腺 MRI 评估，Beagle 犬前列腺 MRI 检查采用 Siemens 3.0 T Skyra 磁共振扫描仪，采用头颅线圈。麻醉满意后，取俯卧位，扫描中心为前列腺。前列腺局部行轴位、矢位和冠位快速自旋回波 TSE T_2WI。TSE T_2WI 扫描参数为：TR 6 500 ms,TE 104 ms，层厚 3 mm，层间距 0 mm。视野 180 mm × 180 mm。激励次数 2 次，矩阵 384×384。Beagle 犬均进行 MRI 检查观察前列腺体积，分别于去势后 1 个及 4 个月后，进行 MRI 扫描。将 MRI 扫描所得图像传入图像存储与传输系统（picture archiving and communication system，PACS），由具有前列腺 MRI 诊断经验的医师，分别对 MR 图像上 Beagle 犬前列腺上下径、前后径及左右径进行测量，各径线取两者平均值。Beagle 犬前列腺体积（prostate volume，PV）的计算公式为：$PV = \pi/6 \times$ 前后径 $\times$ 左右径 $\times$ 上下径（cm^3）。

第五节　毒品成瘾动物模型

毒品成瘾动物模型

（一）疾病概述

成瘾（habituation）的概念来自于药物依赖，或者说药物成瘾。世界卫生组织（WHO）专家委员会对药物成瘾的定义：药物依赖是药物与机体相互作用所造成的一种精神状态，有时也包括身体状态。它表现出一种强迫性连续定期用该药的行为和其他反应，为的是要去感受它的精神效应，或是为了避免由于断药所引起的不舒适。现在成瘾的内涵已经涵盖了物质（药物）成瘾和行为成瘾。行为成瘾的核心特征是患者明确知道自己的行为有害，但却无法自控。治疗倾向于药物治疗和心理治疗及家庭治疗相结合进行综合性治疗。

（二）模型制备

方法 1：　吗啡诱导成瘾动物模型。

SD 大鼠，雌雄不限，体重 120 g 左右，大鼠背部皮下递增注射吗啡剂量，依次为：5mg/kg、10 mg/kg、20 mg/kg、40 mg/kg、50 mg/kg，3 次 / 天（8：00，12：00，16：00），连续给药 5 天，建立吗啡成瘾大鼠的模型。第 6 天 8：00 观察大鼠的自然戒断症状 30 min 后，开始实验。正常对照组大鼠背部皮下注射生理盐水，时间、剂量均和吗啡组一样。

方法 2：　海洛因诱导成瘾动物模型。

SD 大鼠，雌雄不限，体重 120 g 左右，模型组大鼠按体重第 1 天剂量为 3 mg/ kg 海洛因皮下注射，一天总剂量平分两次注射（以下同）。第 2 天之后，每天递增 1 mg/kg，直至每天剂量达 20 mg/kg，维持该剂量持续 10 天，共 27 天。正常对照组大鼠皮下注射等量生理盐水。第 28 天，每组每只大鼠腹腔注射 0.8 mg 纳洛酮催瘾，观察并记录每只大鼠戒断症状。

（三）判断标准

依照 Maldonad 等的戒断症状评分标准（见表 10-1），评定大白鼠的戒断症状，在观察期内直接记录次数，每次记一分，其中症状每持续 30 s 加记一次，最后以 30 min 内所有戒断症状分数的总和作为戒断症状的评分，并判定第一阶段毒品瘾大鼠模型是否成功建立。

表10-1　戒断症状评分标准

戒断症状	评分标准		
	1分	2分	3分
扭体	1 ~ 3	4 ~ 6	≥ 7
湿狗样抖	1 ~ 3	4 ~ 6	≥ 7
跳跃	1 ~ 3	4 ~ 6	≥ 7
齿颤	1 ~ 3	4 ~ 6	≥ 7
站立	1 ~ 3	4 ~ 6	≥ 7
清理皮毛	1 ~ 3	4 ~ 6	≥ 7
上脸下垂	1 ~ 4	5 ~ 8	≥ 9

第六节　脊髓损伤动物模型

脊髓损伤动物模型

（一）疾病概述

脊髓损伤（spinal cord injury，SCI）是脊柱损伤最严重的并发症，往往导致损伤节段以下肢体严重的功能障碍。脊髓损伤不仅会给患者本人带来身体和心理的严重伤害，还会对整个社会造成巨大的经济负担。由于脊髓损伤所导致的社会经济损失，针对脊髓损伤的预防、治疗和康复已成为当今医学界的一大课题。

（二）模型制备

方法 1 ： 手术诱导脊髓损伤动物模型。

健康雄性 Wistar 大鼠，体重 200 ~ 250 g，1% 戊巴比妥钠（40 mg/kg）大鼠腹腔注射麻醉，俯卧位固定，在无菌操作下，背部显露 T10 椎骨棘突切除椎板，暴露硬脊膜。将大鼠固定予立体定位器上，使脊柱处于水平位，在脊髓背侧面放置一金属垫片作为打击板，在打击板上垂直放置一有刻度的塑料管，将 10 g 的砝码在 10 cm 高度垂直下落打击至打击板上，即以 10×10 g·cm 的力致大鼠脊髓损伤，缝合各层肌肉与皮肤。待动物清醒后，饲养在光照温和、安静的环境中，正常饮食。

（三）判断标准

SCI 后大鼠运动能力评定按照联合评分法（the combine behavioral score, CBS）。在大鼠 SCI 后 12 h、1 天、3 天、5 天、7 天和 14 天等时点，将实验动物置于开放、光照温和、安静的环境中，根据动物的生活习性，在 20：00 进行运动功能评分。采用开放空间运动能力和斜板试验，反映大鼠后肢近端肌肉的粗大运动；脚趾伸展和触地反射反映肢体远端肌肉的精细运动；矫正反射代表与视觉及前庭功能相关的全身反射活动。本法为主观评分，为减少结果误差，在实验中采用双盲法，即双人独立观察记录，最后取其均值。

参考文献

[1] 张俊英，崔美芝，李春艳. Sd 大鼠缺铁性贫血模型 [J]. 中国比较医学杂志，2002（12）：278-278.

[2] 杨真，罗海吉，卢晓翠，等. 大鼠缺铁性贫血模型建立及各指标观察研究 [J]. 热带医学杂志，2006（6）：284-286.

[3] 邱赛红，耿强，汤淮波，等. 生血宝颗粒对缺铁性贫血模型大鼠治疗作用的实验研究 [J]. 中国医药导刊，2007（9）：143-145.

[4] THEURL I, AIGNER E, THEURL M, et al. Regulation of iron homeostasis in anemia of chronic disease and iron deficiency anemia: Diagnostic and therapeutic implications[J].

Blood, 2009（113）：5277.

[5] 柴秀娟，骆仙芳，黄卫华，等. So_2、木瓜蛋白酶致大鼠肺气肿模型的建立及应用 [J]. 中国中医基础医学杂志，2003（9）：23-26.

[6] MALDONADO R, NEGUS S, KOOB G F, et al. Precipitation of morphine withdrawal syndrome in rats by administration of mu-, delta- and kappa-selective opioid antagonists[J]. Neuropharmacology, 1992（31）：1231-1241.

索 引